増補改訂版

日常臨床のための
オクルージョン

岩田 健男 著

Occlusion
in Daily Practice

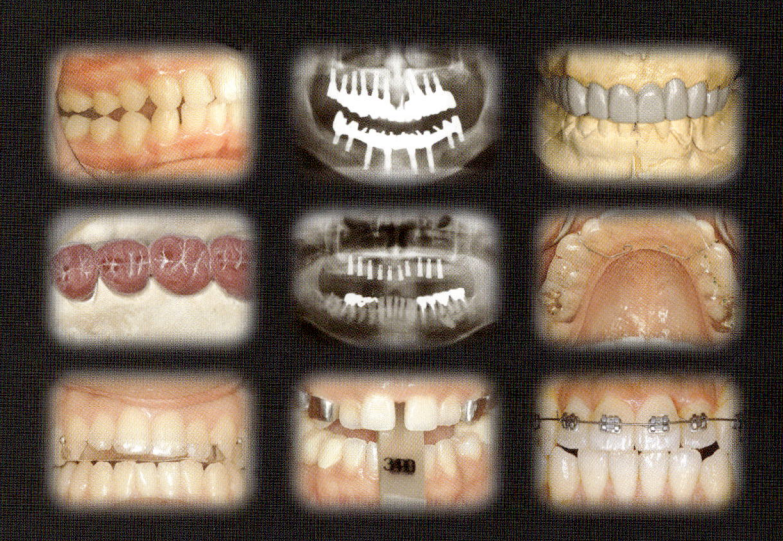

クインテッセンス出版株式会社　2008

QUINTESSENCE PUBLISHING

Berlin | Chicago | Tokyo
Barcelona | London | Milan | Mexico City | Moscow | Paris | Prague | Seoul | Warsaw
Beijing | Istanbul | Sao Paulo | Zagreb

第 1 版のまえがき

　平成11年度（1999年度）の全国歯科検診の結果報告は驚きに値するものでした。この10年来、気に留めていた日本人学童のDMF歯数（一口腔あたりのう蝕歯D、欠損歯M、処置歯Fの合計歯数）が3.0未満をついに達成したのです。このことが、なぜショッキングなのか、少し述べさせていただきます。

　欧米諸国、オーストラリア、シンガポールなどでは、1980年代後半にDMF歯数が3.0を下まわり、それを契機に歯科疾患と治療内容が徐々に変遷してしまいました。つまり、疾患の種類が変わり、患者の治療ニーズが変化したため、治療の内容も変換せざるをえなくなり、結果として分野別の受診率に大きな変動が生じたわけです。もう少し具体的に解説しますと、予防、矯正、歯周、固定式補綴（インプラントを含む）の分野の受診率が上昇し、抜歯主体の口腔外科、充填、可撤式デンチャーの分野の受診率が下降するといった傾向が顕著になりました。

　一般的に考えましても、DMF歯数が低くなっていくことは、国民（患者）の予防への関心が高まりつつあることの証しに他なりません。そして、う蝕と歯周病という歯科2大感染性疾患が徐々に少なくなっていくことを示唆しています。前述した歯科疾患の変遷とはこのことです。

　ところで、我が国においては、医療界にもうひとつの大きな波が追し寄せつつあります。日本が高齢化社会を迎えつつあるという事実です。このことが歯科界に及ぼす影響についても考慮が必要でしょう。高齢患者数の増加は慢性疾患に対する治療のニーズが高まることを示しています。衆知のごとく、医科界においては、糖尿病、高脂血症、高血圧、肥満が慢性疾患の代表に挙げられ、死の四重奏と呼ばれ、国民に予防の大切さをアピールしています。これらの4疾患には慢性病であること以外に、もうひとつの共通点があります。いずれも非感染性という特徴を有していることです。これからの日本の医療界では非感染性慢性疾患への対処が大きな課題になってくることが容易に予測できます。成人病、老人病、生活習慣病といった言葉が国民に広く認知されつつあることからも、そのことがうかがえます。

　では、歯科における非感染性慢性疾患とはどのような疾患でしょうか。う蝕と歯周病は感染性慢性疾患で、歯科治療のほとんどの力がそれらの治療と撲滅に向けられてきましたし、これからも続くことでしょう。一方、予防が徐々に充実することで、歯科の2大感染性疾患は減少していきます。そして、歯科治療の新しいニーズとして非感染性慢性疾患が台頭してくることになります。現時点で、そのような疾患を挙げるとすれば、ひとつは咬合病(咬み合せ病)で、もうひとつは審美病（美しくなりたい病）が有力候補ではないでしょ

うか。咬合病（Occlusal Disease）という用語はN.F.Guichetによってすでに1970年に語られています。審美病（Esthetic Disease）は不肖私の造語（1993年）です。いずれも、未だ診断と治療法が体系づけられていないため、治療に対する患者のニーズが高揚するにしたがい、その学問的確立が急務になるでしょう。

以上の論旨をまとめますと：
1．1999年（DMF歯数3.0未満達成の年）を機に、患者のニーズが変化し始め、歯科疾患の治療内容の転換を迫られる。
2．高齢化社会になると、非感染性慢性疾患の患者が増加する。
3．う蝕と歯周病の予防が進むと、咬合病と審美病に対する治療ニーズが徐々に顕在化する。
4．中年層、高年層でも、多数歯欠損患者が減り、少数歯欠損患者が増える。

私見ではありますが、近未来の歯科的ビジョンについて書かせていただきました。本拙著が咬合というテーマについて、臨床家と少しでも知識を分かち合える媒体になれば、微力ですが将来の歯科界のお役に立てることになるでしょう。そう願いつつ、まえがきの言葉とさせていただきます。

平成14年　元旦　東京都国立市の自宅にて
岩田健男

第1版の謝辞

　本書は、クインテッセンス出版株式会社の佐々木一高社長から、「咬合についてわかりやすく臨床家向けに解説できないか？」という依頼に応じて、私の臨床経験にもとづいてまとめたものです。したがって、現代のEvidence Based Dentistry（根拠にもとづく歯科医学）とは程遠い感もあります。ただし、私が今日まで勉学する資料となった文献に関しては、納得のいくものだけではありますが、巻末に掲載させていただきました。また、同社長より、「多くを語らず、図を追っていくだけで理解できるように」との示唆をいただいたため、要点だけを文章にするよう心掛けました。学兄諸氏には軽率にみえるかもしれませんが、臨床のための咬合は精度を重んじつつも、シンプルで、明解でなければ患者に反映することにならないと考えて執筆に従事したため、お許しを願いたい。

　私はこれまで、臨床に従事するかたわら、講演と執筆の活動に参画する機会を与えていただきました。ただし、そうした活動中に、同胞の先生方にものを教えようなどと思ったことはありませんでした。せめて、正しいと思う知識を分かちあえればと願って、皆様の前で喋らせていただいたり、書かせていただいたりしてきました。そして、同胞の先生方を少しでも勇気づけるような話しができたり、文章が書けたら良いなと、未だに懇願しています。

　最後に、本書執筆の機会を与えて下さった佐々木一高社長に御礼を申し上げます。また、本書の製作に際し、様々な面で御協力を下さったクインテッセンス出版株式会社スタッフおよび東小金井歯科と新宿デンタルヘルス　アソシエートのスタッフの皆様に感謝の意を表する次第です。特に、古張信太郎先生と田村英之先生には、本書の校正段階で多大な協力を賜わりましたので、ここに深謝いたします。

デンタルヘルス　アソシエート
代表　岩田健男

増補改訂版のためのまえがき

　クインテッセンス出版株式会社から本書の第1版を2002年に出版して、すでに5年半の歳月が経過した。ここに増補改訂版出版のはこびとなったが、第1版も日常の歯科臨床での活用を念頭に執筆しており、わずか5年半の間にその臨床内容を大きく改編できるわけでもなく、内容の刷新には、多くの困難が予測された。

　しかし、第1版を繰り返し精読しているうちに、前回、書き尽くせなかった内容で、現在になって話題とされている咬合に関する課題がいくつかあることに気づかされた。そこで、筆者の考え方や内容の大筋は第1版といささかも変化していないが、増補改訂版ではいくつかの章において、図の入れ換えとトピックスの追加を試みた。

　最も大きな追加事項は「咬合と審美の調和（第8章参照）」について言及できたことである。かねてより筆者は、歯科治療結果の目標を「耐久性（寿命）」と「組織の保存」、および「審美性の改善」の3要素の達成としてきた。それは、耐久性と審美性を両立していくためには機能性と咬合力のコントロールをつかさどる咬合関係が審美性と融合する必要があり、咬合と審美が調和した臨床が不可欠になると考えるためである。ところが、実際には、咬合力をコントロールして長期的に咬合を安定させようとすると、結果として、審美性に不満が残る症例に遭遇することもままあった。そのため、臨床的な妥協点を咬合と審美の2つの観点から模索したのが、この章を設けた動機である。

　もうひとつの大きな追加事項は、臼歯の咬合面材料の予後について長期的な観点から経過報告を行い、咬合の安定の重要性と材料の耐久性との関連性を言及したことである（第11章参照）。臨床の場で再製を少なくすることが、患者から信頼を得るのに不可欠であるとする考えは、30年間の臨床でまったく揺るがない。そして、修復歯科でセラミックやハイブリッドなどの審美材料が患者のニーズとして多用されるにしたがい、破折の危険性は高まり、臼歯の咬合力のコントロールと材料との関連性が一層大切となるのは自明のことである。すなわち医療では症例の見極めとそれに合わせた対応が重要である。

　さらに、日常の小補綴の咬合に関する課題として、「過補償再現」の考え方と実際を詳細に取り上げた（第6章参照）。単冠や小さなブリッジの製作に際し、咬合調整量を最小限にとどめるシンプルで精度の高い咬合の考え方として活用していただきたい。

　その他、様々な修正と追加を行ったが、この増補改訂版が少しでも臨床家の方々のお役に立つことができれば、この上ない喜びである。

平成20年3月
東京都国立市の自宅にて
岩田健男

著者略歴

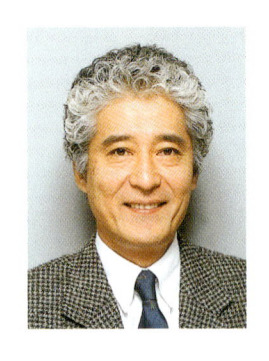

岩田　健男（いわた　たけお）
1950年　京都府生れ
1976年　大阪歯科大学卒業（DDS）
1980年　米国州立インディアナ大学
　　　　歯学部大学院補綴科卒業（MSD）
1984年　東京都開業（医療法人社団健歯会理事長）
1999年　新潟大学歯学部歯学博士（DDSc）
　　　　デンタルヘルス　アソシエート代表
　　　　現在に至る

所属学会
　　　　AMERICAN ACADEMY OF FIXED PROSTHODONTICS（AAFP）
　　　　AMERICAN ACADEMY OF RESTORATIVE DENTISTRY（AARD）
　　　　AMERICAN ACADEMY OF PERIODONTOLOGY（AAP）
　　　　AMERICAN COLLEGE OF PROSTHODONTISTS（ACP）
　　　　INTERNATIONAL COLLEGE OF PROSTHODONTISTS（ICP）
　　　　INTERNATIONAL ACADEMY OF GNATHOLOGY（IAG）
　　　　日本歯科補綴学会
　　　　日本顎咬合学会
　　　　日本歯科審美学会

主な著書
　　　　前歯の審美補綴（クインテッセンス出版　1984年）
　　　　パメヤーの歯冠補綴学〈訳本〉（イワタ　オッセオインテグレーション研究所　1992年）
　　　　審美歯科―臨床基本テクニック（上・下巻）（クインテッセンス出版　1994年）
　　　　シーシェの審美歯科〈訳本〉（クインテッセンス出版　1995年）
　　　　日常臨床のためのオクルージョン（クインテッセンス出版　2002年）

目次

第1版のまえがき······2
第1版の謝辞······4
増補改訂版のためのまえがき······5
著者略歴······6

第1章
咬合治療の基本原則······11
1．現代における咬合の位置づけ······13
2．咬合治療の目的······13
3．咬合治療の基本原則······14
基本原則に沿った長期咬合治療······14

第2章
原則1　臼歯の中心位咬合······17
1．臼歯の中心位咬合······19
2．臼歯の中心位咬合の要件······19
臼歯の中心位咬合······20
3．リーフゲージによる中心位の咬合採得法······22
リーフゲージによる中心位の咬合採得法······22
4．アンテリア・ジグによる中心位の咬合採得法······25
アンテリア・ジグによる中心位の咬合採得法······26／アンテリア・ジグの原理を適用した症例······28

第3章
原則2　前歯のアンテリア・カップリング······31
1．適正なアンテリア・カップリング······33

  2．アンテリア・カップリングの要件‥‥‥33
   前歯のアンテリア・カップリング‥‥‥34／アンテリア・カップリングとアンテリア・ディスクルージョン‥‥‥34／アンテリア・カップリングと垂直顎間距離‥‥‥36／臼歯部遊離端欠損症例とアンテリア・カップリング‥‥‥36

第4章
原則3 アンテリア・ディスクルージョン‥‥‥39

  1．快適なアンテリア・ディスクルージョン‥‥‥41
  2．アンテリア・ディスクルージョンの要件‥‥‥42
   アンテリア・ディスクルージョンの有効性と長期経過からみた反省点‥‥‥44
  3．アンテリア・ディスクルージョンと下顎位の安定性‥‥‥47
   アングルⅡ級1類患者の下顎位の安定‥‥‥47

第5章
原則4 長期的な咬合の安定（支持）‥‥‥51

  1．長期的な咬合の安定（支持）‥‥‥53
  2．咬合の安定のための要件‥‥‥53
   機能圧‥‥‥55／生体圧‥‥‥57／異常機能圧‥‥‥62

第6章
日常臨床咬合像‥‥‥65

  1．補綴と咬合‥‥‥67
  2．臼歯の咬合様式‥‥‥67
   臼歯の咬合様式‥‥‥69／下顎臼歯ワックス形成法‥‥‥71／上顎臼歯ワックス形成法‥‥‥72／過補償再現による咬頭干渉の回避‥‥‥74
  3．前歯の咬合様式（アンテリア・カップリング）‥‥‥75
  4．クロスマウント法によるアンテリア・ディスクルージョンの再現‥‥‥75
   前歯の咬合様式とアンテリア・ディスクルージョンの臨床的再現法‥‥‥76

第7章
顎関節症の診断と治療‥‥‥81

  1．顎関節症‥‥‥83

2．顎関節症の鑑別診断法・・・・・・83
> 筋・筋膜性の歯科性顎関節症の補助的鑑別診断―クロポールセンの筋触診法・・・・・・85

3．歯科性顎関節症のスプリントの使い分け・・・・・・89
> アンテリアシグメンタル・スプリントの製作法・・・・・・90／筋・筋膜性の歯科性顎関節症症例・・・・・・93／スタビリゼーション型スプリントの製作法・・・・・・96／顎関節性（非炎症性）の歯科性顎関節症症例・・・・・・99

4．上下顎間関係と顎関節症・・・・・・101

5．歯頸部欠損と咬合・・・・・・103

第8章
咬合と審美の調和・・・・・・105

1．治療計画と治療順序・・・・・・107

2．治療計画に活用する審美的要素・・・・・・108
> 上顎中切歯の切縁の位置・・・・・・108／上顎中切歯の正中と顔の正中との位置関係・・・・・・109／上顎前歯の唇舌的傾斜・・・・・・110／上顎前歯切縁線と上顎臼歯部の咬合平面の高さ・・・・・・111／上顎前歯の歯肉縁の高さの決定・・・・・・113／上顎前歯の歯間乳頭の高さ・・・・・・115／上顎前歯の配列・・・・・・116／上顎前歯の形態、カンツァー、シェード・・・・・・118／下顎前歯の切縁の位置・・・・・・119／下顎前歯の切縁線と臼歯部の咬合平面との位置関係・・・・・・119／下顎前歯の唇舌的傾斜・・・・・・120／下顎前歯の歯肉縁の高さ・・・・・・121

3．審美歯科の治療計画―臨床ステップ―・・・・・・121

第9章
咬合の危機管理と対策・・・・・・123

1．咬合診断の重要性―咬合のストレスまたは不安定な咬合の診断―
・・・・・・125

2．スタディーモデルの製作法・・・・・・125

3．模型上での咬合診断・・・・・・129
> スタディーモデルの咬合器装着・・・・・・130／臼歯の中心位咬合と前歯のアンテリア・カップリングの評価・・・・・・131／アンテリア・ディスクルージョンの付与・・・・・・132

4．咬合治療のオプションの考察・・・・・・132
> スプリント療法を選択した症例・・・・・・133／歯内療法と歯冠補綴による咬合再構成を採用した症例・・・・・・134／咬合再構成とスプリント療法を併用した症例・・・・・・138／臨床的歯冠長延長と歯周・歯内・補綴を併用した症例・・・・・・139

5．フェースボウ・トランスファーの意義・・・・・・141
> 顔面の主な仮想基準平面・・・・・・141／従来のフェースボウの課題・・・・・・142／顔面の審美的仮想平面・・・・・・143／阿部式フェースボウ・・・・・・143／瞳孔線トランスファーと前歯補綴・・・・・・145

6．垂直顎間距離と顔貌･･････147
　　　　無歯顎症例･･････147／有歯顎症例･･････148

第10章
インプラント補綴の咬合様式･･････151

　　1．インプラント補綴における咬合の意義･･････153
　　2．天然歯列とインプラント歯列･･････153
　　3．無歯顎症例の咬合様式･･････155
　　　　無歯顎症例1･･････156／無歯顎症例2･･････158／無歯顎症例3･･････160
　　4．部分欠損症例の咬合様式･･････162
　　　　臼歯部遊離端欠損･･････163／前歯部シングルトゥース･･････168／臼歯部シングルトゥース･･････169

第11章
咬合のメインテナンスと長期経過･･････173

　　1．定期的リコールについて･･････175
　　　　リコール時期（間隔）の決め方･･････176
　　2．メインテナンスの概要･･････179
　　　　歯周メインテナンス･･････179／咬合のメインテナンス･･････184

参考文献･･････191
索引･･････194

装丁：サン美術印刷株式会社 舩橋 治

第1章
咬合治療の基本原則

1. 現代における咬合の位置づけ

　死の四重奏が医科界で語られて久しい。これは高血圧、高脂血症、糖尿病、肥満の4大症状の総称である。いずれも現代社会で世界的に多発しつつある病気で、非感染性の慢性疾患であることをその特徴としている点が共通する。たいていの感染性疾患は病原菌の駆除で治療できる。しかし、人類が安堵した途端、死の四重奏がわれわれ現代人に襲いかかってきた。疫学や病因論はさておき、これらが最も多い現代病で、ガンによる死亡率をしのぐ勢いである。

　これまでの歯科の2大疾患はう蝕と歯周病である。いずれも感染性疾患であるため、近年ではオーラル・ハイジーンの重要性が強調され、予防による疾患の駆逐が徐々に進められている。特にう蝕に対しては欧米諸国ではDMF歯数が学童児で激減し、予防の効果が如実に現れている。また、歯周病もブラッシングの頻度と方法の改善により、その罹患率は低下傾向をたどりつつある。この歯科2大疾患を完全に撲滅するのは現代人の生活様式や食性から考えて難しいとしても、その実現へ向けての努力こそ今の歯科界に課せられた使命でもある。

　医科界と同様、歯科界でも、感染性疾患の撲滅が視野に入った途端、非感染性慢性疾患が幅をきかすようになる傾向が最近見受けられる。咬合病（咬み合わせ病）と審美病（美しくなりたい病）がその代表例といえよう。現代人の思考内容と生活行動様式、個人の心理、ストレスなどがバックグラウンドにひそんでいる点で、現代文明病といえるだろう。歯科界が取り組まねばならない難しい病気の登場である。

　本書をお借りし、まず数章にわたり、咬合治療の基本原則についてまとめてみたい。咬合不全に起因する患者の訴えは様々である。これに耳を傾け、よく聴いてあげることは、心因性要素が主病因とされるこの病気の治療に対する歯科医師の大切な役割である。そして、副病因となる咬合異常の診断や治療計画を患者と話し合うに際しては、確固たる咬合治療の基本原則にもとづく、正しくわかりやすい説明が不可欠である。

2. 咬合治療の目的

　咬合治療は症状を訴えている場合だけに適用する。そして、咬合治療の目的は、上下顎歯の咬合を長期的に安定または支持することである。咬合崩壊の原因と治療法は様々だが、治療目的はひとつ、咬合の安定（支持）である（表1-1）。

咬合崩壊の原因	治療方法	目的
歯列不正 歯周病 欠損歯列 ブラキシズム	矯正治療 歯周治療 補綴治療 インプラント治療 TMJ治療 顎関節症	咬合の安定 Occlusal Stability 咬合支持 Occlusal Support

表1-1：咬合治療の目的

3. 咬合治療の基本原則

原則1　臼歯の中心位咬合
　　　Centric Related Occlusion

原則2　前歯のアンテリア・カップリング
　　　Anterior Coupling

原則3　アンテリア・ディスクルージョン
　　　Anterior Disclusion

原則4　長期的な咬合の安定（支持）
　　　Long-Term Occlusal Stability（Support）

　咬合治療に際しては、これら4基本原則を順序良く達成していくことが大切である。その後に、症状の改善または解消を期待できることになる（図1-1a〜l）。第2章から第5章では、これらの4つの基本原則について解説する（表1-2）。

基本原則に沿った長期咬合治療

図1-1：咬合治療の基本原則を満たさなければ、長期的な咬合の安定は得られない。

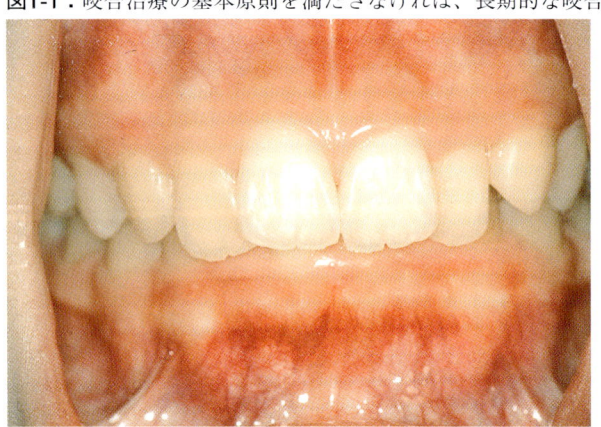

図1-1a：前方面観。

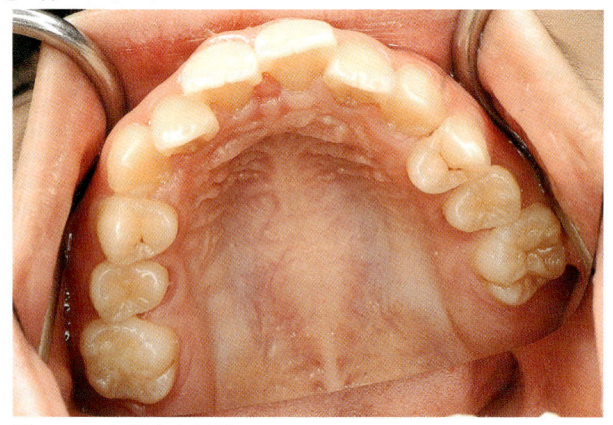

図1-1b：上顎咬合面観。

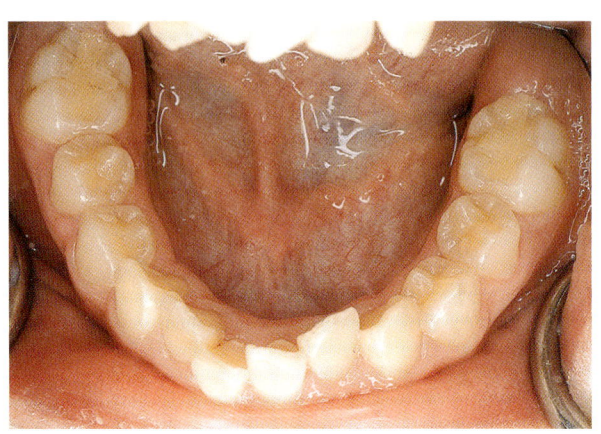

図1-1c：下顎咬合面観。

◀**図1-1a〜c**：術前。アングルⅡ級2類不正咬合。低い咬合高径、前歯の深い過蓋咬合、および前歯の叢生（Crowding）が認められる。

第1章 咬合治療の基本原則

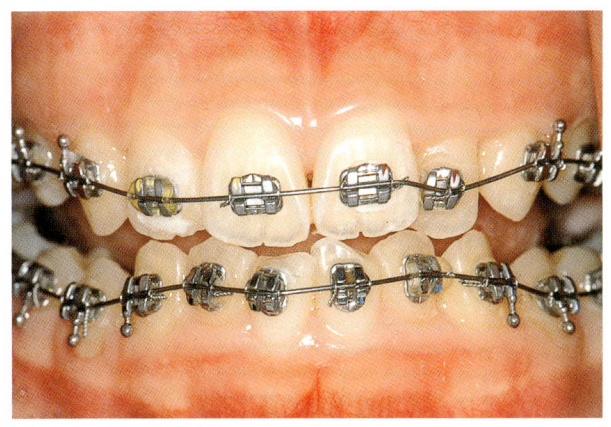

図1-1d：矯正治療開始。

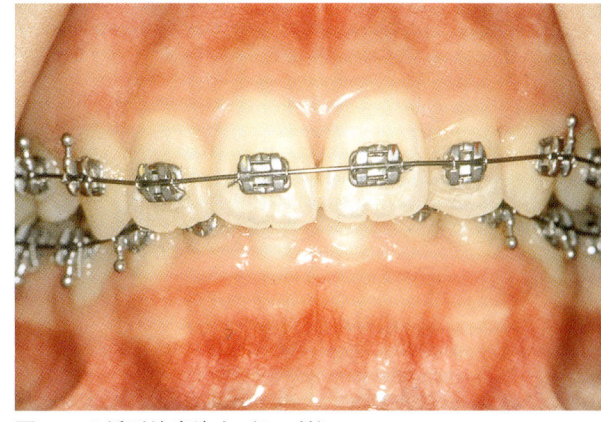

図1-1e：矯正治療途中（6ヶ月）。

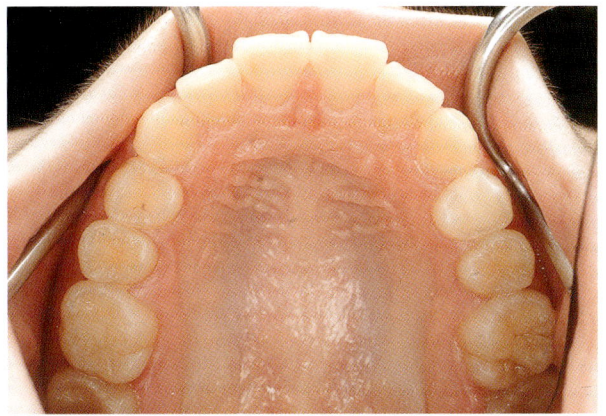

図1-1f, g：動的矯正処置完了（24ヶ月）。f：上顎。g：下顎。

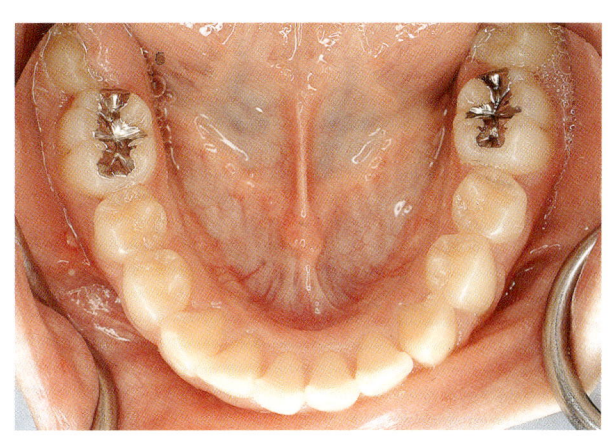

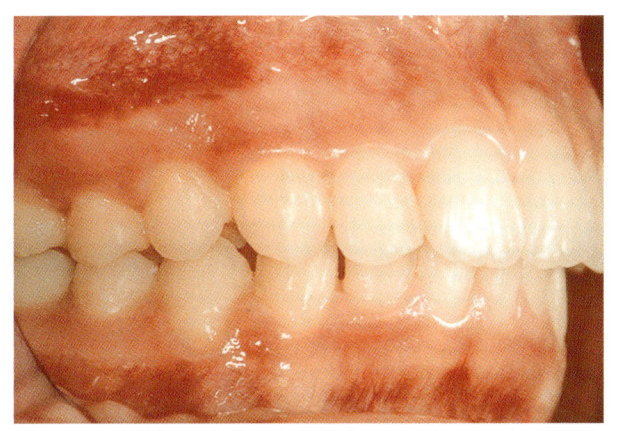

図1-1h, i：原則1　臼歯の中心位咬合の確立。h：右側面観。i：左側面観。

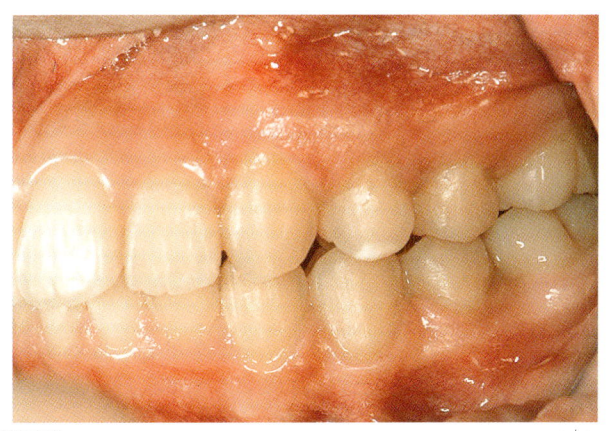

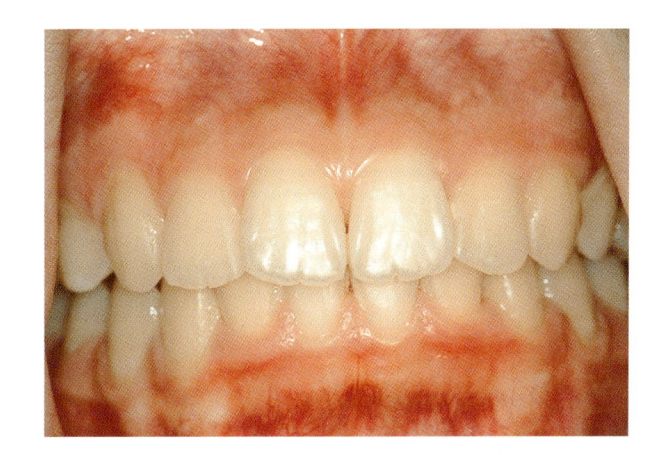

▶図1-1j：原則2　前歯のアンテリア・カップリングの付与。前方面観。

15

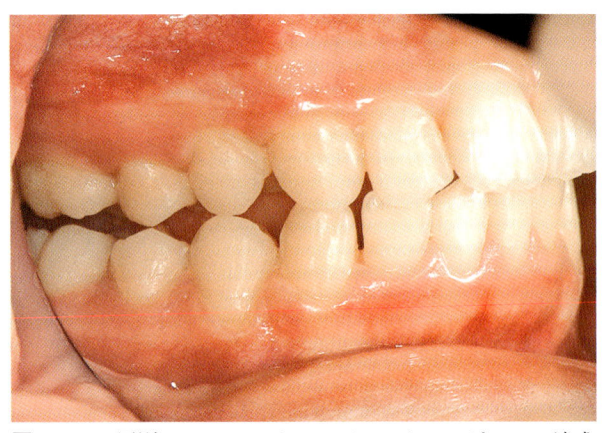

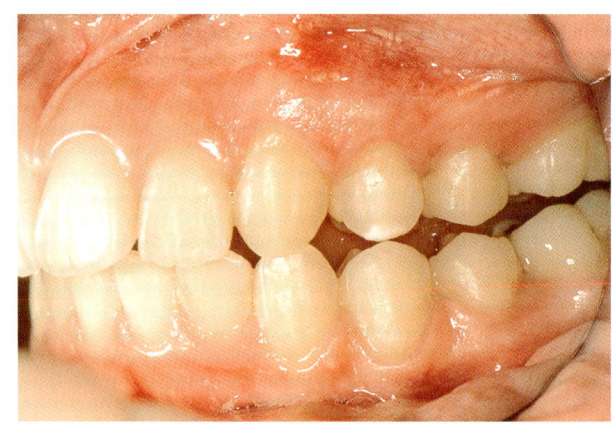

図1-1k,l：原則3　アンテリア・ディスクルージョンの達成。k：右側面観。l：左側面観。　　k|l

咬合治療の基本原則1～4

①臼歯の中心位咬合
②前歯のアンテリア・カップリング
③アンテリア・ディスクルージョン
④長期的な咬合の安定（支持）

→ この結果として、症状の改善または解消を得ることができる。

表1-2

　咬合治療の目的は「咬合の安定」の付与または支持であるが、具体的な目標は、
①顎関節に加わる力のコントロール
②歯と歯周組織に加わる力のコントロール
③筋肉が快適に機能できること
であり、顎口腔系に加わる力をいかにしてコントロールするかが、咬合治療の成功の鍵になる。
※以下の英文参照

> The goals when creating a new occlusion aiming for stability：
> ①Control the load applied to the TMJs
> ②Control the load applied to the teeth and periodontium
> ③Ensure muscle comfort and function
> 　＊The control of applied force is the key
> 　　　　　　　　　　　　（Iwata T：2002）

第2章
原則1　臼歯の中心位咬合

1. 臼歯の中心位咬合

　臼歯が中心位で咬頭嵌合し、下顎の閉口をストップすることが咬合治療の原則1である。

　中心位（表2-1）では、顆頭が関節結節の後壁に対して関節円板を介して安定して対向する。この解剖学的関係を顎関節部で支持するのは、咀嚼筋の生理的な機能活動である。中心位では外側翼突筋上腹と側頭筋とが主役となり、顆頭—円板アセンブリー（Condyle-Disk Assembly）を関節結節後壁にシートさせる。この顆頭位で下顎が閉口して上下顎臼歯が咬頭嵌合したならば、咬筋と内側翼突筋が機能的な収縮活動をして咬みしめができることになる。

　一方、この顆頭位で閉口したときに臼歯に早期接触があると、下顎は前方へ滑走して咬頭嵌合位に達するが、顆頭—円板アセンブリーは不安定な前方へ引っ張られて滑走し、関節結節の不安定な位置におかれることになる。このときの前方偏位に関与する筋肉は外側翼突筋下腹である。

　咬合病（第7章「顎関節症の診断と治療」参照）の多くの症状は筋肉に現れる。下顎の姿勢位をつかさどる側頭筋と外側翼突筋上腹が疲労、痙れん（スパズム）すると、顎関節の顆頭—円板アセンブリーと関節結節後壁との安定した対向状態が損なわれる。また、臼歯に早期接触があると外側翼突筋下腹が下顎を前方位へ絶えず引っ張っている緊張状態が続く。そのため、下腹も疲労する。このとき上腹も緊張状態にあることが知られている。上下顎歯が咬頭嵌合していたとしても顎関節と筋肉が不調和ならば、顎口腔系はバランスのとれた機能を果たせないことになる[1〜5]。

中心位（Centric Relation）の定義

・外側翼突筋は緊張せず、挙上筋群の機能的収縮によって顆頭—円板アセンブリーが関節窩（側頭骨下顎窩）内で安定しているときの顆頭位。

Definition of Centric Relation：The position of the condyles when the lateral pterygoid muscles are relaxed and the elevator muscles contact with disk properly aligned.（Iwata T：2002）

　これまで、中心位は顆頭が関節窩内のどの位置にあるかによって論議されてきた。最近の考え方はより臨床的になり、機能的な筋活動を重視すること、および顆頭と円板が適正な位置関係を保っていることが前提とされている。したがって、中心位の臨床的咬合採得にあたっては、快適な筋活動を患者からうまく引き出すテクニックがまず大切になる。そして、顆頭と円板の位置関係の異常が疑われる症例ではMRI画像による診断が必須になる（次頁参照）。

表2-1

2. 臼歯の中心位咬合の要件

　咬合治療のなかで、最も大切な第1ステップが臼歯の中心位咬合の確立である。これを達成するためには、3つの解剖学的・生理学的要件を満たさねばならない（表2-2）。

要件1
　顆頭―円板アセンブリーが関節結節の後壁にシートする。このとき、主に側頭筋と外側翼突筋上腹が機能する（図2-1, 2）。

要件2
　臼歯が下顎の閉口を左右同時、かつ均等にストップする（図2-3, 4）。

要件3
　上下顎臼歯が咬合接触すると、主に咬筋と内側翼突筋が著しく収縮する（図2-5, 6）。

臼歯の中心位咬合の要件

①顆頭―円板アセンブリーの安定した位置
②閉口筋の生理的な活動
　　　　　　　　（側頭筋、外側翼突筋上腹など）
③上下顎臼歯の咬頭嵌合と筋活動
　　　　　　　　（咬筋と内側翼突筋）

表2-2

臼歯の中心位咬合

要件1　顆頭―円板アセンブリーと関節結節の安定した対向関係

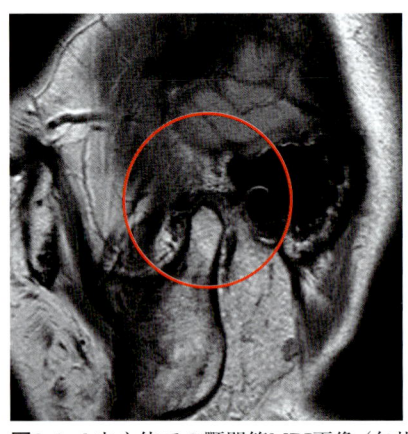

図2-1a：中心位での顎関節MRI画像（矢状面断）。関節窩（側頭骨下顎窩）内における顆頭―円板アセンブリーと関節結節の安定した位置関係。

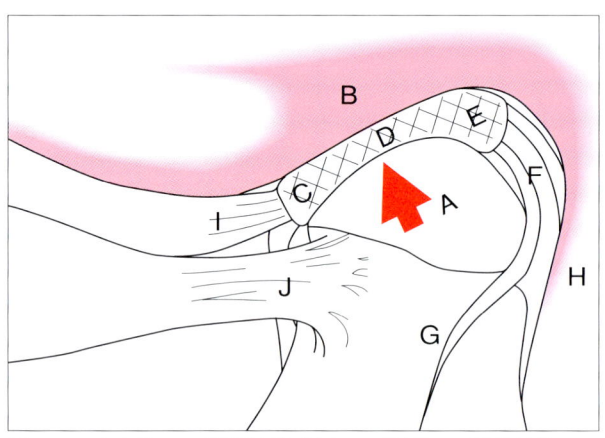

図2-1b：中心位での顎関節模式図。A：顆頭、B：関節結節、C：円板前部、D：円板中間部、E：円板後部、F：バイラミナゾーン、G：顆頭後面線維付着部、H：関節窩弾性線維付着部、I：外側翼突筋上腹停止部、J：外側翼突筋下腹停止部。

図2-2：顆頭を中心位に保持する主役は側頭筋と外側翼突筋上腹である。

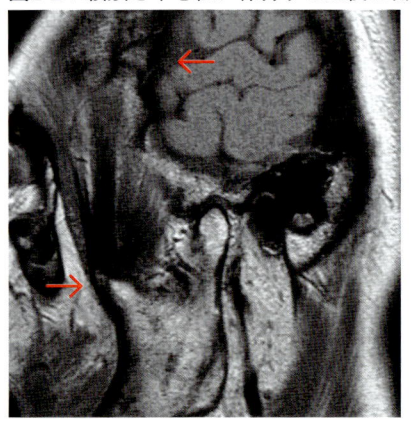

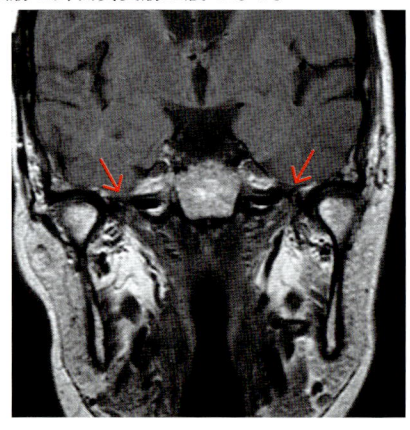

a|b

◀図2-2a：MRI画像矢状面断における側頭筋の走行（起始は側頭鱗外面、停止は下顎骨の筋突起）。
◀図2-2b：MRI画像前頭面断における外側翼突筋上腹の走行（起始は側頭下稜、停止は関節円板）。

第2章　原則1　臼歯の中心位咬合

| 要件2　臼歯が下顎の閉口を左右同時、かつ均等にストップする |

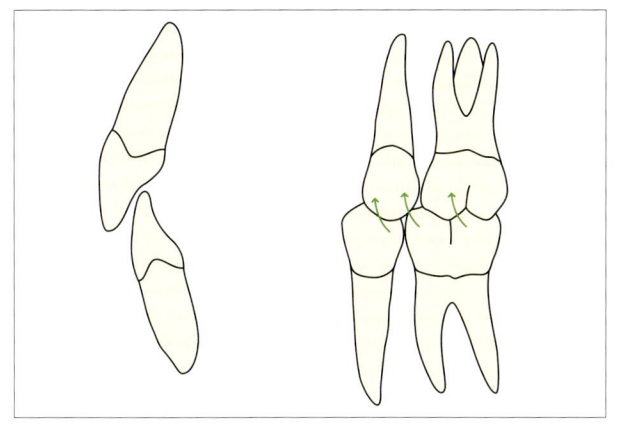

図2-3：臼歯が下顎の閉口をストップする。これが咬合の目的である。下顎はⅢ級のテコなので、後方ほど咬合力の影響を受けやすい。臼歯の咬合支持を喪失すると、前歯の咬合関係は短期に損なわれ、咬合崩壊のダメージは大きくなる。

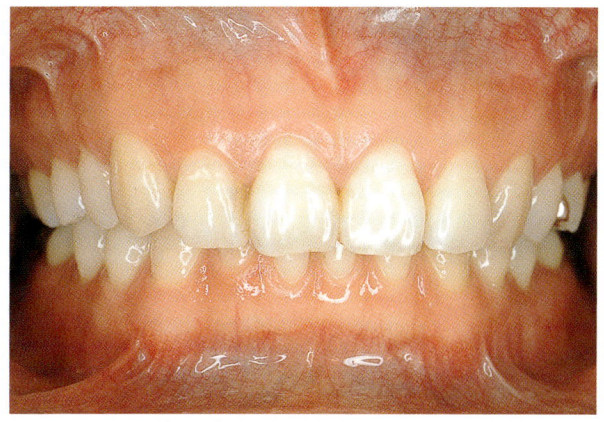

図2-4：上下顎歯の咬合の目的は下顎の閉口を生理的な位置でストップすることである。歯列と咬合の崩壊の多くは、バーティカル・ストップの不足または喪失に端を発する。

| 要件3　上下顎臼歯が咬合接触すると咬筋と内側翼突筋は著しく収縮する |

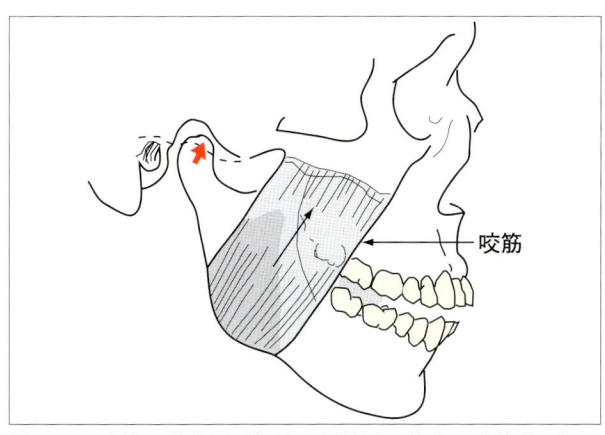

図2-5a：咬筋の模式図（起始は頬骨弓、停止は咬筋粗面）。

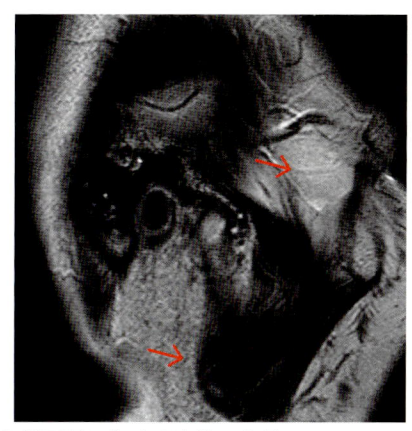

図2-5b：MRI画像矢状面断における咬筋の走行。

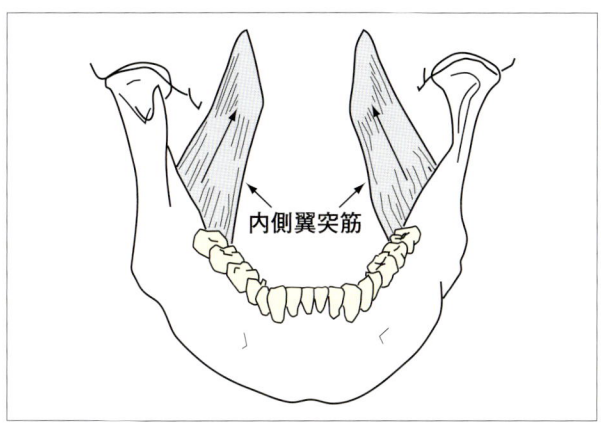

図2-6a：内側翼突筋の模式図（起始は翼突窩、停止は下顎骨内面の翼突筋粗面）。

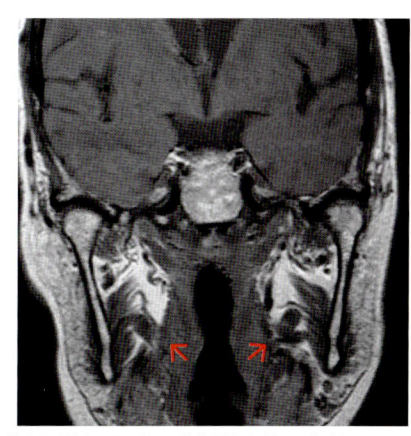

図2-6b：MRI画像前頭面断における内側翼突筋の走行。

3. リーフゲージによる中心位の咬合採得法

筋肉の生理的な活動を利用して顆頭―円板アセンブリーを中心位へ正しく位置づける方法は、以下のとおりである[3,6]。

① リーフゲージ（Leaf Gauge）とワックスバイトを用意。リーフゲージの作用機序については図2-7a, bに示した。ワックス外形は上顎歯列弓の形態に合わせ、切歯部は切り抜いておく（図2-7c〜e）。

② リーフゲージを前歯部で咬ませる。臼歯が接触しない厚さ（通常は1〜1.5mmのクリアランス）までリーフゲージの枚数（25枚程度）を増やす。

③ リーフゲージを咬ませたまま、下顎を前方そして後方へと運動させる。これを繰り返すことで、側頭筋と外側翼突筋上腹が緊張して、顆頭―円板アセンブリーが関節結節の後壁に対してシートする（図2-7f, g）。

④ その後、45℃で軟化したワックスバイトを臼歯部に介在させ、リーフゲージを前歯部に咬ませたまま、臼歯で閉口させる。ワックスが硬化するに従い臼歯部ではワックスと咬合する感覚が増し、この刺激によって咬筋と内側翼突筋が活動して、正しい中心位が採得できる（図2-7h〜j）。

中心位における生理的な筋活動をよく理解し、解剖学的に安定した顆頭―円板アセンブリーと関節結節との関係を確立できれば、これらと調和した上下顎臼歯の咬合を再現することで、原則1「臼歯の中心位咬合」が満たされることになる。なお、咬合器への装着は図2-8a〜hを参照されたい。

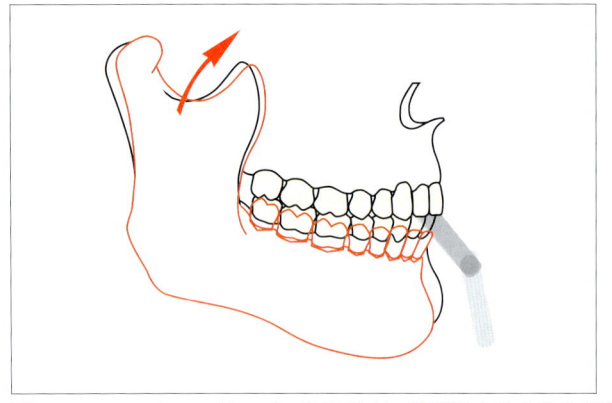

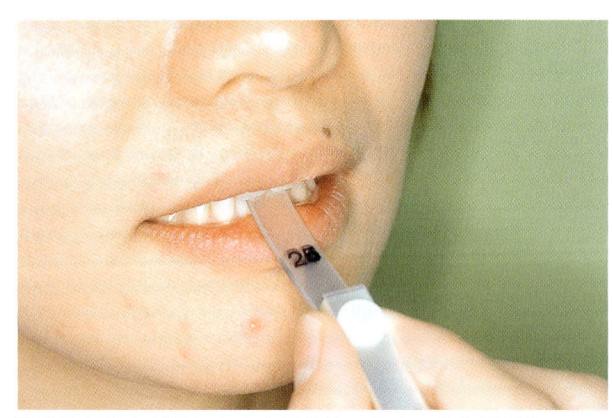

図2-7a, b：a：リーフゲージの作用機序。外側翼突筋上腹と側頭筋の機能的収縮を利用した咬合採得法である。前歯部正中でリーフゲージを咬ませる。下顎を前後させて、上下顎臼歯が咬合接触しないことを確かめておく。下顎を後方へ引かせたまま、前歯部でリーフゲージを軽く咬ませれば、中心位を採得できる。下顎位が安定している症例に活用。b：必要に応じて、即興的にセントリックバイトの採得をできるのがリーフゲージの利点である。

a | b

リーフゲージによる中心位の咬合採得法

中心位の咬合採得

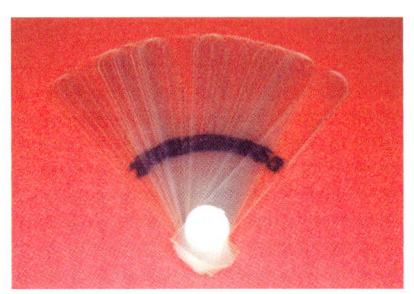

◀図2-7c：リーフゲージ（デンタルヘルス アソシエート）は1枚のリーフが厚さ0.1mmで、55枚を束ねてある。

第 2 章　原則 1　臼歯の中心位咬合

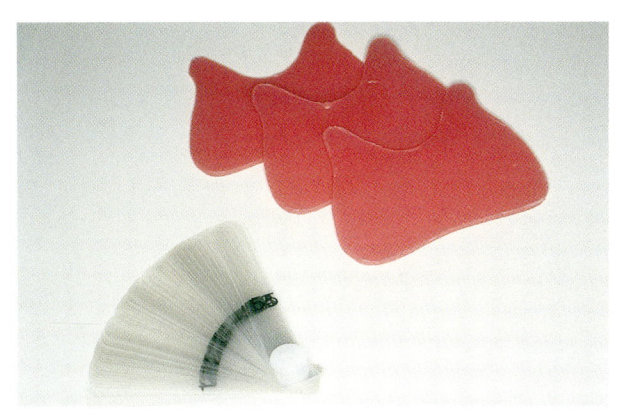

図2-7d：平均的な大きさ（形）の歯列に合わせてワックスバイトを準備しておけば、リーフゲージと併用して、いつでもセントリックバイトを採得できる。

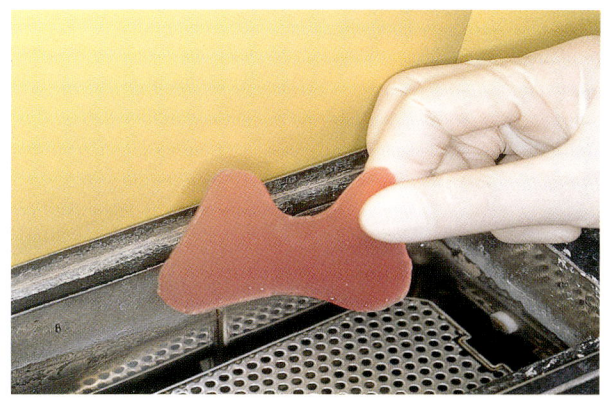

図2-7e：ワックスバイトを上顎歯列外形に合せて準備しておく。切歯部は切り抜いておく。後に温水中（45℃）でバイトを軟化。

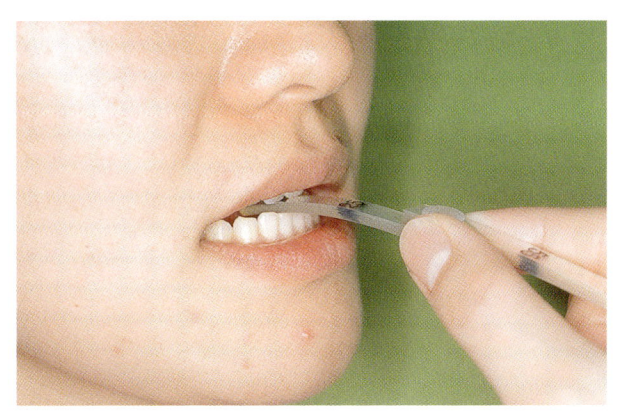

図2-7f：リーフゲージ25枚を目安にして、中切歯部で咬ませ、患者に下顎を前後させる。

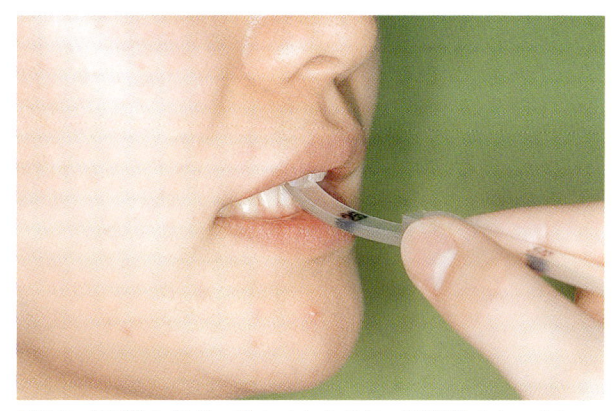

図2-7g：下顎を後方へ引かせたときに、臼歯部で1～1.5mmのクリアランスがあることを確かめる。通常は25枚程度を用いる。クリアランスが少なければ、リーフゲージの枚数を増やす。クリアランスが多ければ枚数を減らす。

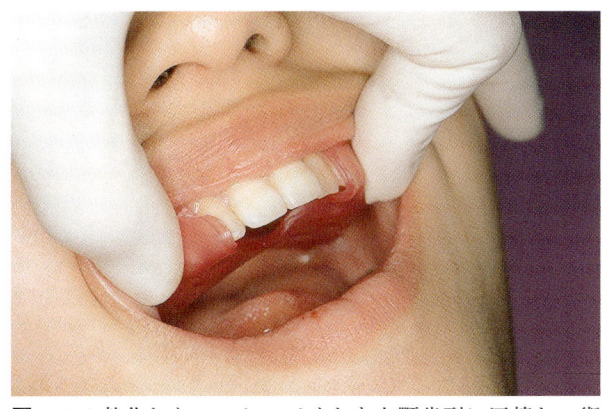

図2-7h：軟化したワックスバイトを上顎歯列に圧接し、術者が保持する。

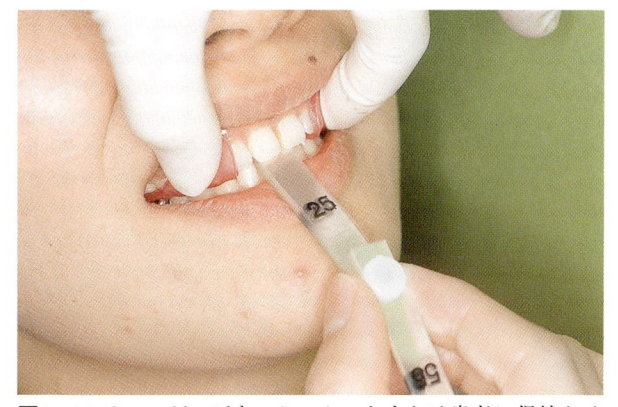

図2-7i：リーフゲージをアシスタントまたは患者に保持させる。続いて、中心位で閉口させる。

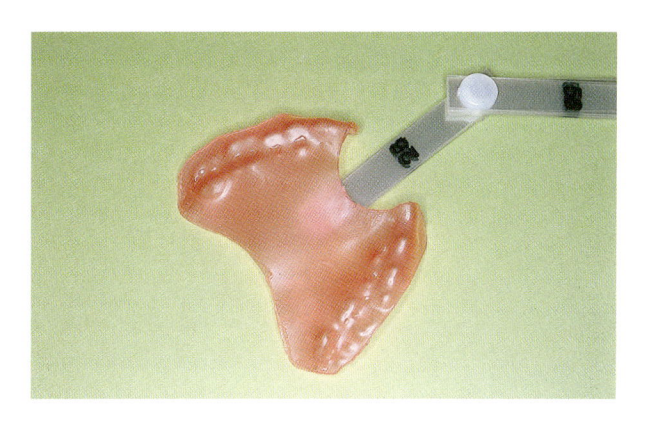

▶図2-7j：採得したセントリックバイトとリーフゲージ。

上下顎模型の咬合器装着

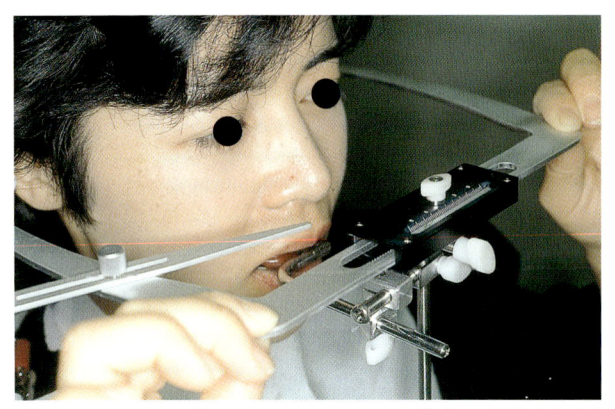

図2-8a：フェースボウ・トランスファー。患者の上顎三角（両側顆頭と上顎歯列との立体的位置関係）を記録する。

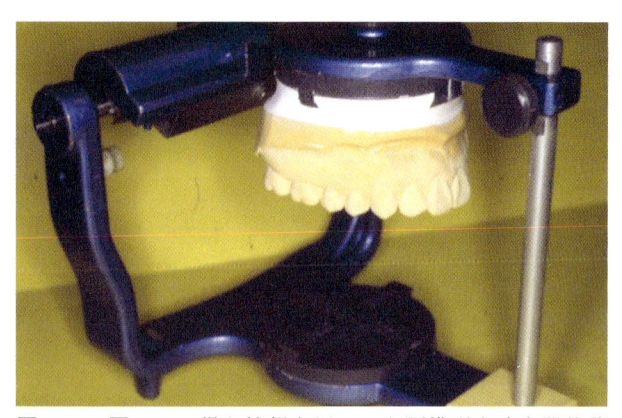

図2-8b：図2-8aで得た情報を用い、上顎模型を咬合器装着する。

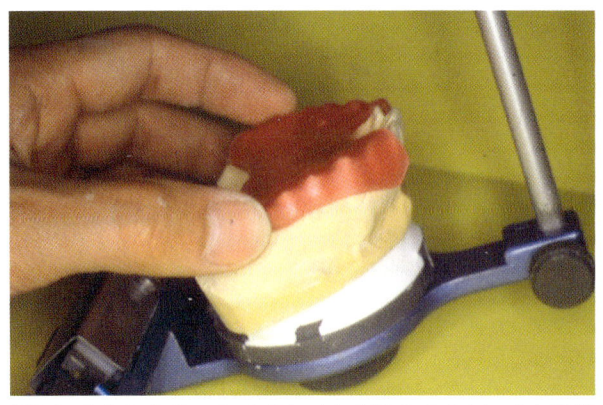

図2-8c：セントリックバイト（中心位のバイト）を上顎模型に正確に適合させる。バイトを変形させないよう無圧的に扱うことが大切。

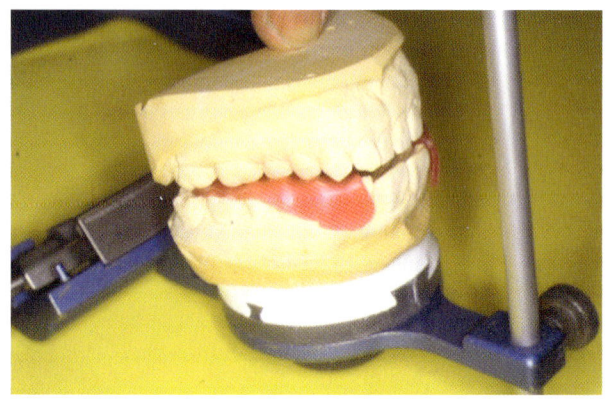

図2-8d：続いて、バイトに下顎模型を適合させる。このときも、バイト上の咬頭頂と切縁の圧痕に模型を静かに位置づけ、決して無理に押し付けないようにする。

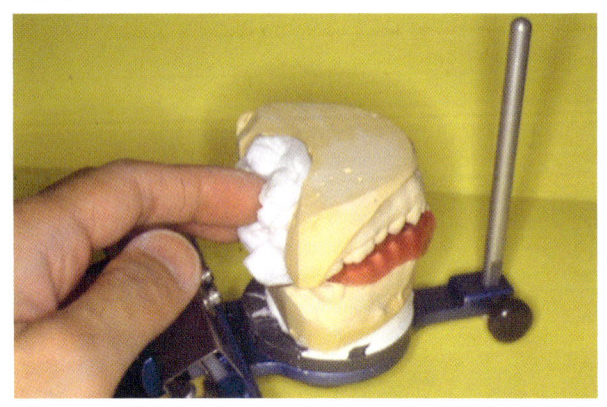

図2-8e：口蓋方向からティッシュペーパーを詰めておけば、余分な石膏の流れ込みを阻止できる。

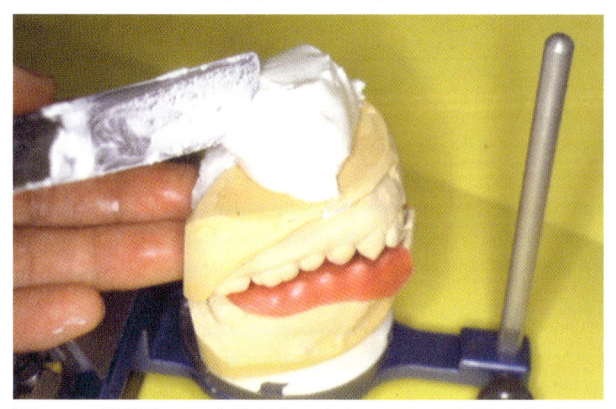

図2-8f：即硬性で、寸法変化の少ないマウント用石膏（マウンティングストーン：GC社など）の使用が好ましい。

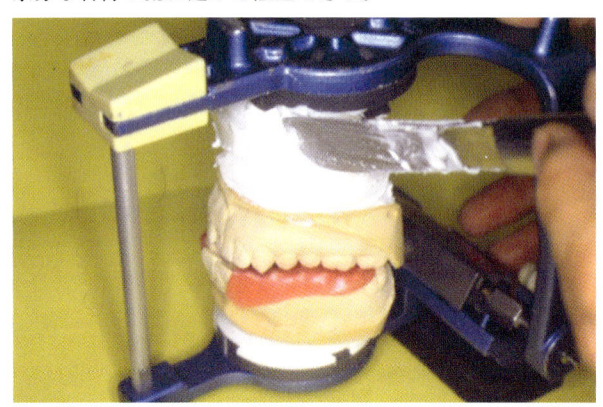

図2-8g：下顎模型の咬合器装着。

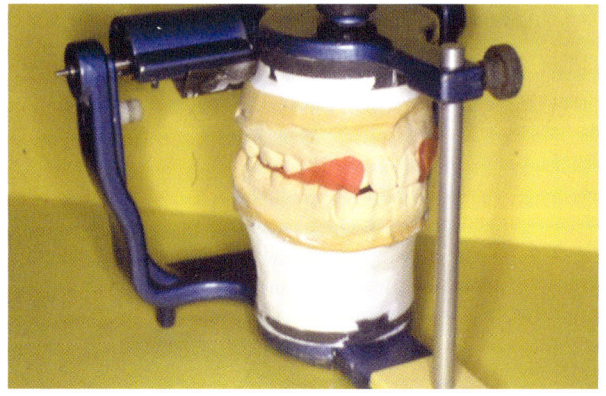

図2-8h：中心位での上下顎模型の咬合器装着完了。

4. アンテリア・ジグによる中心位の咬合採得法

臼歯の中心位咬合の咬合採得に際しては、安定した（再現性の高い）顆頭―円板アセンブリーの位置を筋肉（主に閉口筋）の活動を利用して決めていくことになる。そのための装置として、前述のリーフゲージまたはこれから述べるアンテリア・ジグ：Anterior Jig（ルシア・ジグ：Lucia Jig）が有効である[7]。このとき、リーフゲージとアンテリア・ジグを適宜使い分ける術を身につけておくことは非常に大切である（図2-9a,b）。リーフゲージ法は下顎位または顆頭位の比較的安定した症例に用いる（図2-7, 8参照）。この方法では下顎前歯がゲージの傾斜に沿って後上方に向う斜面に咬み込むことになる。

大多数の症例ではリーフゲージ法で中心位を採得できる。しかし、顎関節が緩い症例や垂直顎間距離が著しく低下して顆頭が偏位した症例では、顆頭―円板アセンブリーが支点になりえず、リーフゲージ法では下顎位は左右、前後、上下の三次元で安定した位置をとれなくなってしまう危険性がある。

そうした症例については、上顎前歯部に装着したアンテリア・ジグに咬合平面とほぼ平行な咬合接触面を与え、その平坦面に下顎前歯を咬ませる。これで下顎位は安定しやすくなる（「第7章3.歯科性顎関節症のスプリントの使い分け」参照）。

アンテリア・ジグによる中心位の咬合採得法の手順は以下のとおりである。

（1）アンテリア・ジグの製作（図2-10a〜k）

ラボで即時重合レジンを用いて、上顎歯列模型の中切歯部に適合するジグを各個製作する。最も大切なことは、下顎が閉口して下顎切歯がジグと咬合接触する部分に、咬合平面と平行な平坦面が付与されていることである。

（2）中心位の咬合採得（図2-11a〜h）

ラボで製作したアンテリア・ジグをチェア・サイドで口腔内試適する。ジグが安定して装着できること、臼歯部で1〜1.5mmのクリアランスになるように高さを調節すること、ジグの舌側平坦面に下顎切歯が抵抗感なく咬合すること、さらにジグの中央部近くに下顎切歯点が接触するように口腔内調整する。調整の完了したアンテリア・ジグをシリコン（ハードタイプ）で口腔内に装着し、硬化を待つ。次にパラフィンバイトを用いて中心位の咬合採得を行う。

なお、アンテリア・ジグの原理を適用した症例は**図2-12a〜k**を参照にされたい。

図2-9：リーフゲージとアンテリア・ジグの使い分け。

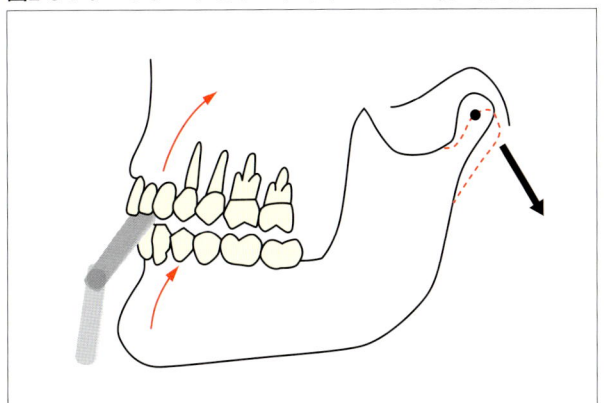

図2-9a：下顎位が不安定な症例にリーフゲージを用いると顆頭が下方へ偏心する。下顎位が不安定な症例、垂直顎間距離が著しく低下した症例、あるいは顆頭―円板アセンブリーが安定した位置を再現し難い（いわゆる顎関節が緩い）症例ではアンテリア・ジグを用いたほうが安全である。

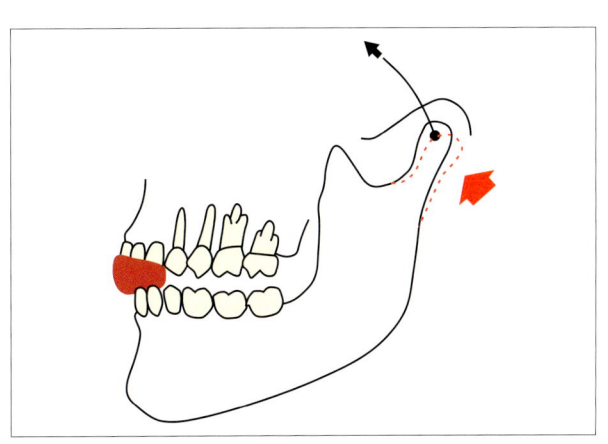

図2-9b：アンテリア・ジグの作用機序。より確実な中心位の咬合採得法。上顎前歯部にアンテリア・ジグを装着。下顎前歯がジグ上の平坦面（咬合平面と平行）と接触するように調整しておく。ジグ部で咬合が安定するため、下顎位が不安定な症例でも咬合採得しやすい。

アンテリア・ジグによる中心位の咬合採得法

アンテリア・ジグの製作法

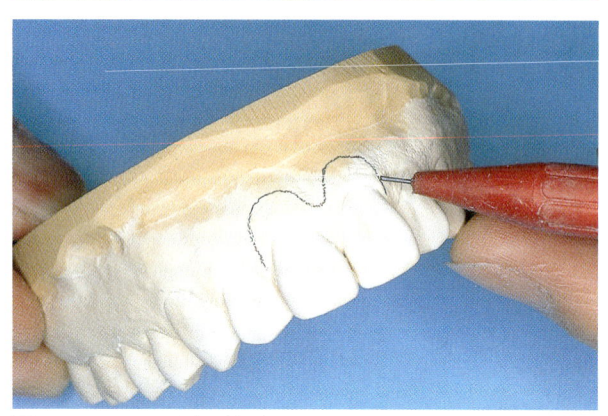

図2-10a：ジグの唇側外形。上顎中切歯の幅にとどめる。上唇小帯は避ける。

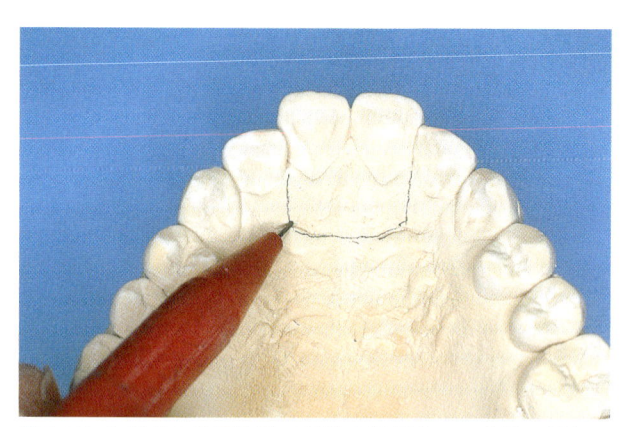

図2-10b：ジグの舌側外形。両側犬歯部までの舌側の長さにする。

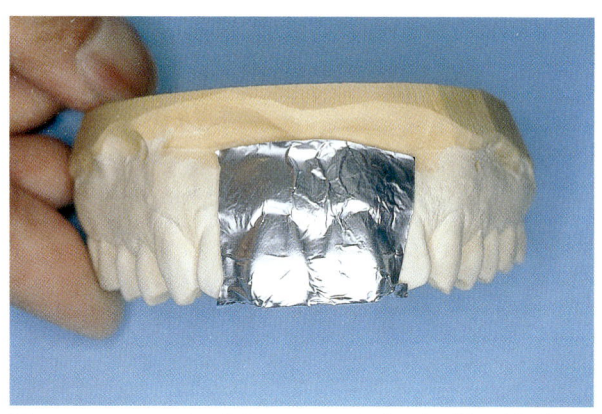

図2-10c：スペーサーとしてアルミホイルを圧接。唇面観。

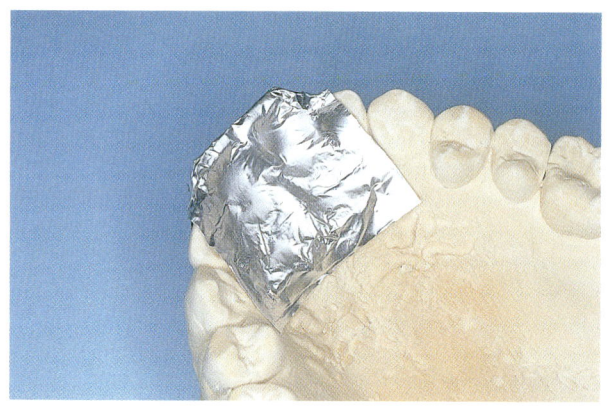

図2-10d：同舌面観。

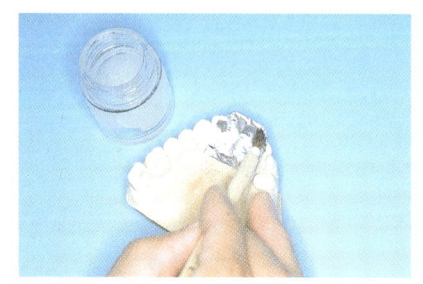

図2-10e：アルミホイルにワセリンを塗布して、分離剤とする。

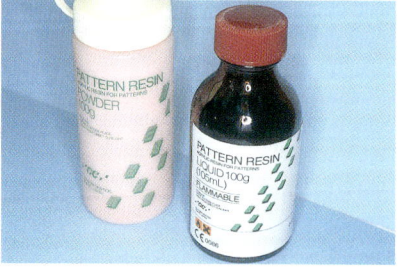

図2-10f：ジグ用材料としてはパターン・レジン（GC社）が最適。

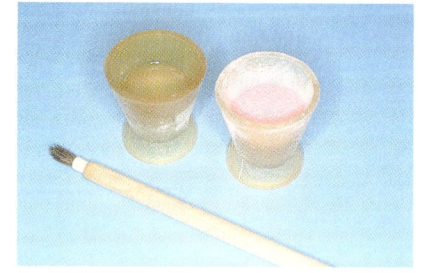

図2-10g：筆積み法で築盛する。

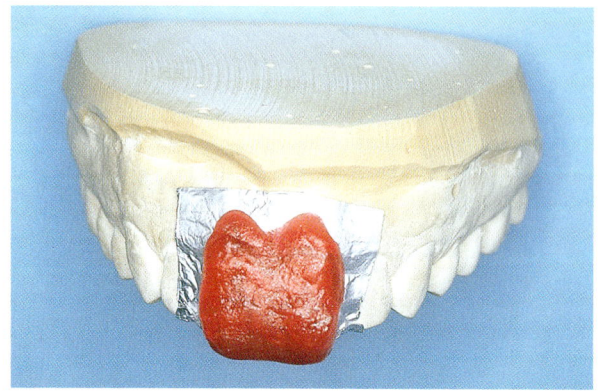

図2-10h：レジン築盛中の唇側外形。両側中切歯を被覆。上唇小帯は避ける。

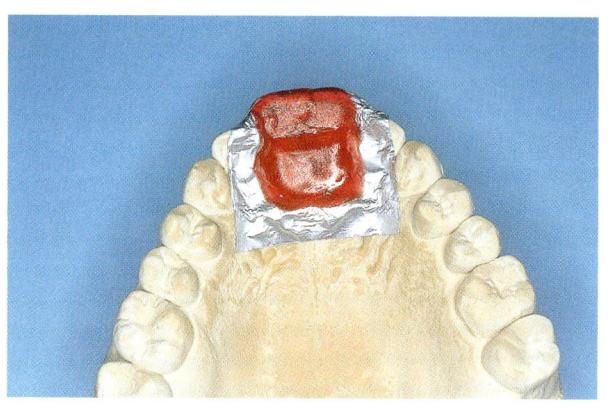

図2-10i：同舌側外形。両側犬歯基底結節を結ぶ線上まで延長。下顎切歯の咬合接触部に平坦な面をつくっておく。

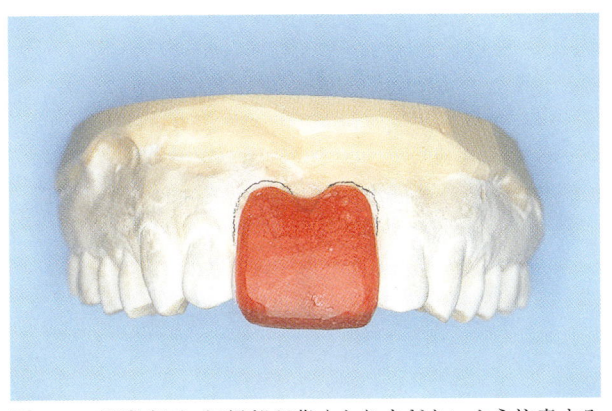

図2-10j：研磨完了。切縁部が薄くなりすぎないよう注意する。

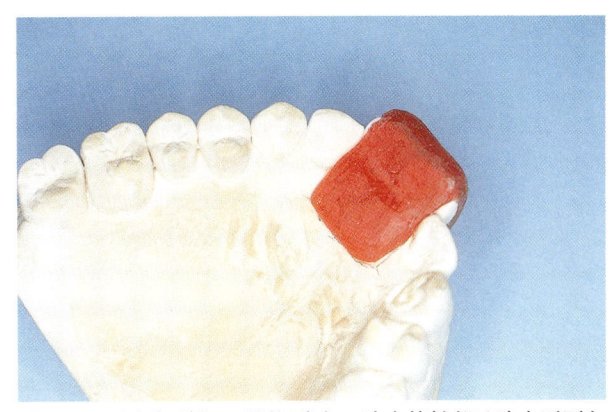

図2-10k：同舌面観。下顎切歯との咬合接触部は咬合平面と平行な面にしておく。

中心位の咬合採得

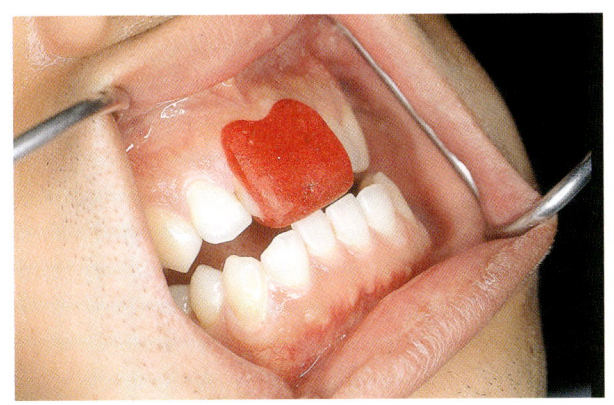

図2-11a：口腔内試適。下顎が後退位になったとき下顎切歯切縁がジグの正中寄りで1点で咬合するように調整する。臼歯部のクリアランスは1〜1.5mmとする。

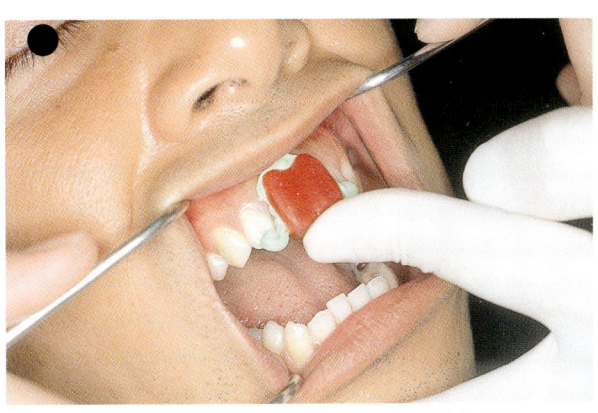

図2-11b：ジグをビニール・シリコンで口腔内に固定。

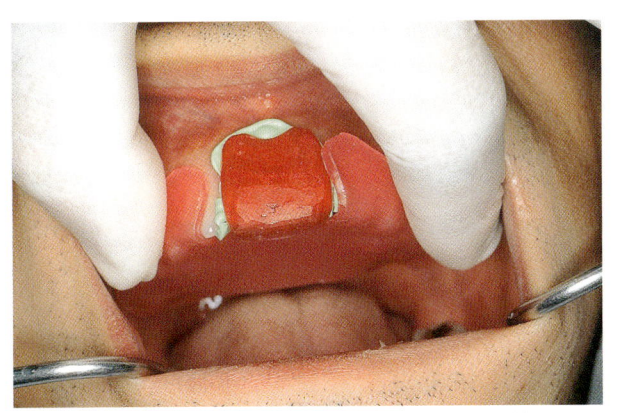

図2-11c：ワックスバイトを上顎歯列に圧接して保持。

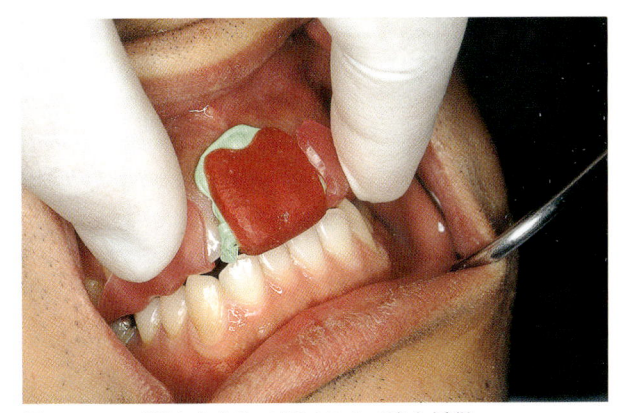

図2-11d：下顎を中心位で閉口させて咬合採得。

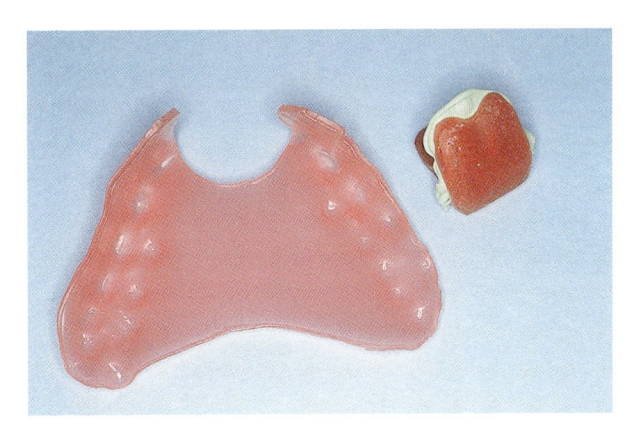

▶**図2-11e**：口腔外へ取り出したセントリックバイトとジグ。

27

増補改訂版　日常臨床のためのオクルージョン

上下顎模型の咬合器装着

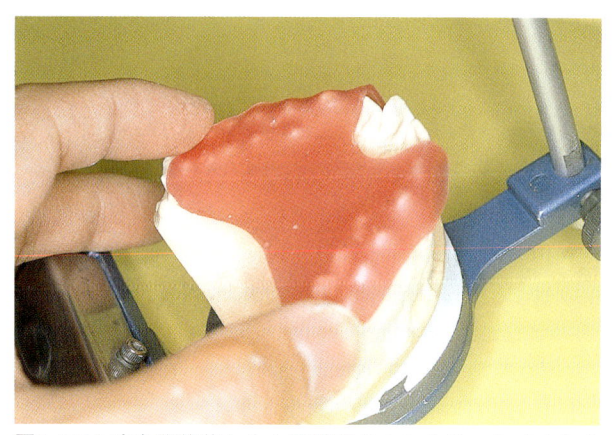

図2-11f：咬合器装着した上顎模型にセントリックバイトを適合。

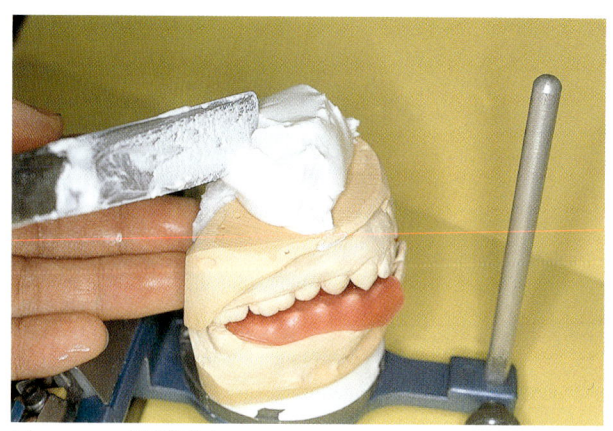

図2-11g：下顎模型をセントリックバイトに適合して咬合器装着。

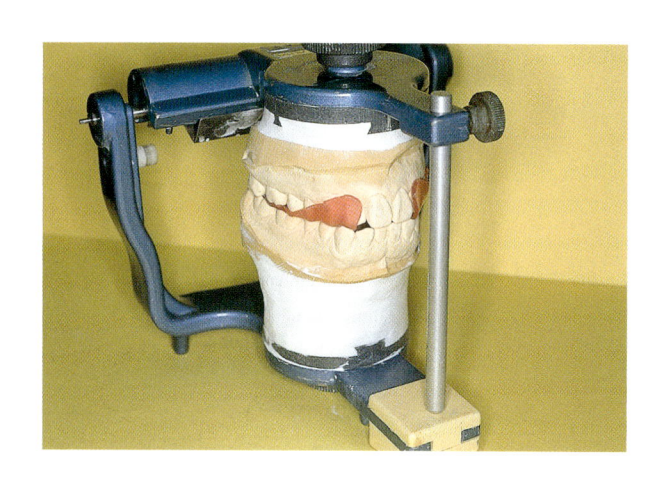

◀図2-11h：上下顎模型の咬合器装着完了。

アンテリア・ジグの原理を適用した症例

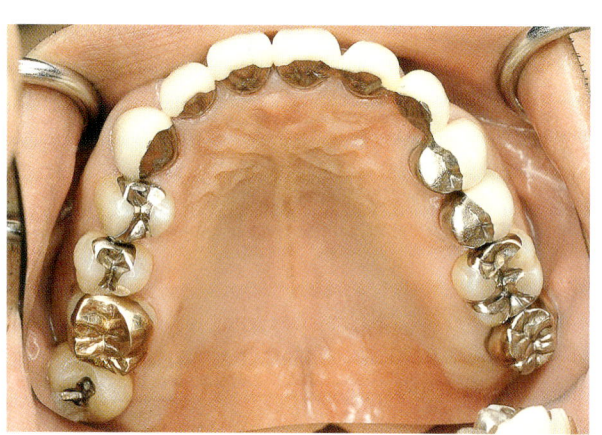

図2-12a：上顎歯列の咬合面観。臼歯の中心位咬合の確立が重要な症例。下顎臼歯の欠損のため咬合高径が低下。下顎位が不安定なため、顎関節も不安定になり、不定愁訴を訴えるに至った。

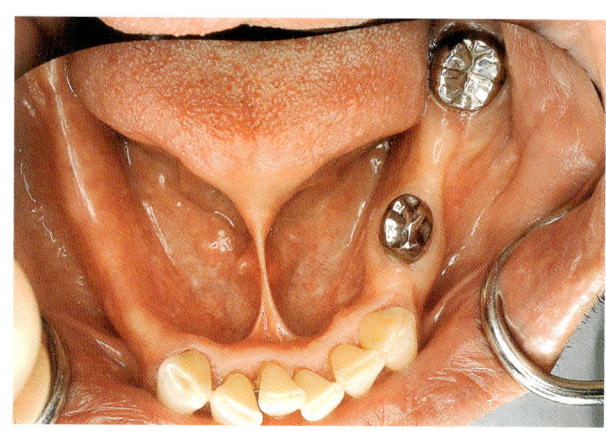

図2-12b：下顎歯列の咬合面観。

28

第 2 章　原則 1　臼歯の中心位咬合

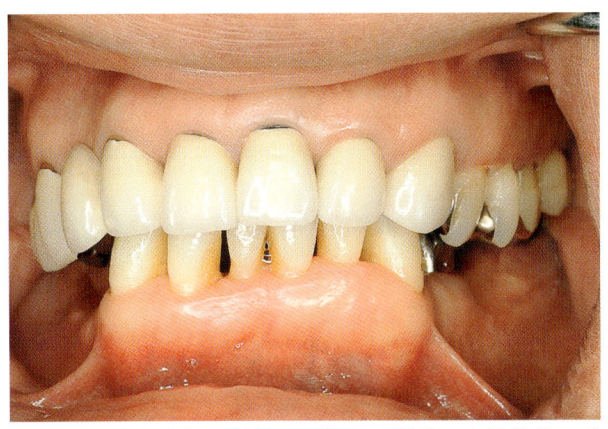

図2-12c：咬合高径の低位。不快な下顎位。上顎前歯の舌面形態にガイドされて下顎前歯が深く咬み込む。この結果、下顎は後下方へ押し込まれる。

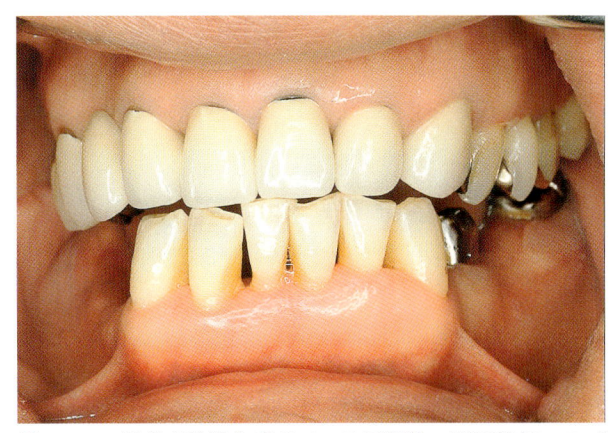

図2-12d：患者が快適と感じている下顎位。顎関節部へのプレッシャー、急傾斜のアンテリア・ガイダンス、窮屈な閉口路に由来する筋肉の痙れん（スパズム）を取り除く必要がある。

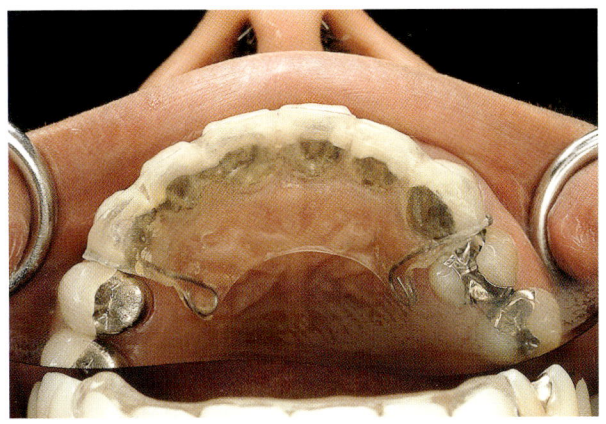

図2-12e：アンテリアシグメンタル・スプリントをアンテリア・ジグとして用いる（第 7 章 3．「歯科性顎関節症のスプリントの使い分け」参照）。

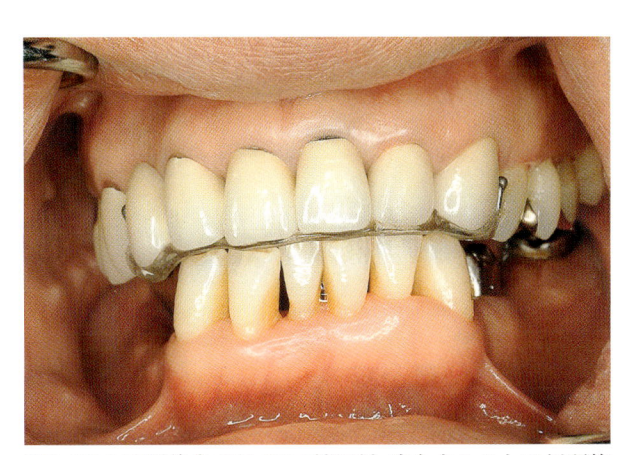

図2-12f：下顎前歯がジグの平坦面と咬合することで側頭筋と外側翼突筋上腹が生理的な活動をしやすくなる。顆頭—円板アセンブリーが関節結節の安定した位置での咬合採得ができる。

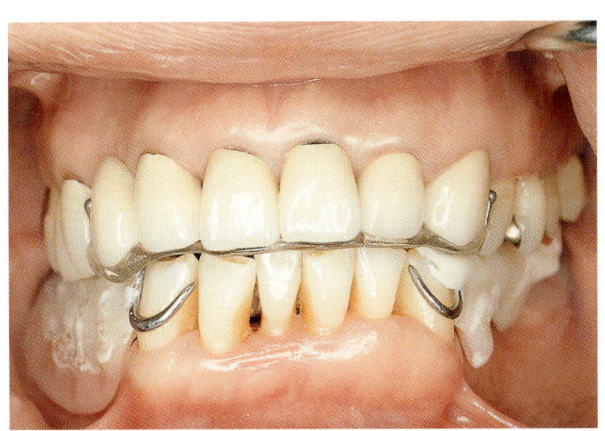

図2-12g：臼歯の中心位咬合。旧義歯咬合面に即時重合レジンを築盛して咬合採得。このとき、咬筋と内側翼突筋が機能する。

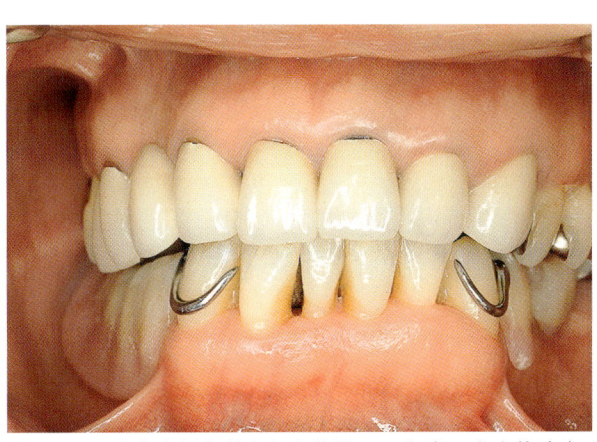

図2-12h：咬合高径を挙上した位置での臼歯の中心位咬合。快適な顎位と一致している。

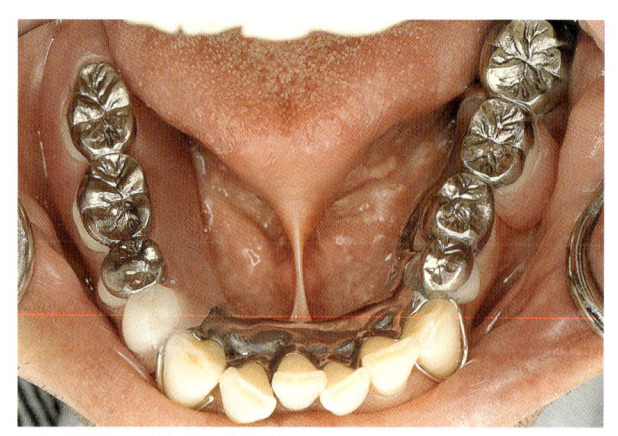

増補改訂版　日常臨床のためのオクルージョン

図2-12i：新義歯の咬合面観。

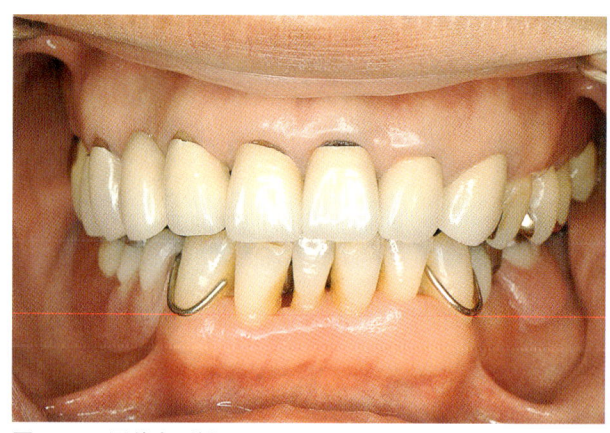

図2-12j：同前方面観。

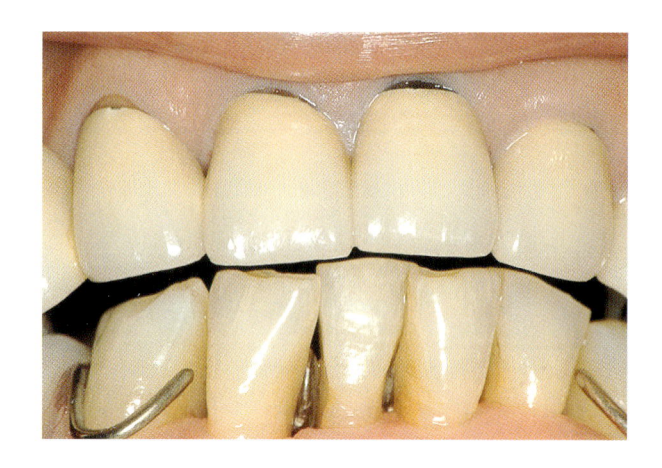

◀図2-12k：咬合高径を挙上して臼歯の中心位咬合を確立すると、前歯部が開咬状態になる。この後に、前歯のアンテリア・カップリングとアンテリア・ディスクルージョンを付与していく。

Definition of Centric Relation : The position of the condyles when the lateral pterygoid muscles are relaxed and the elevator muscles contact with disk properly aligned.（Iwata T : 2002）

第 3 章
原則 2　前歯のアンテリア・カップリング

1. 適正なアンテリア・カップリング

　臼歯が中心位咬合（または咬頭嵌合）したとき、上下顎前歯は咬合接触せず、非常にわずかなスペースを保って対向する状態をアンテリア・カップリングと呼ぶ。これを確立するのが咬合治療の第2番目のステップになる（表3-1）[3,6]。

　上下顎前歯の咬合状態は咬合の診断と治療を行う際の鍵である。臼歯が中心位咬合するとき、上下顎前歯は咬合接触しない。つまり、前歯は下顎の閉口をストップする機能を有していない。しかし、閉口位から前方または側方に下顎がわずかに運動すると上下顎前歯は接触し、下顎を下方へとガイドするよう筋肉に指令する。その結果、前歯のガイド（アンテリア・ガイダンス）による臼歯の離開（ポステリア・ディスクルージョン）が可能になる。このことからも、適正なアンテリア・カップリングなくして、前歯による臼歯の離開（アンテリア・ディスクルージョン）はありえないことが理解できる。

　下顎はⅢ級のテコの力学的原理で機能している。顎関節部が支点、そして咀嚼筋が力点で、歯が作用点になる。このテコは臼歯部で大きな力が働き、前歯部では小さな力しか発揮できない力学的構造をつくっている。さらに、咀嚼筋のほとんどは下顎骨オトガイより後方に位置しているため、その前方に存在する犬歯と切歯は、過大な応力から力学的・生理学的に保護されているともいえる。

> The "TOGETHER", almost touching relationship of the anterior to each other, is known as "ANTERIOR COUPLING".

表3-1：アンテリア・カップリングの定義（W.H.McHorris：1979）

2. アンテリア・カップリングの要件

　アンテリア・カップリングの要件は比較的簡単で、咬頭嵌合位で上下顎前歯は咬合接触せず、10～20μmのスペースを維持することである。具体的には、オクルーザル・レジストレーションストリップス（厚さ約10μm）1～2枚が抵抗なく引き抜ける状態を示す（図3-1a～c）。

1 アンテリア・カップリングとアンテリア・ディスクルージョン

　アングルⅡ級1類や開咬の症例では上下顎前歯が離れすぎた状態であるから、アンテリア・カップリングを喪失していることになる。その結果、アンテリア・ガイダンスが機能せず、臼歯部での咬合干渉を生じて、咀嚼筋群の緊張が過度に高まり、顎関節症の症状を示しやすくなることはよく知られている（図3-2a～h）。

2 アンテリア・カップリングと垂直顎間距離

　垂直顎間距離が低下すると、上下顎前歯が咬合接触することになり、アンテリア・カップリングが損なわれることもよく観察される。この場合には、上顎前歯舌面または下顎前歯切縁が磨耗したり、あるいは上顎前歯が唇側へ移動（フレアリング）する（図3-3）。

　このようなことから、前歯のアンテリア・カップリングは臼歯のディスクルージョンや垂直顎間距離と密接に関連していることが理解できよう（図3-4a～j）。

前歯のアンテリア・カップリング

適正なアンテリア・カップリング

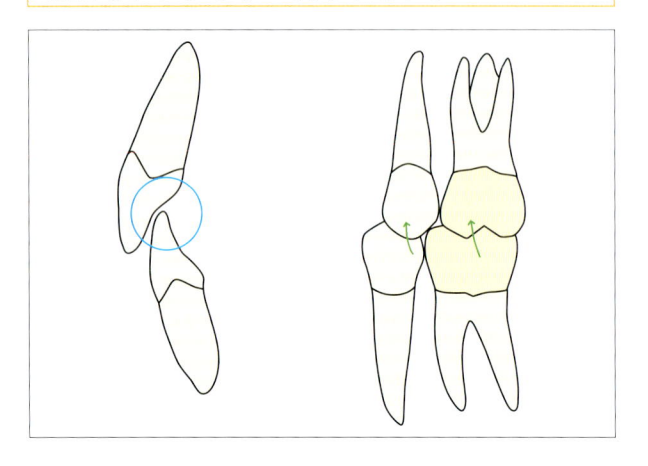

◀図3-1a：咬頭嵌合位で、上下顎前歯は咬合接触せず、10〜20μmのスペースを保って対向する。

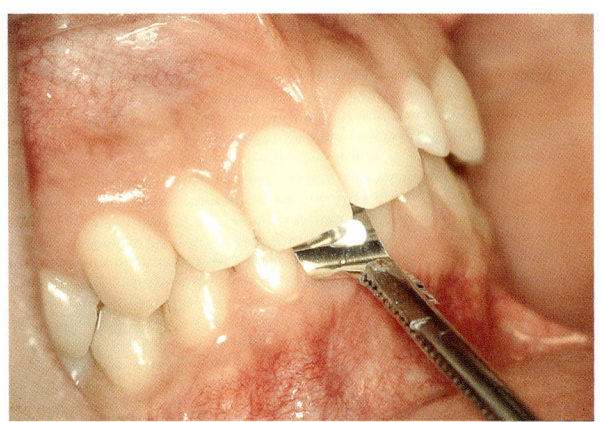

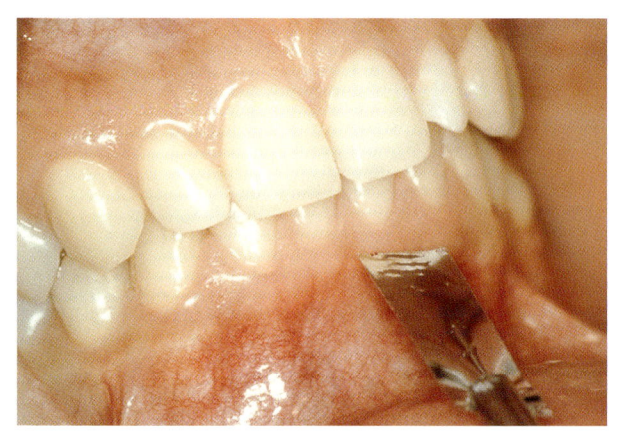

図3-1b,c：咬頭嵌合位で前歯部にオクルーザル・レジストレーションストリップス（厚さ約10μm：東京歯科産業）を介在させても、抵抗なく引き抜くことができる。

アンテリア・カップリングとアンテリア・ディスクルージョン

不正なアンテリア・カップリング

図3-2：アングルⅡ級1類や前歯開咬の症例ではアンテリア・カップリングが不正なため、アンテリア・ディスクルージョンの機能が欠如することになる。

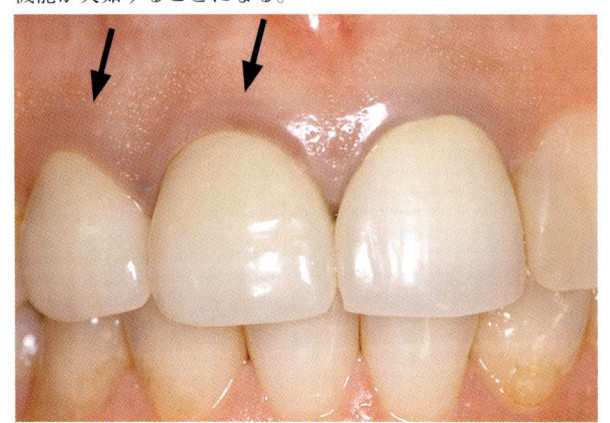

図3-2a：咬頭嵌合位で上下顎前歯が咬合接触すると、上顎前歯が唇側へ突き上げられる。この不正なアンテリア・カップリングは、咬頭嵌合位におけるフレミタスを感知して診断する。

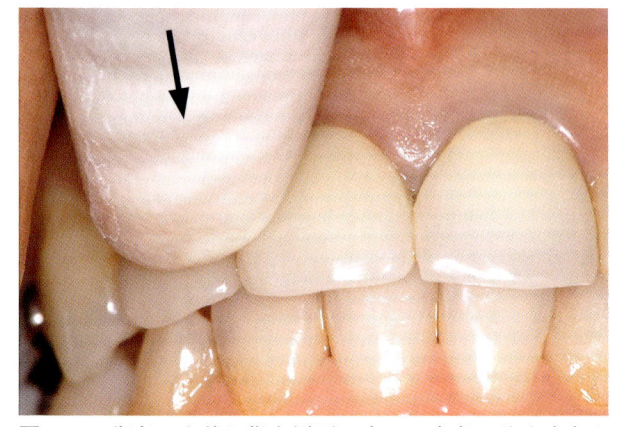

図3-2b：術者の人差し指を唇面に当て、患者に強く咬合させたときに上顎前歯の唇側への突き上げを感じたら、アンテリア・カップリングが阻害されている。

第3章 原則2 前歯のアンテリア・カップリング

アンテリア・ディスクルージョンの機能欠如

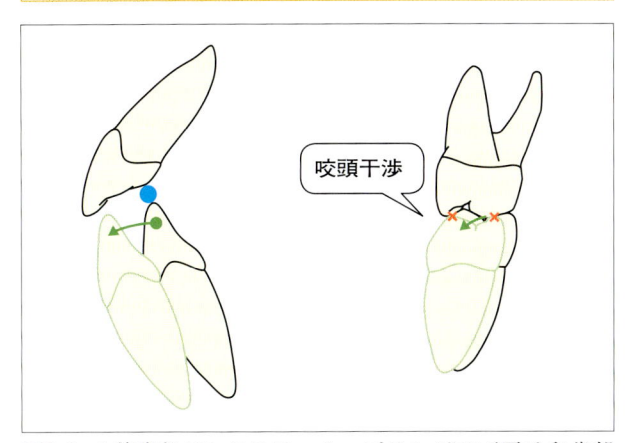

図3-2c：前歯部アンテリア・カップリングの不正は臼歯部アンテリア・ディスクルージョンの欠如につながり、臼歯部の咬頭干渉を引き起こす。

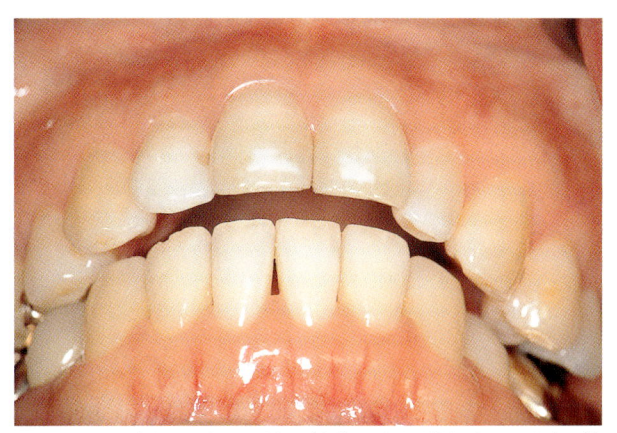

図3-2d：臼歯部の咬頭干渉は筋肉の過緊張を生じて顎関節症の引き金となり、症状を生じやすくする。

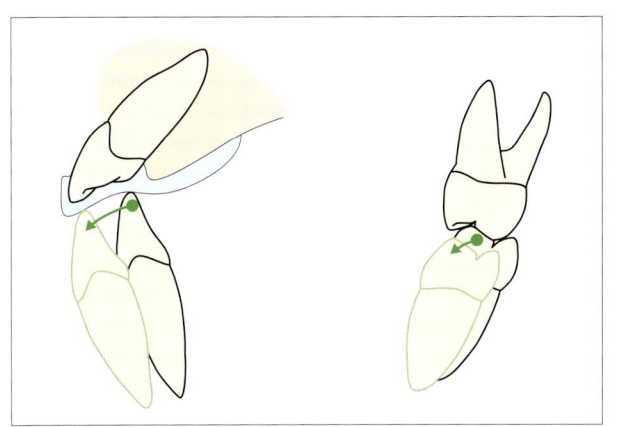

図3-2e：夜間に前歯部用アンテリアシグメンタル・スプリントを装着することにより、臼歯部の咬頭干渉を避けることができる。

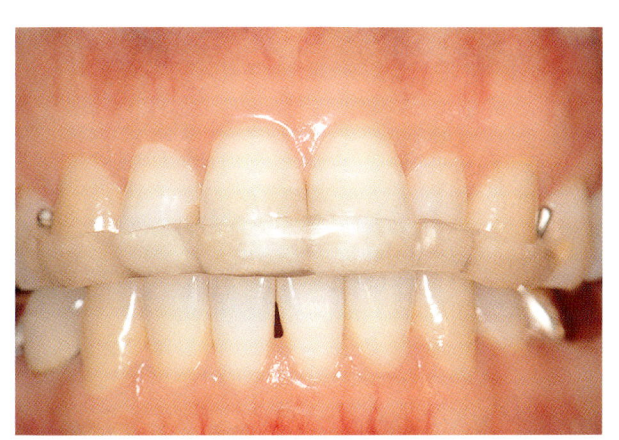

図3-2f：パラファンクションによる顎関節症の発生を回避すべく、夜間のアンテリアシグメンタル・スプリント装着を患者に理解させる必要がある。

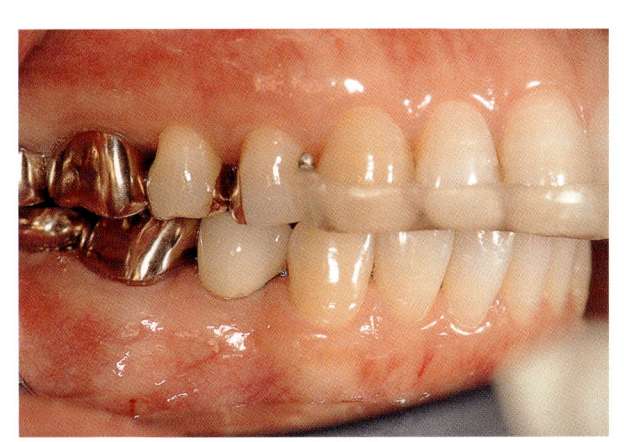

図3-2g：上顎前歯部にアンテリアシグメンタル・スプリントを装着。

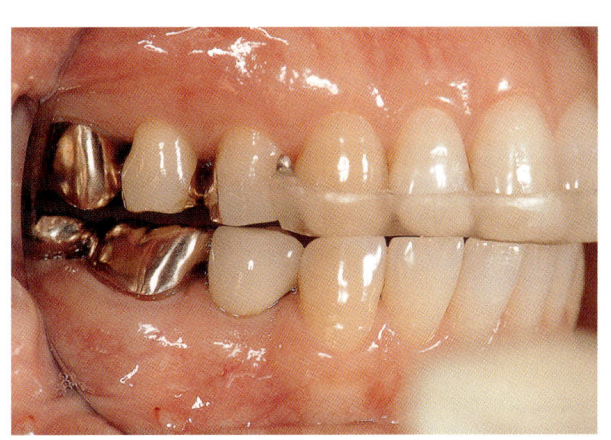

図3-2h：アンテリア・ディスクルージョンの達成。この結果、筋肉の過緊張に由来する咬合のストレスが軽減される。

アンテリア・カップリングと垂直顎間距離

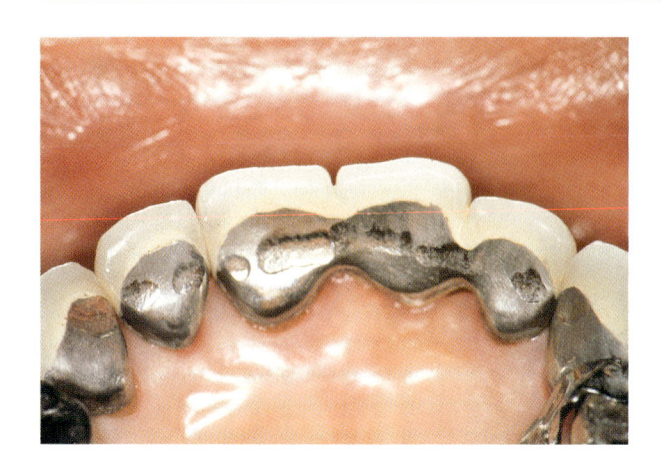

◀図3-3：垂直顎間距離が低下したため、アンテリア・カップリングが損なわれて上顎前歯舌面が磨耗した症例。

臼歯部遊離端欠損症例とアンテリア・カップリング

図3-4：ケネディーⅠ級（両側臼歯部遊離端欠損）症例とアンテリア・カップリング。

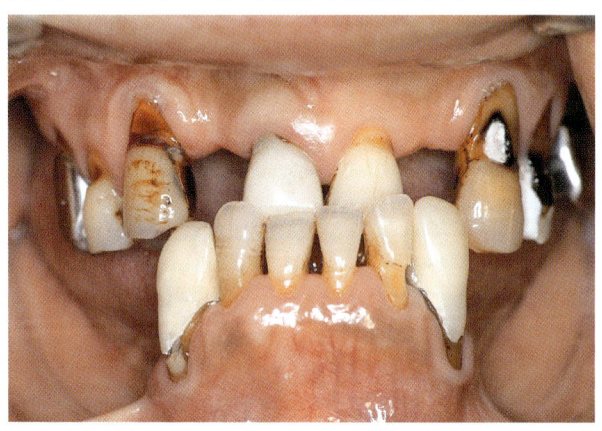

図3-4a：咬合高径の減少のため、下顎が前突し、切端咬合の顎間関係を呈している。

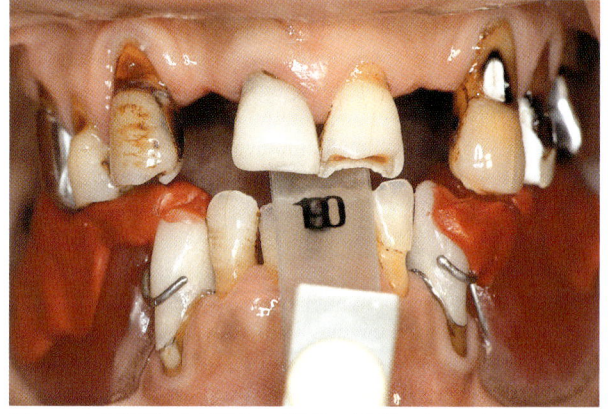

図3-4b：下顎位は安定し、顆頭―円板アセンブリーも中心位にシートしやすい患者であったため、リーフゲージで中心位を咬合採得。アングルⅢ級の顎間関係と判明。

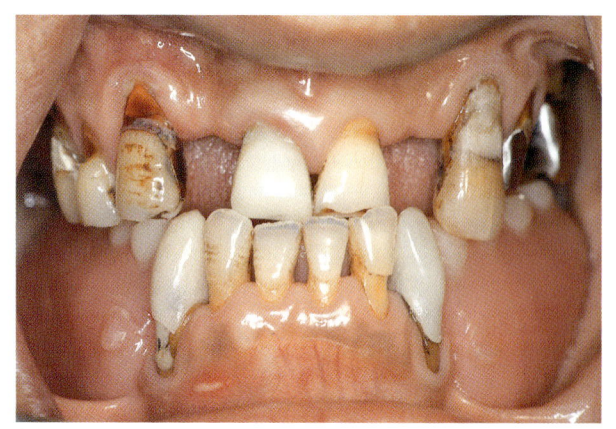

図3-4c：プロビジョナルデンチャーを活用しつつ、臼歯の中心位咬合と適正な垂直顎間距離および前歯のアンテリア・カップリングを調整。

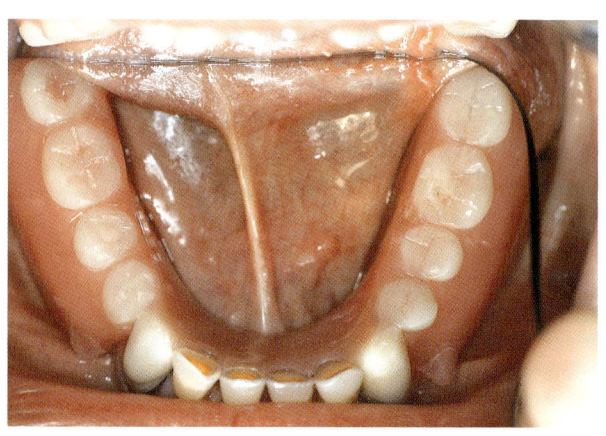

図3-4d：咬合の安定を得るべく、臼歯の中心位咬合、アンテリア・カップリング、アンテリア・ディスクルージョンを再構築。患者の希望に沿って上顎ブリッジと下顎パーシャルデンチャーを製作。

第3章　原則2　前歯のアンテリア・カップリング

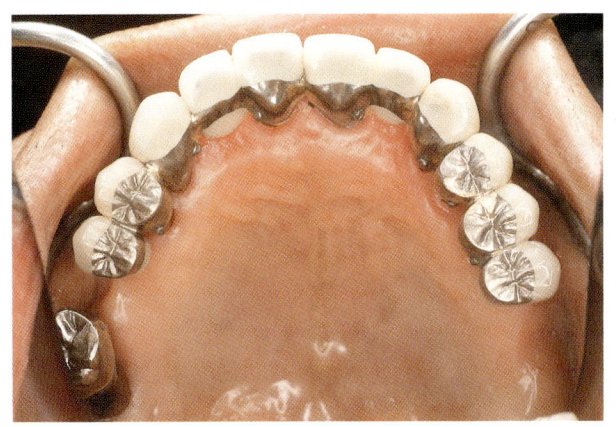

図3-4e：上顎ブリッジの咬合面観。

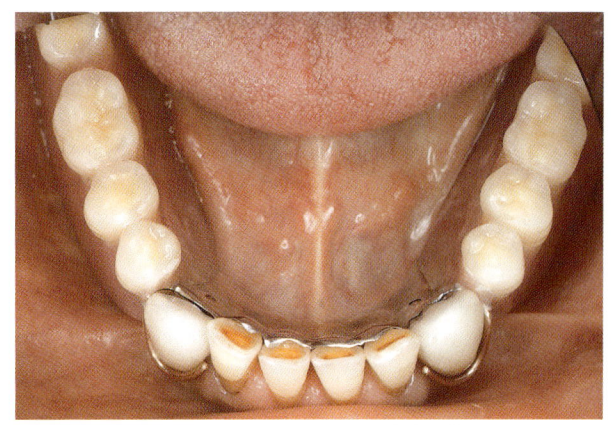

図3-4f：下顎パーシャルデンチャーの咬合面観。

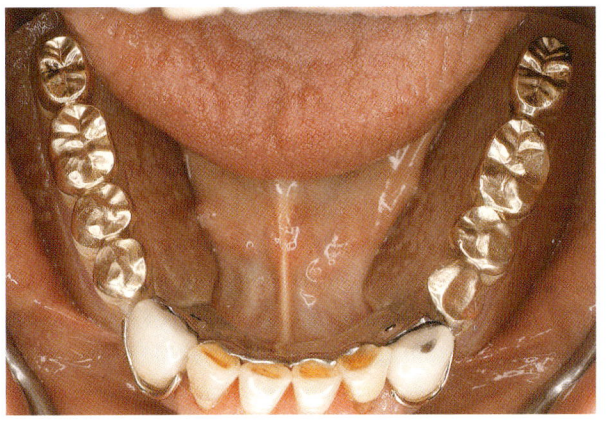

図3-4g：メタル・オクルーザルに置換後、5年経過。左側歯列の咬耗が著しい。左側の噛み癖が疑われる。

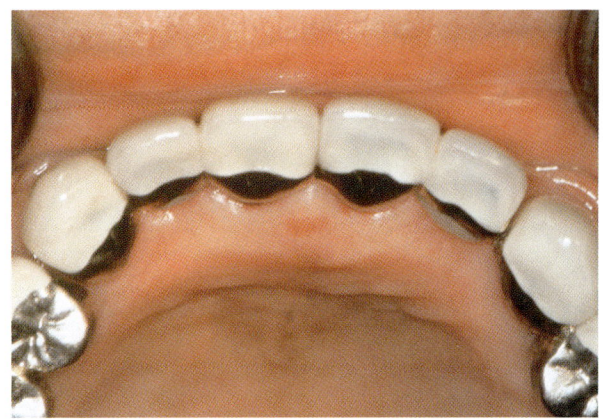

図3-4h：術後10年、上顎前歯部のロウ着が破損。経年的な臼歯部の咬合高径低下に伴う、前歯のアンテリア・カップリングの喪失によって、上顎前歯が突き上げられた結果と思われる。

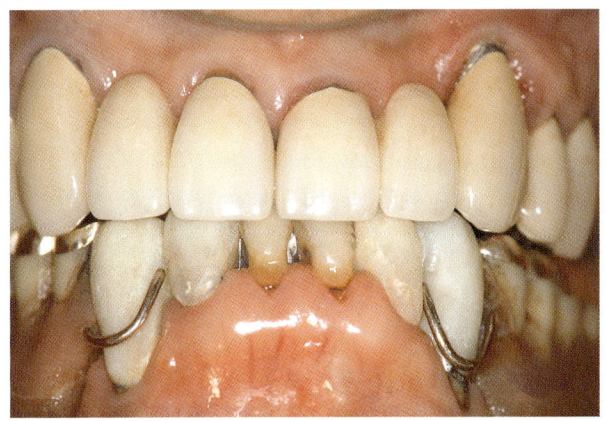

図3-4i：上顎補綴物を再製して5年後（計15年後）。臼歯の中心位咬合と前歯のアンテリア・カップリングは維持されている。顎堤の吸収または、臼歯部の咬合面の咬耗による咬合高径の低下に対しては、定期的チェックが不可欠である。

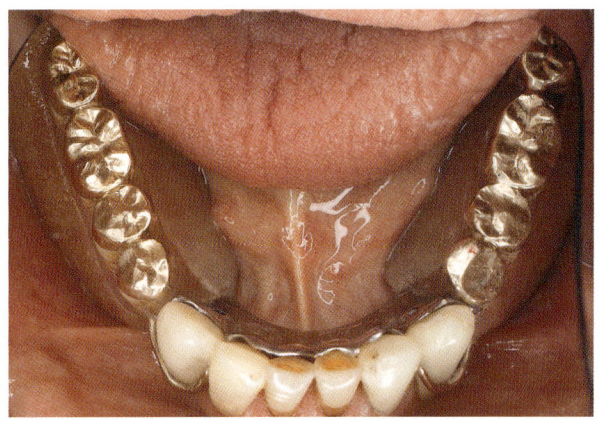

図3-4j：可撤式デンチャーで咬合の安定を長期的に維持するのは難しい。咬合高径の低下に伴うアンテリア・カップリングの喪失、鉤歯の根面う蝕、破折あるいは歯周病による鉤歯の喪失など問題は多い。

> The "TOGETHER", almost touching relationship of the anterior to each other, is known as "ANTERIOR COUPLING".
>
> （W.H.McHorris：1979）

第4章
原則3　アンテリア・ディスクルージョン

1. 快適なアンテリア・ディスクルージョン

原則1と原則2を達成することで、中心位での上下顎歯の咬合が確立される。続いて、偏心位での咬合状態が課題になるわけだが、その前に知っておくべき大切な解剖学的・生理学的基本がある。

1 アンテリア・ディスクルージョンと筋活動

下顎の開閉口途上では、上下顎前歯が咬合接触することで、臼歯の咬頭干渉が回避される。このことは、筋肉の過緊張を防止することになる。これがアンテリア・ディスクルージョンの意義である。[8〜11]

咬筋と内側翼突筋は、上下顎臼歯が接触すると収縮活動が顕著になる。一方、上下顎前歯が咬合接触しても、咬筋と内側翼突筋は著しく活動するわけではない。すべての筋肉は、その起始部へ向って収縮する。機能時に咬筋と内側翼突筋はほぼ上下的に収縮する。そのため、ヒトの咀嚼は垂直方向が基本となる。そして、この2種の咀嚼筋は強大な力を発揮できるため、フルに活動し始めると、歯―歯周組織―顎関節を経年的に破壊する可能性を有することになる。咀嚼運動時にこれらの筋肉が破壊的に作用することは少ないが、空口時、特に夜間のブラキシズム（Nocturnal Bruxism）に際して異常機能を発揮することが知られている。

咬筋と内側翼突筋が偏心位でフルに活動しないよう臼歯をディスクルージョンさせるのが、アンテリア・ディスクルージョンのメカニズムである。

2 前歯ガイドの意義[9,12]

咬合することによって、歯根膜の感覚受容器への刺激が中枢へ伝達され、筋肉に収縮するよう指令される。これが臼歯の咬合の目的でもある。そこで、ブラキシズム時や偏心運動時には前歯部だけが接触するようにしてやることで、咬筋と内側翼突筋が破壊的に働かないようにコントロールするのが、咬合治療の重要な基本原則になる。

前歯が咬合接触して下顎が下方へガイドされ、臼歯の咬頭干渉が回避されて筋肉の過緊張が抑止できる。これがアンテリア・ディスクルージョンの生理的なメカニズムで、基本的な意義である。この結果、歯にとって最も効率の劣るテコ（＝咬合力負担が最小になる）の力学的構造が達成される。

3 閉口路とアンテリア・ガイダンス

前歯のガイドが急傾斜なため、下顎の閉口路を阻害する抵抗感があったり、患者が実際に前方や側方へガイドしたときに摩擦感や邪魔を感じるようであってはならない。

機能的に急傾斜すぎるアンテリア・ガイダンスは、外側翼突筋下腹の収縮機能を妨げるだけでなく、偏心運動中に顆頭―円板アセンブリーを関節結節に対向保持している外側翼突筋上腹と側頭筋の活動にも不調和を生じ、さらに開閉口に関与する舌骨筋群にも異常収縮を強いる。

アンテリア・ガイダンスを補綴または矯正によって急傾斜に変化させると、筋機能障害の結果として開口障害や顎関節雑音が生じることが多い。顎関節と筋肉の解剖と生理を良く理解したうえで、咬合治療の基本原則を構築していくことが大切である。

※以下の英文参照

臼歯の咬頭干渉を少なくすることで、筋肉の活動性を減少できる。
It is not the contact of the anteriors that decrease the muscular activity, but rather the elimination of posterior contacts.
(Williamson & Lundquist:1983)

2. アンテリア・ディスクルージョンの要件

　咬合治療の基本原則の第3ステップはアンテリア・ディスクルージョンの確立である。この用語は、下顎が偏心運動するやいなや、上下顎前歯が咬合接触（ガイド）して、下顎が下降し、上下顎臼歯が離開する状態と定義される（表4-1）。この基本原理について、よく理解しておかねばならない要件をいくつか挙げてみる。

①快適なアンテリア・ガイダンスによって臼歯の咬頭干渉が回避されれば、筋肉の過緊張を防ぐことができる（図4-1a, b、表4-2）。

②下顎運動をつかさどるのは筋肉である。アンテリア・ディスクルージョンの主役も筋肉である。快適なアンテリア・ガイダンスとは筋活動と上下顎前歯の位置関係が調和（適応）している状態をいう（表4-3、図4-2a〜c）。

③前方歯でガイドすることの有効性（表4-4）。

④下顎の閉口路はアンテリア・ガイダンスによって規制されている。補綴や矯正処置により新たなアンテリア・ガイダンスを付与する症例では、筋活動と調和（適応）していることを評価する必要がある。

⑤急傾斜すぎるアンテリア・ガイダンスは生理的な閉口路を干渉する。そのため、筋肉も下顎の運動路を変更するよう過緊張を強いられる。

⑥緩すぎるアンテリア・ガイダンスは筋活動の邪魔をしないから筋肉の過緊張を生じないが、下顎の閉口路をコントロールできなくなって、下顎位が不安定になってしまう原因になる。また、アンテリア・ガイダンスが緩すぎると臼歯の咬頭干渉の回避はできない。

　なお、図4-3a〜rに症例を示す。

As the result of cuspid and incisal guidance, there are no occlusal contact what so ever between the posterior teeth on either side during the entire eccentric movement of the mandible.
（切歯と犬歯のガイドがあることで、上下顎臼歯は偏心運動中に一切咬合接触せず、離開する。）

◀ 表4-1：アンテリア・ディスクルージョンの定義（Pameijer：1985）[13]

図4-1：下顎の偏心運動中、上下顎前歯にガイドを付与することが重要なのではない。快適なアンテリア・ガイダンス（前方部での誘導）を活用して、偏心位での臼歯の咬頭干渉を回避することが最重要課題である。

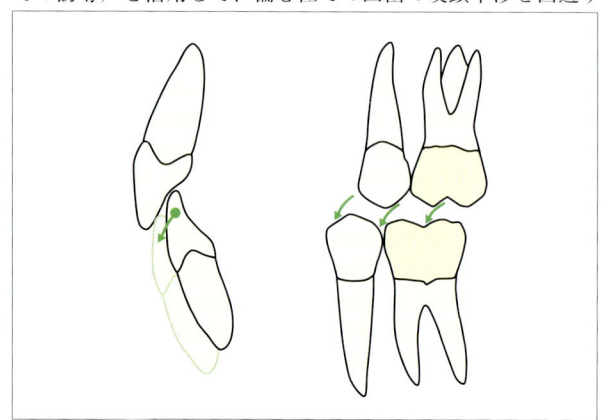

図4-1a：偏心位でのディスクルージョン（模式図）。

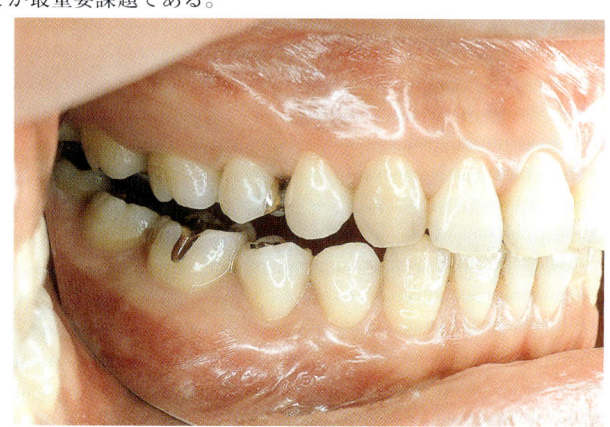

図4-1b：偏心位でのディスクルージョン（口腔内）。

第4章　原則3　アンテリア・ディスクルージョン

快適なアンテリア・ガイダンス	アンテリア・ガイダンスの欠如
▼	▼
臼歯離開（ディスクルージョン）	臼歯の咬頭干渉
▼	▼
筋活動の減少	筋活動の増大

表4-2：アンテリア・ガイダンスと筋活動

作業側	非作業側
側頭筋 外側翼突筋上腹 舌骨筋群	外側翼突筋下腹 側頭筋 外側翼突筋上腹 舌骨筋群

表4-3：偏心位運動時の主な筋活動

▶図4-2a：A：関節結節、B：顆頭—円板アセンブリー、C：外側翼突筋下腹。下顎運動をつかさどるのは筋肉である。そして、顆頭—円板アセンブリーを前方へ引っぱる主役は外側翼突筋の下腹である。このとき、関節結節のスロープに対してアセンブリーをシートしながらガイドするのが側頭筋と外側翼突筋上腹になる。

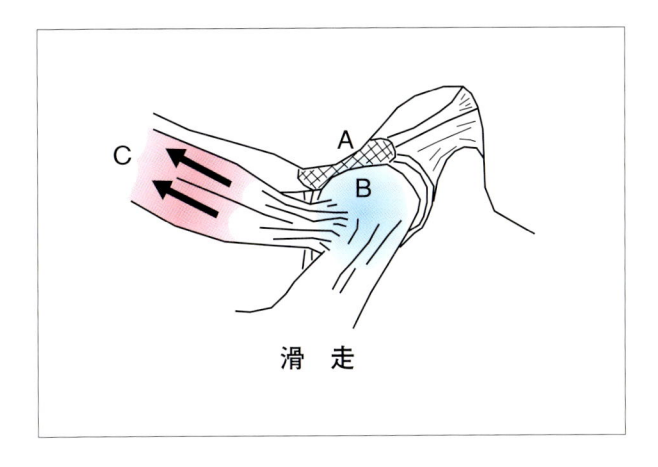

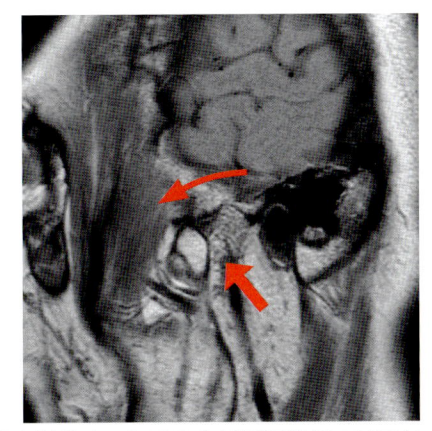

図4-2b：下顎の前方運動時における左側顎関節部のMRI矢状面画像。顆頭—円板アセンブリーは関節結節に密着しながらスロープに沿ってガイドされている様子がわかる。

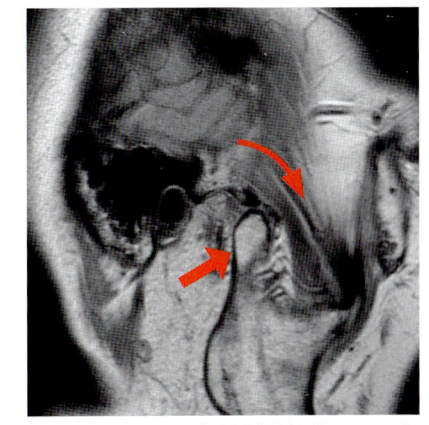

図4-2c：下顎の前方運動時における右側顎関節部のMRI矢状面画像。

前歯のガイドの意義

①下顎はⅢ級のテコである。そのため前方ほど力がかかりにくく、前歯で下顎運動をガイドするほうが顎口腔系のストレスが少ない。
②臼歯が偏心位で咬合接触すると、咬筋と内側翼突筋に過剰な収縮を生じ、顎口腔系のストレスが高まりやすい。
③前歯は主な閉口筋群の前方に位置するため、作用する力が小さい。
④前歯の歯槽骨壁は薄く、自己感覚受容性がシャープで、作用する力に対して防御反射しやすいことも、下顎のガイドを担う解剖生理学的優位性として挙げられる。

表4-4

アンテリア・ディスクルージョンの有効性と長期経過からみた反省点

図4-3：筋肉の痙れん（スパズム）、疼痛、開口障害および咀嚼障害を訴えて来院した症例。咬合治療の基本原則にのっとり、治療を進めた。

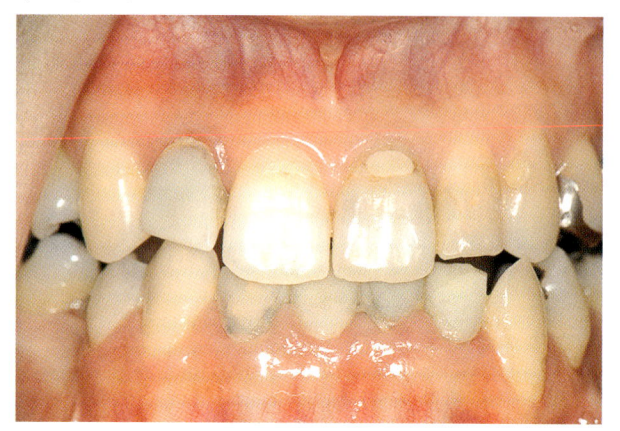

図4-3a：術前の前方面観。

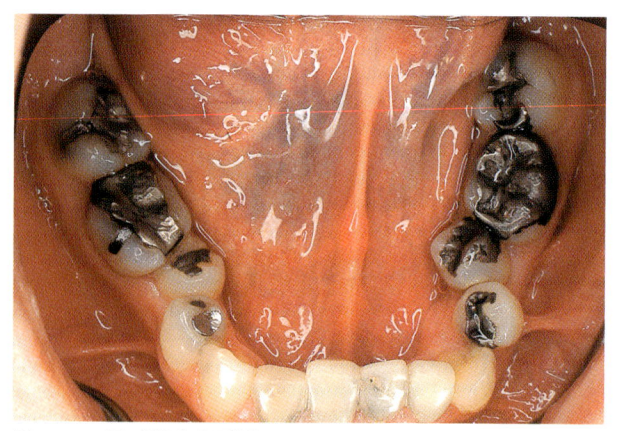

図4-3b：同下顎咬合面観。

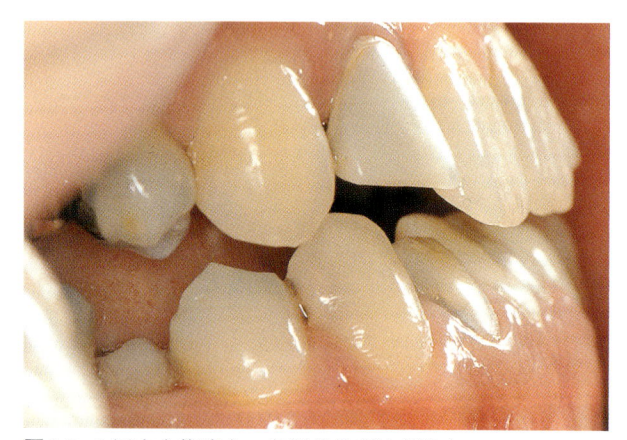

図4-3c：同中心位咬合。右側犬歯だけが咬合。

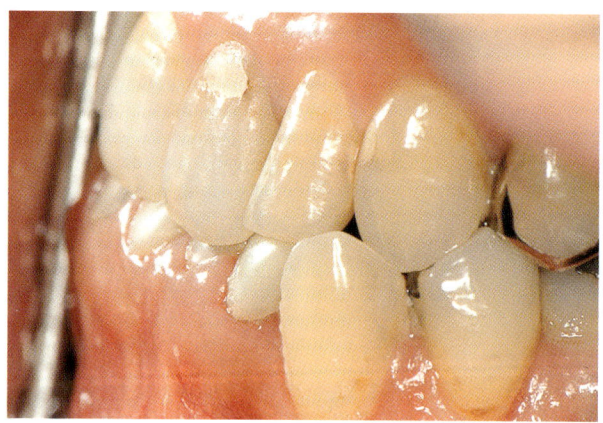

図4-3d：同咬頭嵌合位。図4-3cとの比較から、臼歯の中心位咬合が不正と判断された。

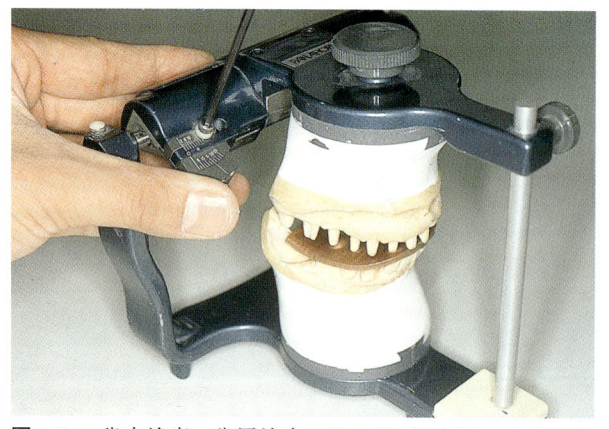

図4-3e：歯内治療、歯周治療、およびプロビジョナル・レストレーションによる下顎位の安定のための治療を経た後に、補綴治療へ移った。半調節性咬合器の顆路のアジャスト。

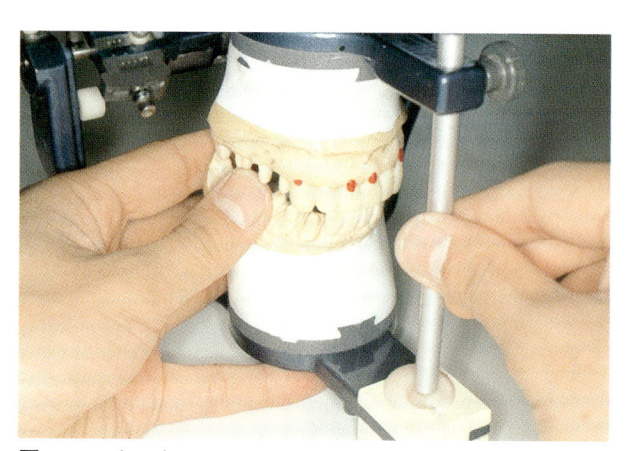

図4-3f：プロビジョナル・レストレーションを用いた快適なアンテリア・ガイダンスの再現。臨床的なアンテリア・ディスクルージョンの再現法については、第6章「4．クロスマウント法によるアンテリア・ディスクルージョンの再現」を参照。

第4章　原則3　アンテリア・ディスクルージョン

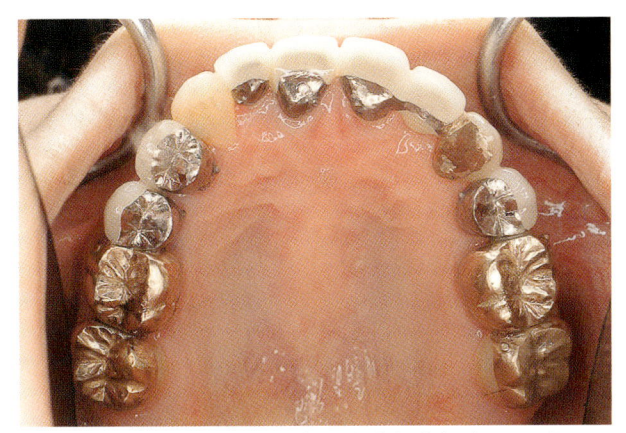

図4-3g：仮着した上顎咬合面観。臼歯部咬合面はマットフィニッシュ（サンドブラストして曇らせる）して、咬頭干渉を精査する。干渉部は輝いた局面（シャイニング・スポット）として現れる。

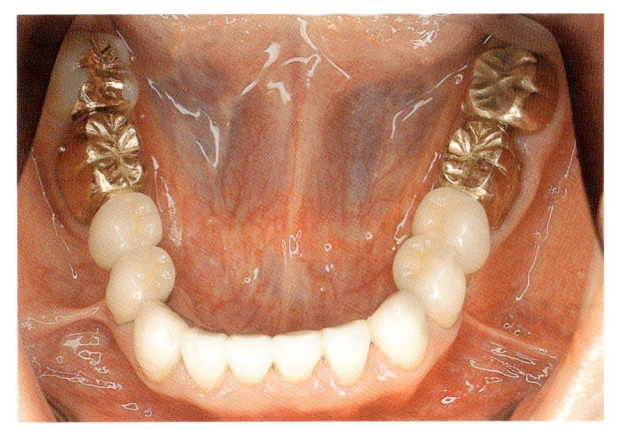

図4-3h：同下顎咬合面観。

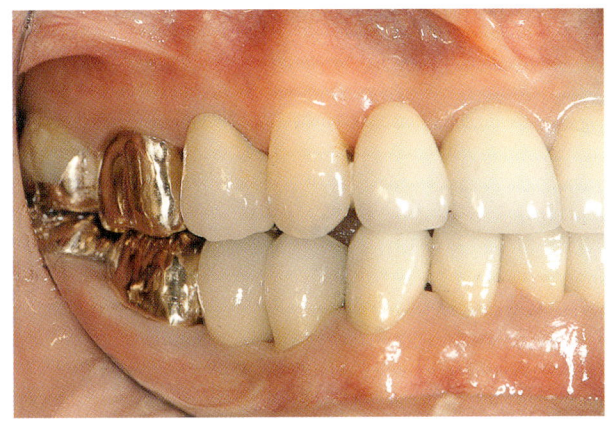

図4-3i：臼歯の中心位咬合と前歯のアンテリア・カップリングの確立。右側面観。

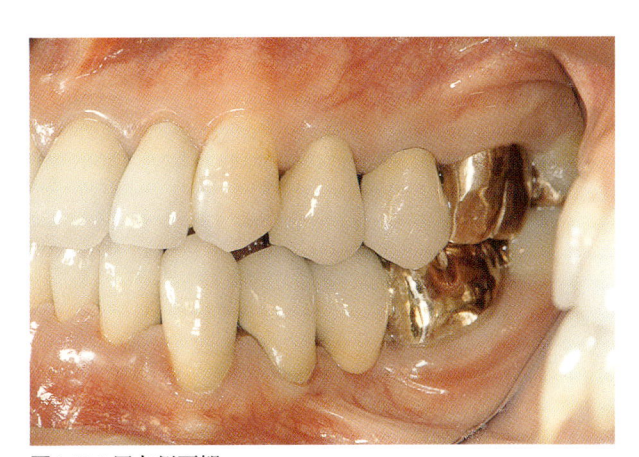

図4-3j：同左側面観。

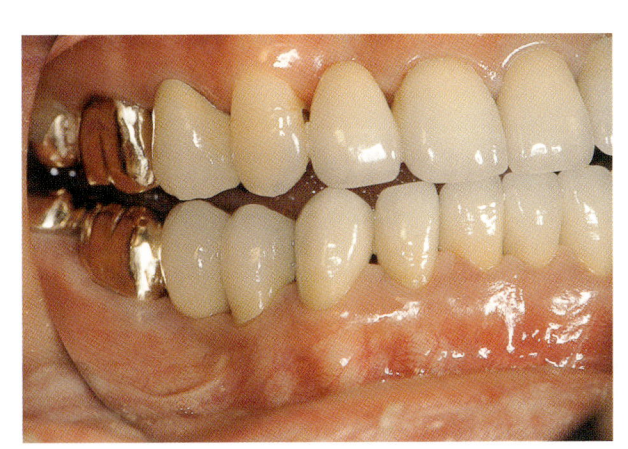

図4-3k：アンテリア・ディスクルージョンの確立。右側面観。

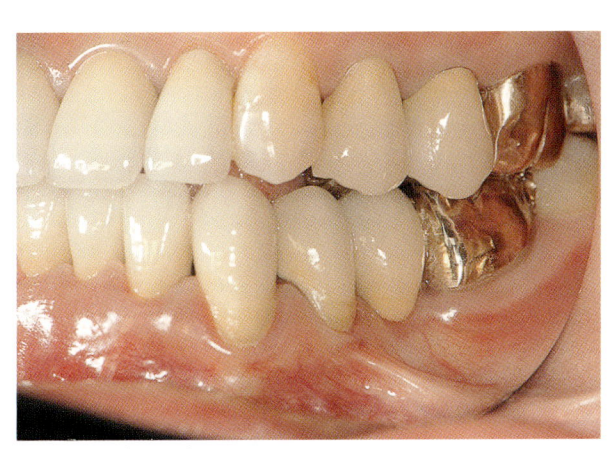

図4-3l：同左側面観。

45

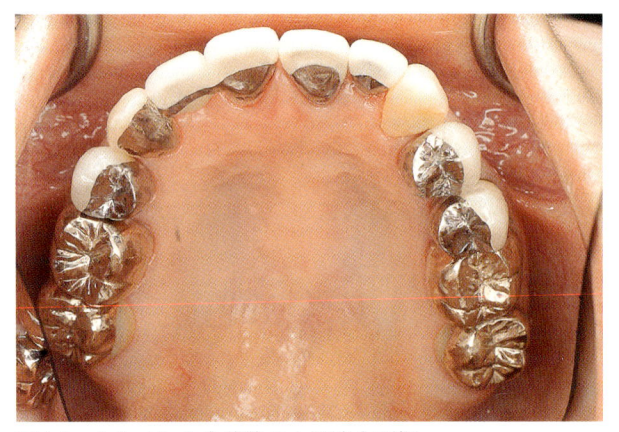

図4-3m：セメント合着後の上顎咬合面観。

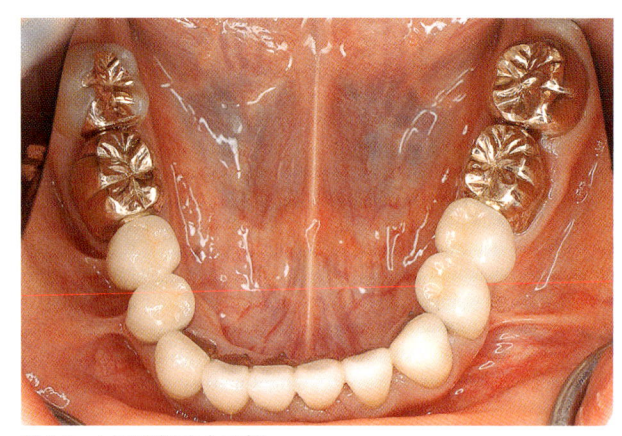

図4-3n：同下顎咬合面観。

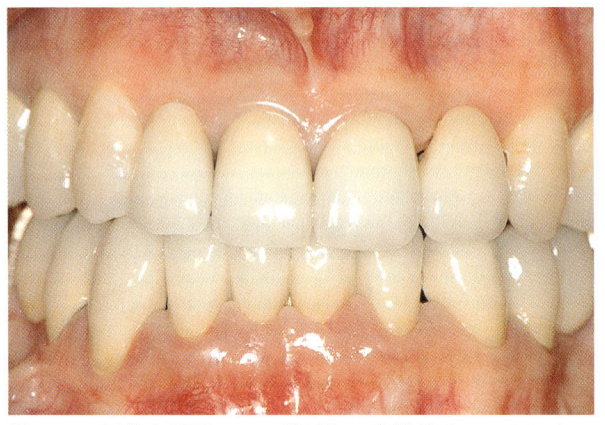

図4-3o：同前方面観。3ヶ月ごとの定期的リコールによって、歯周組織の健康と咬合の安定は保たれていると考えられた。

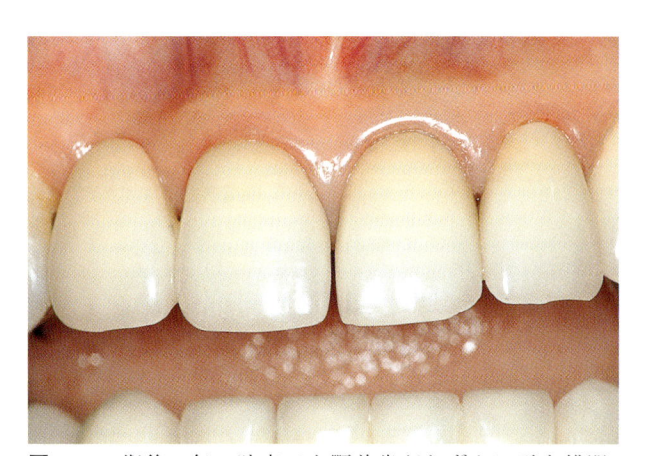

図4-3p：術後15年の時点で上顎前歯がわずかに正中離開。咬合高径の減少によるアンテリア・カップリングの喪失、口呼吸癖による歯肉の乾燥、あるいはブラキシズム（前歯部クレンチングによるフレアリング）など、原因となる因子は多い。

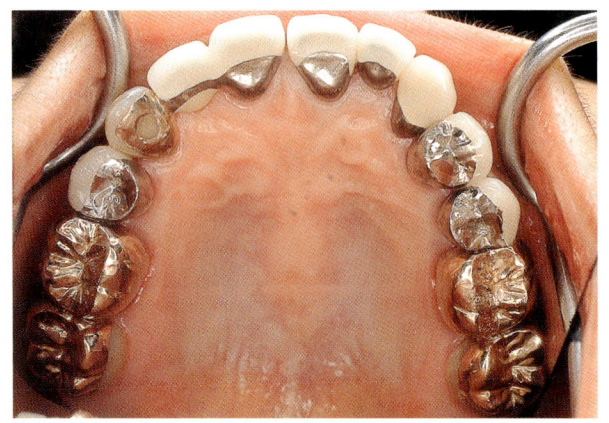

図4-3q：同上顎咬合面観。本症例では、長期的な咬合の安定の観点からは、上顎中切歯を連結したほうが得策であった。

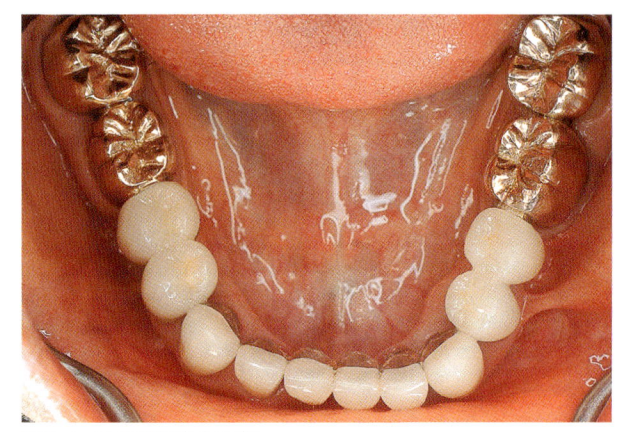

図4-3r：同下顎咬合面観。

3. アンテリア・ディスクルージョンと下顎位の安定性

　アングルⅡ級1類の不正咬合症例（図4-4）は下顎位が不安定な場合が多い。前歯のアンテリア・カップリングとアンテリア・ディスクルージョンの機能が欠如しているため、下顎の閉口路のガイド（誘導）がなく、咬頭嵌合位の直前で頻繁に咬頭干渉を繰り返す。睡眠中の嚥下時にも同様の現象が、しかも強い咬みしめを伴って生じる。この結果、いわゆる顎関節症の症状は助長され、顔面筋や咀嚼筋の疼痛、咬頭干渉歯の知覚過敏や疼痛、咀嚼痛を訴えることが多くなる。

　Ⅱ級1類では下顎位が水平的に不安定であるのが通例だが、臼歯部に不注意に補綴治療が行われて垂直的にも狂いが生じてしまうと、下顎位の不安定さはより著しくなり、顎関節症の症状は深刻さを増す。

　アングルⅡ級1類患者の約70％は顔貌（骨格）がHigh FMA（第7章「4．上下顎間関係と顎関節症」参照）を示す（図4-4a）。咀嚼筋は比較的小さく、臼歯は咀嚼筋の前方寄りに位置するため、咬合力は弱めである。筋肉に症状が生じやすく、臼歯の咬頭嵌合位が不安定になると症状は増悪する傾向を有する。

　いわゆる難症例の多くがアングルⅡ級1類の患者といわれる理由は、下顎位の不安定性に由来すると考えられる。Ⅱ級1類不正咬合で下顎位が不安定な症例を補綴的に治療する際には、プロビジョナル・レストレーションを用いた下顎位の安定化と咬合採得に至るまでに3〜6ヶ月を要するのが30〜40％で、それ以上の期間を必要とする場合も多い（図4-4b〜g）。また、一度安定したかに思えた下顎位で最終補綴物を装着しても、その下顎位に適応していくのに6〜12ヶ月を要する症例も多いことが判明している（表4-5, 6）。

　アングルⅡ級1類症例では不用意に咬合高径を挙上することは禁忌である。咬合高径を挙上すると、顆頭―円板アセンブリーは容易に関節結節のスロープを前方へ滑走し、不安定な位置に保持されることになる。そのように挙上した下顎位で咬頭嵌合位を構築しても、後方臼歯部は絶えず咬頭干渉にさらされることになってしまう。

アングルⅡ級1類患者の下顎位の安定

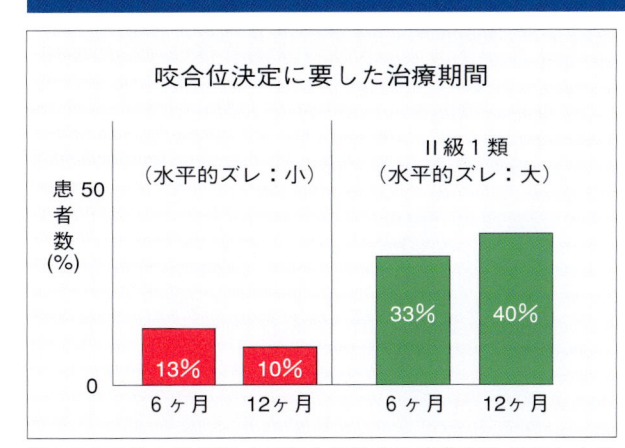

表4-5：Ⅱ級1類症例では咬合位決定に長期間を必要とする。その30〜40％は6〜12ヶ月の試行錯誤が不可欠なことも多い

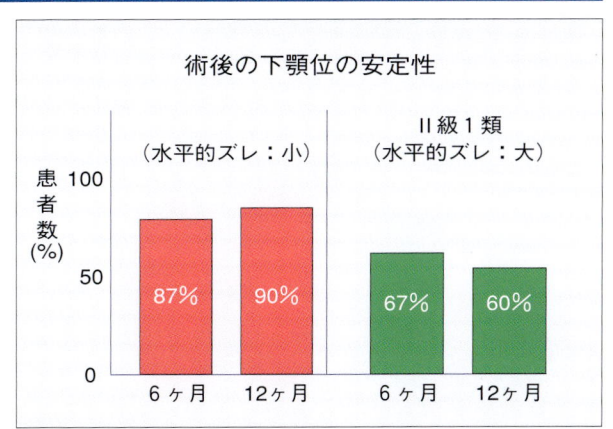

表4-6：術後の下顎位の安定にも、Ⅱ級1類症例は長期間を要する。その30〜40％は1年経過しても顎位が安定しないことがある

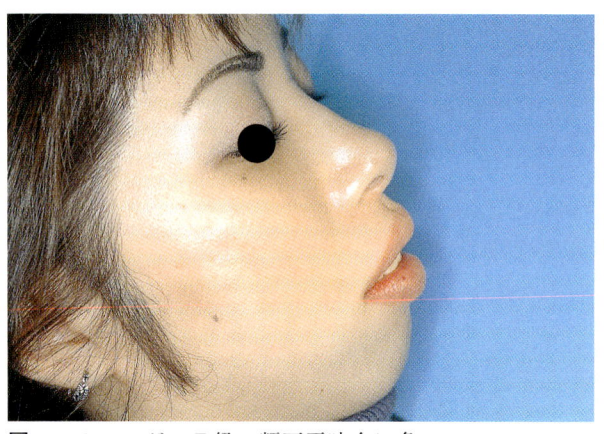

増補改訂版　日常臨床のためのオクルージョン

図4-4a：アングルⅡ級1類不正咬合に多い、High FMAの顔貌。フランクフルト平面と下顎下縁のなす角度が大きい。

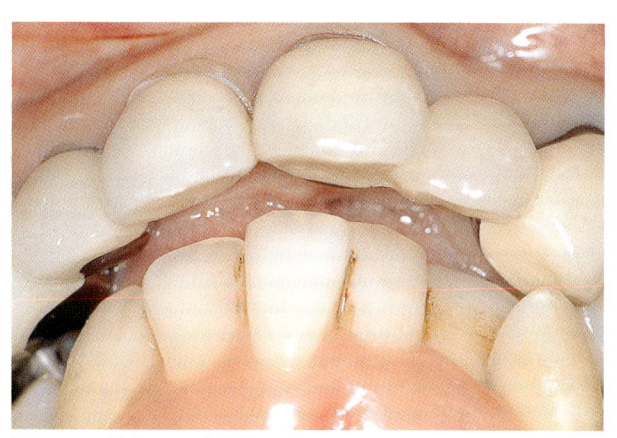

図4-4b：前歯は開咬状態であるため、アンテリア・カップリングとアンテリア・ディスクルージョンの機能は欠如している。

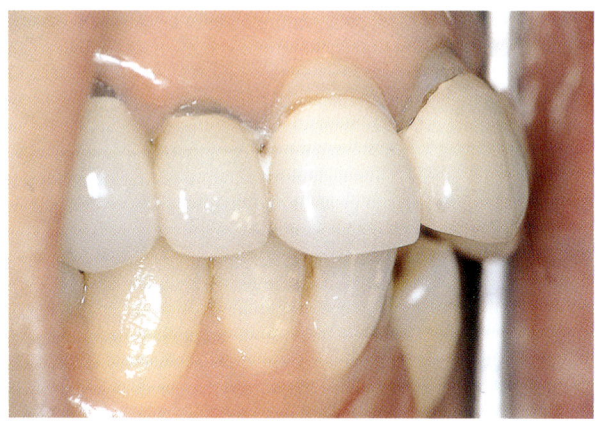

図4-4c：下顎の閉口時に前歯によるガイド（コントロール）が効かないため、臼歯の咬頭干渉を生じやすく、顎関節症の症状を発現しやすくなる。また、臼歯の咬合位が安定していないと、経年的に下顎位も不安定になりやすい。

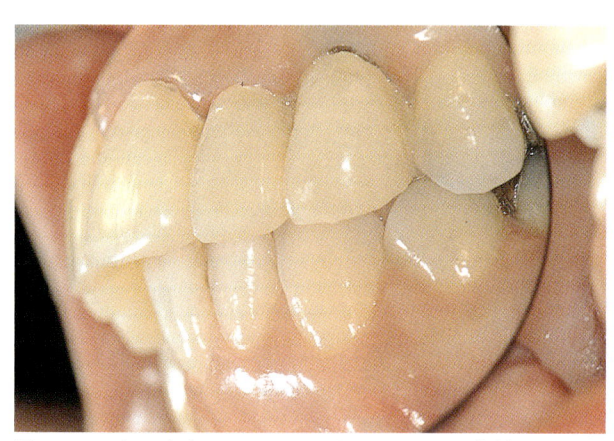

図4-4d：プロビジョナル・レストレーションを活用してアンテリア・カップリングとアンテリア・ディスクルージョンの機能を徐々に回復していく。下顎の閉口路をコントロール（規制）していく作業である。

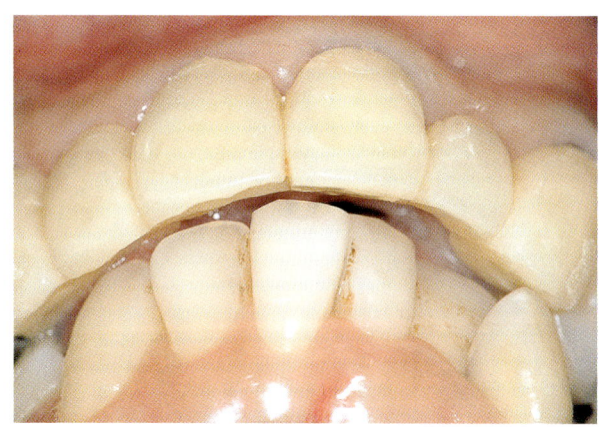

図4-4e：下顎位と筋活動がすでに不安定なため、プロビジョナル・レストレーションによるアンテリア・ガイダンスの再構成には比較的長期間（3〜6ヶ月）を要することもある。

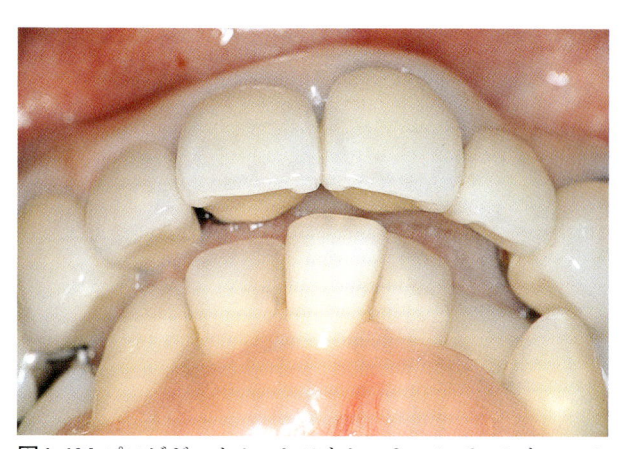

図4-4f：プロビジョナル・レストレーションでコントロールされたアンテリア・ガイダンスを再現すべく、最終補綴物の設計にとりかかる。

第4章　原則3　アンテリア・ディスクルージョン

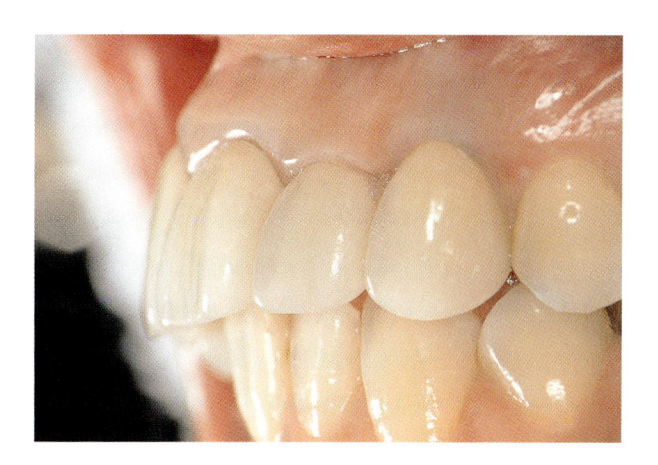

▶**図4-4g**：安定したと思われた下顎位であるが、多くのⅡ級1類症例で、付与した下顎位に適応（順応）するのにさらに時間がかかる。最終補綴物を仮着し、観察と調整を続ける。

As the result of cuspid and incisal guidance, there are no occlusal contact what so ever between the posterior teeth on either side during the entire eccentric movement of the mandible.

（Pameijer：1985）

第5章
原則4　長期的な咬合の安定（支持）

1. 長期的な咬合の安定（支持）

咬合治療の目的は咬合の安定であり、顎口腔系に加わる力をいかにしてコントロールするかが、咬合治療の成功の鍵になる（第1章参照）。前述の臼歯の中心位咬合、前歯のアンテリア・カップリング、および快適なアンテリア・ディスクルージョンが確立されると、一応の咬合の安定が得られる（第2〜4章参照）。ただし、安定した状態を長期的に維持するには、咬合力の長期的なコントロールが必要で、様々な要素が関係してくることが明らかになりつつある。

日常臨床において、治療結果を10年以上の期間で観察すると、補綴治療、歯周治療あるいは矯正治療が実施された症例で、明らかに咬合の不安定が原因と思われる失敗例に遭遇する。また、咬合崩壊を長年にわたって耐えてきた初診患者の咬合診断を実施すると、咬合の不安定または咬合の支持不足が原因と思われるいくつかの共通した問題を抱えていることが判明してくる。

それらの分析から、咬合の安定のための要素を表5-1のように分類し、治療を行う際の配慮事項としている。術前にはそれらの要素の改善と解消を常に念頭におくべきであろうし、術後にはそれらの要素が咬合の安定を乱すような悪影響を及ぼさないよう管理（メインテナンス）することが不可欠である。

長期的な咬合の安定のための3要素		
機能圧 Functional Force	生体圧 Biological Force	異常機能圧 Parafunctional Force

表5-1　　　　　　　　　　　　　　　　　　　　　　　　　　　　　（Iwata T：2002）

2. 咬合の安定のための要件

上下顎歯が顎関節と筋肉と調和した機能を果たすためには「原則1　臼歯の中心位咬合」「原則2　前歯のアンテリア・カップリング」「原則3　アンテリア・ディスクルージョン」が不可欠なことは前述した（第2章〜第4章）。そして、この咬合状態が維持されるためには、上下顎臼歯の咬合が長期にわたって安定している必要がある。

安定した咬合を確立する要件を列挙すると、表5-2のようになる。

1 機能圧[9,14〜21]

機能時に歯に加わる力としては咀嚼圧と嚥下圧が挙げられる。そして、この機能圧は歯の長軸方向へ作用するのが望ましいとされている。また、歯根膜が感覚受容する疼痛閾値の研究からも、長軸圧に対して側方圧では1/3の圧力で歯根膜が反応し、歯は長軸圧に耐えやすいことがわかっている。

臼歯の歯の長軸方向へ咬合圧を伝達するための咬合接触として以下の様式が一般に承認されている。

機能圧	生体圧	異常機能圧
①咀嚼圧と嚥下圧	①筋力（唇頬舌方向）	①夜間のブラキシズム
②歯の長軸方向の咬合圧	歯列弓形態の決定要素	②強い咬合力
近遠心的安定：クロージャー・ストッパーとイコライザー	②歯周靱帯（近遠心方向）	長時間持続
	歯間水平繊維と隣接面コンタクト	側方圧
頬舌的安定：A-B-Cコンタクト		歯周組織の状態
③歯根膜の疼痛閾値と咬合圧	③挺出力（垂直方向）	咬耗
長軸圧：側方圧＝１：１／３	歯の挺出	動揺
④機能時に歯は長軸方向だけでなく、水平方向へも動揺する	歯周組織の挺出	歯の移動
	歯槽堤（顎堤）の挺出	

表5-2：安定した咬合を確立する要件

A：咬頭と面による咬合接触（Cusp to Surface）（図5-1a）。
B：点接触（Tripod）による咬合安定（図5-1b）。

　現在では、理想咬合像としてナソロジック・コンタクトの様式が重宝され、技術的には臼歯咬合面にA-B-Cコンタクト（頬舌的安定）およびクロージャー・ストッパーとイコライザー（近遠心的安定）を付与することで、歯の長軸方向へ機能圧を伝達できると考えられている（図5-2a～c）。

　臼歯が咬頭嵌合するとき、その近遠心的安定はクロージャー・ストッパーとイコライザーによって保たれる。特に、下顎の前方偏位を止めるクロージャー・ストッパーは大切である。

　一方、頬舌的安定はA-B-Cコンタクトで維持される。特に、下顎中央溝と上顎舌側咬頭によってつくられるB-Cコンタクトは重要である。臨床上、臼歯を安定させるためにはクロージャー・ストッパーとB-Cコンタクトを付与することに注意を払う。

　矯正治療、補綴治療、歯周治療のいずれであっても、一口腔単位のフルマウス・リハビリテーションを実施して臼歯の中心位咬合、前歯のアンテリア・カップリング、およびアンテリア・ディスクルージョンを基本どおりの正常な形態に確立できるのであれば、ナソロジック・コンタクトによる咬合再構成は大きなメリットを有している（図5-3a～d）。

　ただし、実際の日常臨床では上下顎前歯の対向関係が不正なことも多く、正しくアンテリア・カップリングせず（たとえば、アングルⅡ級１類や開咬の症例）、アンテリア・ディスクルージョンを理想的に実現できない場合もある。したがって、日常臨床ではフリーダム・イン・セントリックの咬頭と面による咬合様式を優先することも必要になる。

　理論的な見解だが、前歯の磨耗、歯の生理的動揺、咬合採得の精度、顎関節の安定度などを考慮すると、３点接触的な咬合様式（ナソロジック・コンタクト）に要求される５μmの精度を維持することは力学的に難しいともいえよう。

　また、イミディエート・アンテリア・ディスクルージョンのできない症例では点接触咬合は不可能との見解もある。

　したがって、歯の長軸方向へ機能圧を伝達すれば咬合は安定しやすいが、それだけで長期的に咬合を安定させるのは困難で、次に述べる生体圧と異常機能圧のコントロールも不可欠であると考えておくのが臨床的には正解であろう。

　また、機能時においても歯は様々な方向に揺れ（Jiggle）、長軸方向だけでなく、水平（側方）方向へも動揺しているため、長軸方向にだけ機能圧を集中させるのは困難であるという事実も臨床家は忘れてはならない。

第 5 章　原則 4　長期的な咬合の安定（支持）

機能圧

歯の長軸方向へ咬合圧を伝達する接触様式

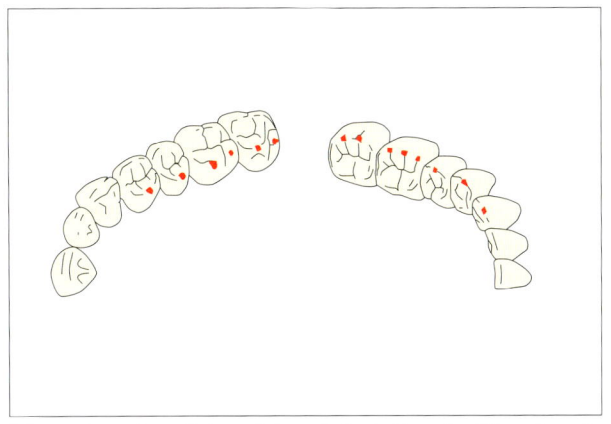

図5-1a：フリーダム・イン・セントリック（Freedom in Centric）における咬頭と面による咬合接触。

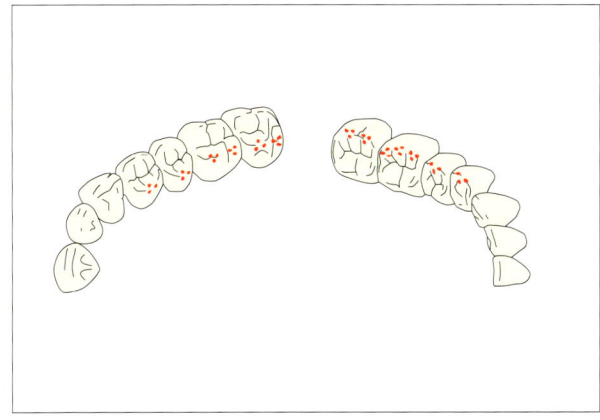

図5-1b：ナソロジック・コンタクト（Gnathologic Contact）における点接触。

点接触による咬合の安定

▶図5-2a：A-B-Cコンタクトにより、頰舌的な咬合の安定をはかる。咬合面幅径の中央に位置するBコンタクトが最も重要とされる。

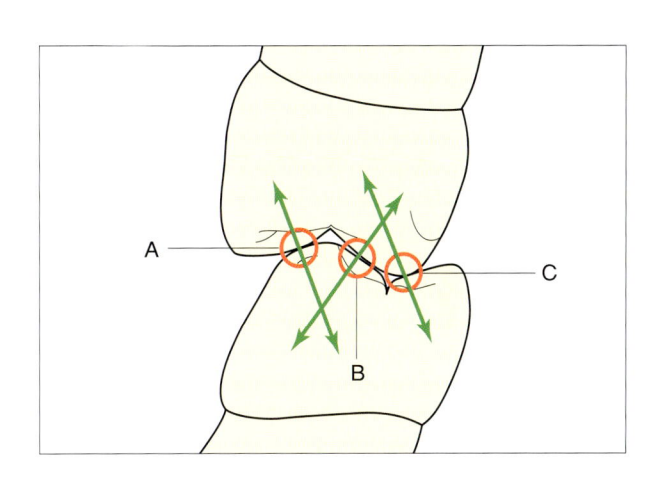

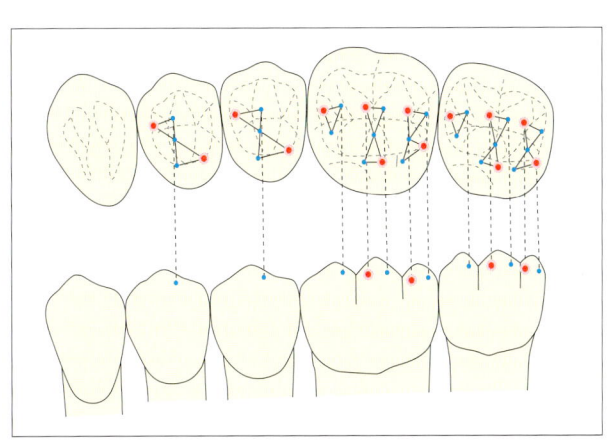

図5-2b：上顎のクロージャー・ストッパー（赤印）とイコライザー（青印）。これらの咬合接触により、近遠心的な咬合の安定をはかる。

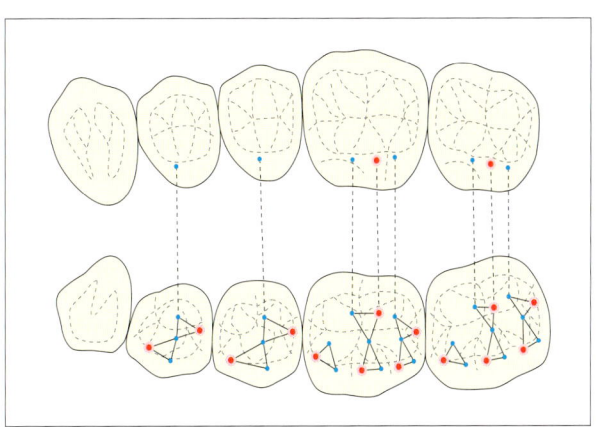

図5-2c：下顎のクロージャー・ストッパー（赤印）とイコライザー（青印）。クロージャー・ストッパーが特に大切とされる。

ナソロジック・コンタクトによる咬合再構成

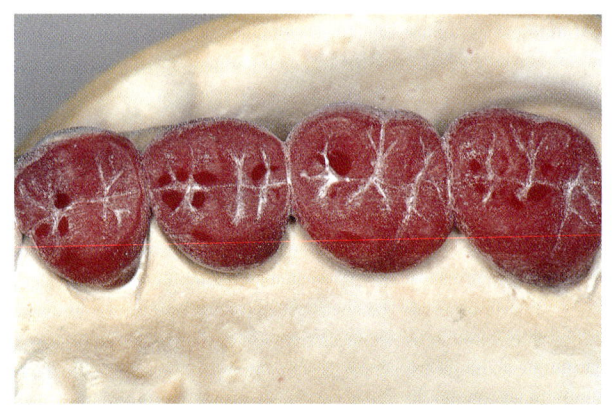

図5-3a：上顎臼歯の点接触。A-B-Cコンタクトとクロージャー・ストッパー、イコライザーを付与することでナソロジックな3点接触咬合（トライポッド）がつくられる。

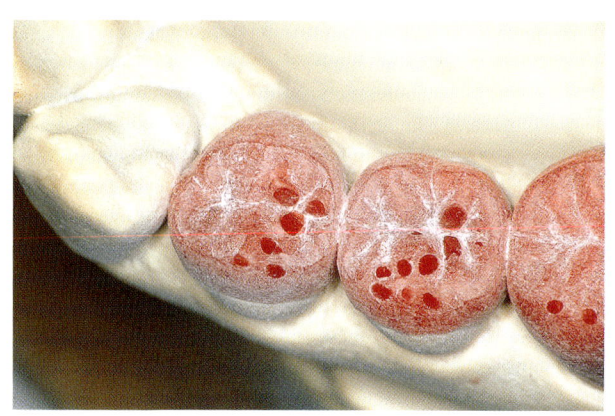

図5-3b：下顎臼歯の点接触。上下顎を同時に修復する場合には付与しやすい。

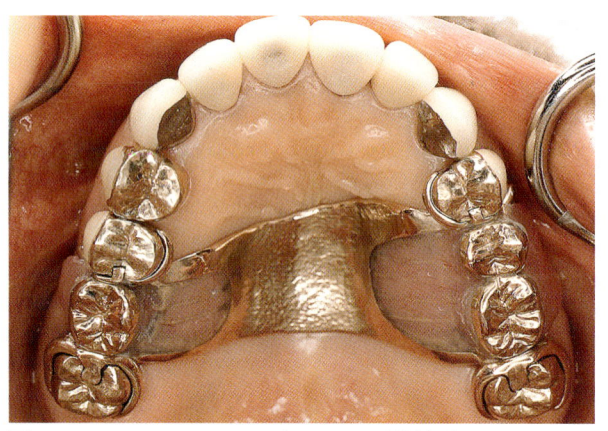

図5-3c：メタル・オクルーザルによる上顎臼歯のナソロジック・コンタクト。臼歯の歯の長軸方向へ咬合圧を伝達しやすい。

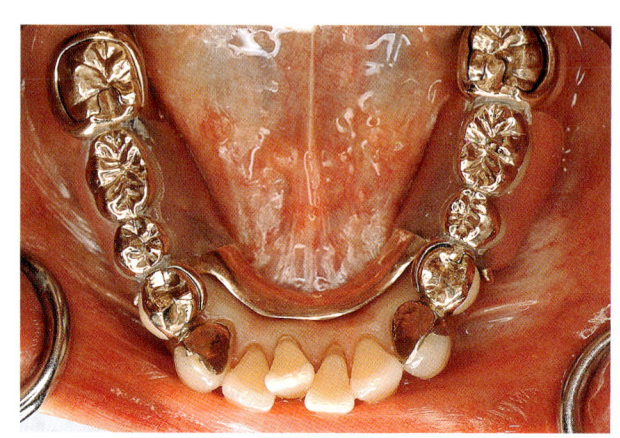

図5-3d：メタル・オクルーザルによる下顎臼歯のナソロジック・コンタクト。側方圧はアンテリア・ディスクルージョンにより回避。

2 生体圧

咬合の安定に関連すると考えられる生体圧として、筋力、歯周靱帯と隣接面コンタクトおよび挺出力が挙げられる。[8,22〜28]

（1）筋力

歯列弓形態は舌からの外側方向への力と口唇・頬からの内側方向への力の拮抗により保たれている。そして、歯の唇頬舌的位置は筋力のバランスによって決まることになる（図5-4a〜c）。

最も身近で、比較的に放置されている課題が就寝時の姿勢（Sleeping Posture）である。左右どちらかに片寄った姿勢で就寝する状態を長年続けると、横臥側に欠陥や症状が現れることが徐々に知られるようになってきた。

たとえば、右側を下にして寝る姿勢では、下顎は上方つまり左側へ押し上げられた状態になる。就寝中でも嚥下活動は頻繁に繰り返される。そして嚥下時に、下顎は下方つまり右側へ戻ろうとする。すなわち、下顎は筋肉の強大な力を使って閉口しながら左から右へ咬み込んでいくわけで、左側犬歯尖頭と小臼歯頬側咬頭の磨耗や右側臼歯部の非作業側咬頭干渉が生じる。

こうした横臥の習慣のあるヒトでは、たいていが下になる側に症状が現れる。就寝中の姿勢を改善して、筋力のバランスを良くしてやらないと、不正咬合は解消されない（図5-5a〜h）。

同様の筋力の悪影響は、口呼吸症例における上顎前歯部歯周組織の弱化と前歯の移動（正中離開など）にもあてはまる（第4章「原則3　アンテリア・ディスクルージョン」図4-3a〜r参照）。

弄舌癖はアングルⅡ級1類や開咬を生じる原因に

第5章 原則4 長期的な咬合の安定（支持）

生体圧

筋力の影響

図5-4：筋力と咬合の安定。

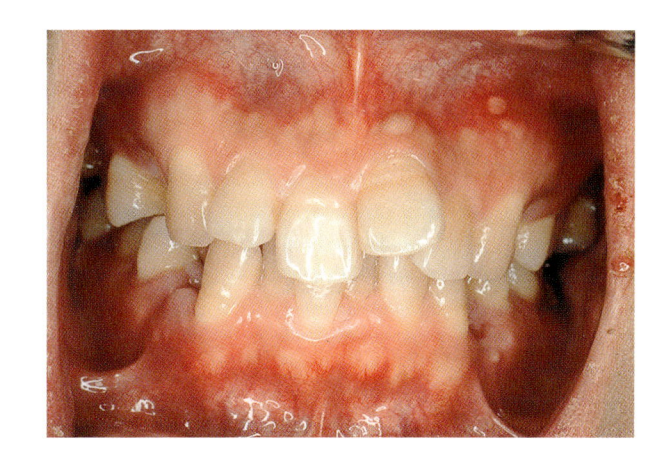

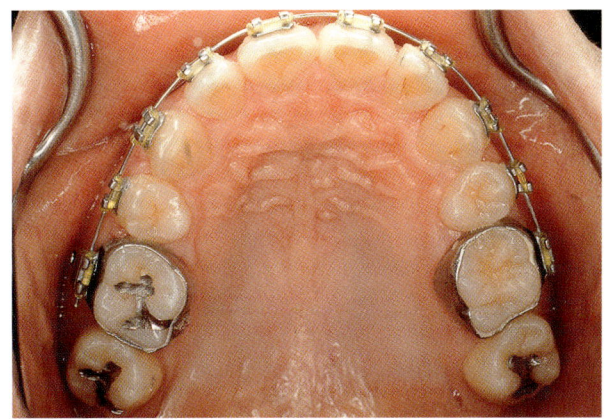

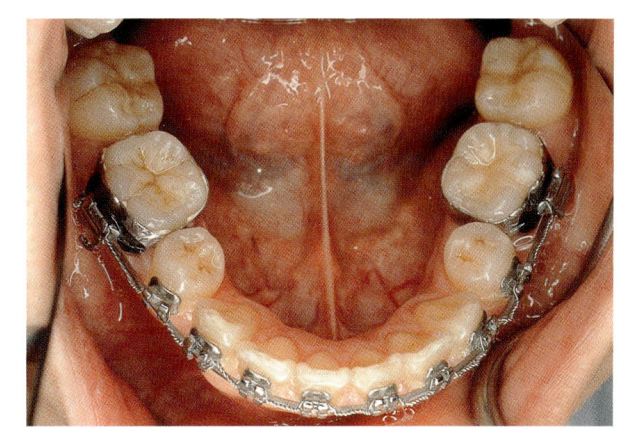

▶図5-4a：不正咬合の原因を術前に分析しておくことは矯正治療に先立って大切な事項である。

図5-4b, c：矯正処置によって適正な咬合関係が付与されたとしても、筋肉などからの不正な生体圧の悪習癖が解消されていないと後戻りによる不正咬合の再発がありうる。弄舌癖、口腔周囲筋、特に口唇などの術前診査を慎重に行って、術後の咬合の安定を考えておく（以下の英文参照）。

b | c

Despite optimized occlusal relationship after orthodontic treatment, a malocclusion is likely to recur if the muscular environment is not in balance.

（Riedel：1975）

なるため、診断時に見逃さないようにする。その結果として、不正咬合による顎関節症を紹来しやすいからである。

(2) 歯周靱帯（特に歯間水平繊維）

健康な歯周組織に支持された歯は容易に移動せず、咬合も安定している。一方、歯周組織、特に歯周靱帯へ炎症が波及すると、歯は動揺を生じ、移動しやすくなる。そして、咬合が不安定になる。その際に、咬合性外傷や舌からの筋力が加わると歯は頬舌方向へ移動することはよく知られている。歯周靱帯は歯の位置と咬合の安定に密接なかかわりを有している（図5-6a〜c）。

(3) 隣接面コンタクト

抜歯後に、隣在歯は経時的に欠損部位方向へ傾斜することは臨床的によく見受けられる。隣接面コンタクトを失うと歯は近心方向へ移動し、咬合の安定

57

増補改訂版　日常臨床のためのオクルージョン

Sleeping Posture（就寝時の姿勢）

図5-5：就寝時の姿勢が長期間にわたって一側へ片寄ると、筋力のアンバランスの結果、顎位の変位または顎の変形を生じることがある。

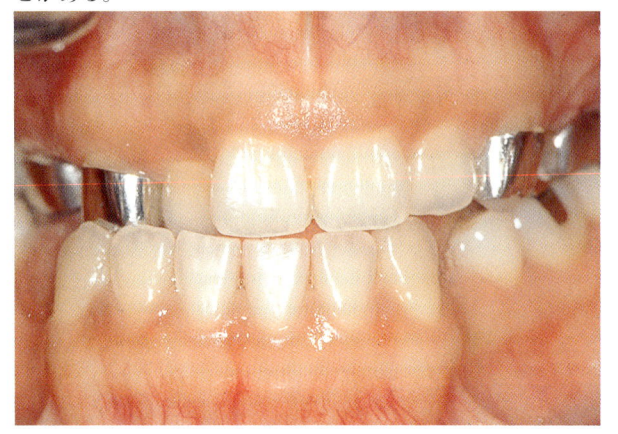

図5-5a：就寝時に左側横臥を長年続けてきたため顎位が変位。

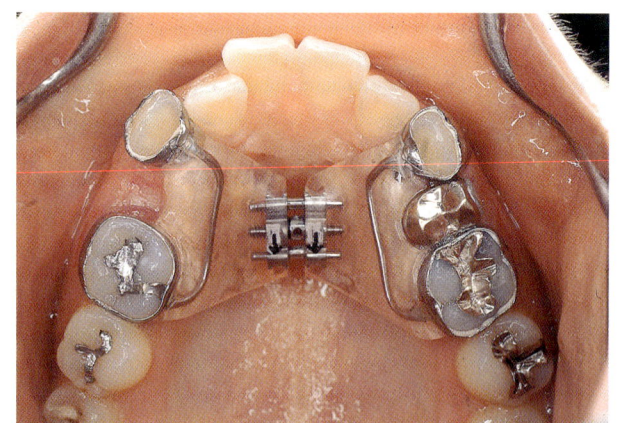

図5-5b：上顎骨の劣成長を改善する目的で、急速拡大を活用。

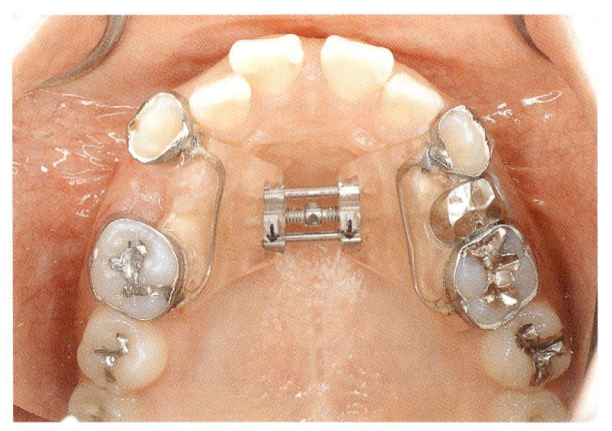

図5-5c：拡大開始後、1週間経過。正中部の離開によって正中矢状縫合の拡大を行う。

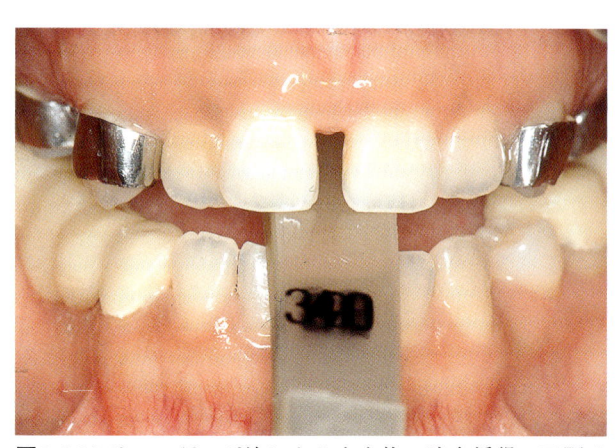

図5-5d：リーフゲージ法による中心位の咬合採得。下顎は補綴的に修復するためプロビジョナル・レストレーションを装着。

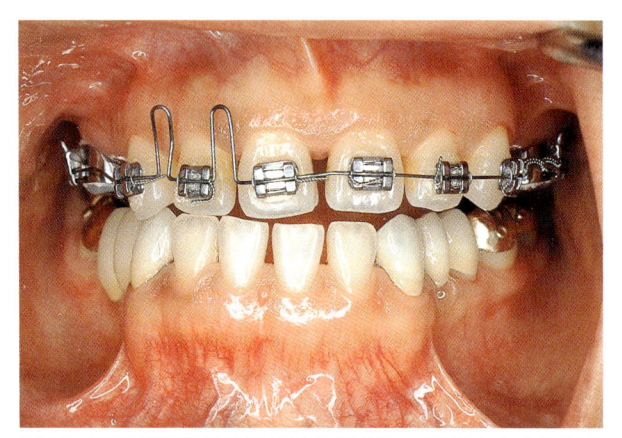

図5-5e：下顎臼歯部を補綴的に修復し、臼歯の中心位咬合を確立。同時に上顎歯列の歯牙移動による矯正処置を開始。

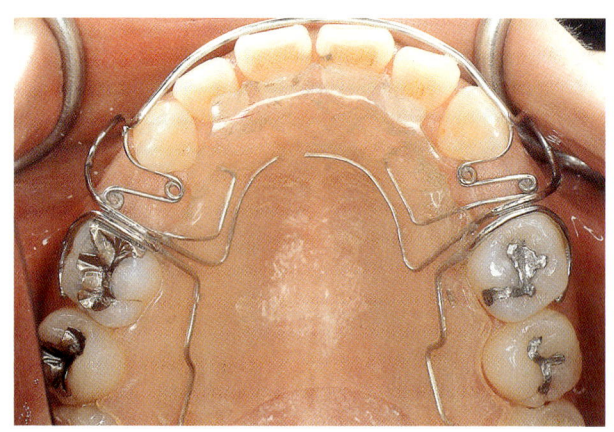

図5-5f：上顎の動的矯正治療を完了。

も損なわれる。補綴的に歯冠修復を施す場合には面状のしっかりした隣接面コンタクトが不可欠で、さもないと歯は移動し、咬合は不安定になりやすい（図5-7a〜d）。また、歯周靱帯が弱化し、歯槽骨が吸収した歯の治療では、歯の位置と咬合を安定させる目的で隣接面部を連結固定することも必要である（図5-7e〜i）。歯の位置の安定をつかさどる要件として、健全な歯周環境としっかりとした隣接面コンタクトは見過ごしにできない。

第5章　原則4　長期的な咬合の安定（支持）

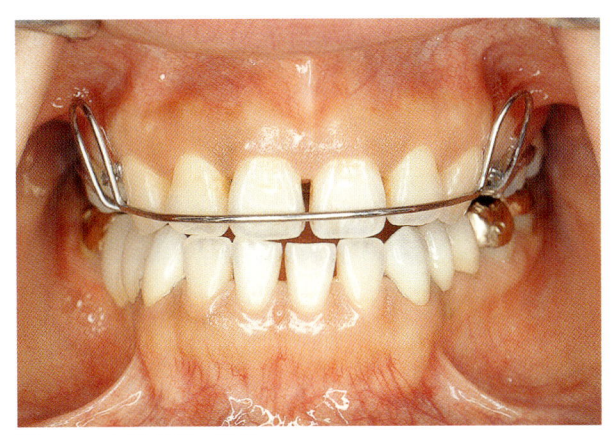

図5-5g：上顎歯列の保定。

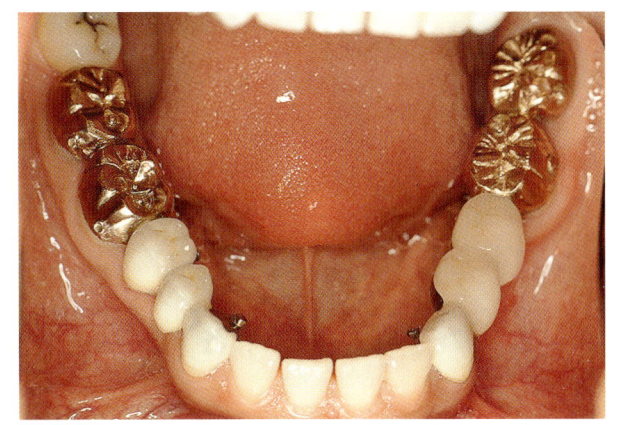

図5-5h：下顎咬合面観。患者に仰向けの姿勢で就寝することの重要性を示唆し、実行してもらう。

歯周靱帯

図5-6：歯周靱帯と咬合の安定（a, bはK.H.Rateitschakら：Color atlas of dental medicine, Periodontology, Thieme. 1989 より引用・改変）。

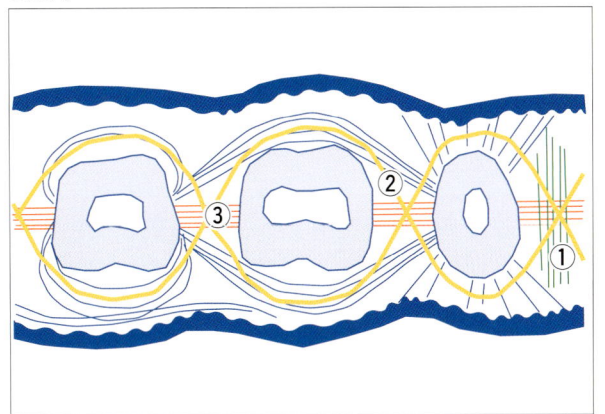

図5-6a：歯周靱帯が健全でなければ、歯の位置は安定しない。したがって、咬合も安定しない。臼歯部歯肉繊維束の水平断面図。①歯間乳頭繊維（緑色線）、②歯肉間繊維（黄色線）、③歯間繊維（オレンジ色線）は特に大切である。

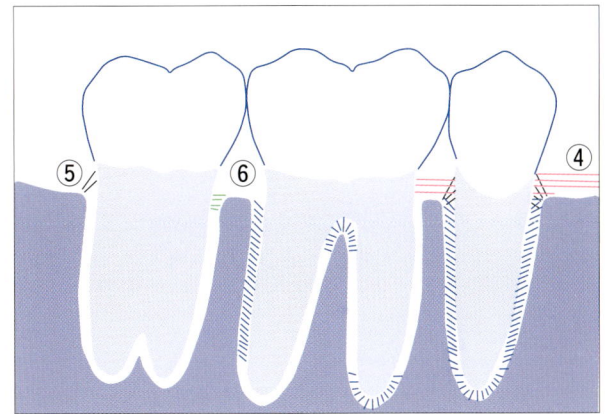

図5-6b：歯周繊維の矢状面断。④歯間繊維（ピンク色線）、⑤辺縁繊維（黒色線）、⑥水平繊維（緑色線）は咬合の安定に重要である。

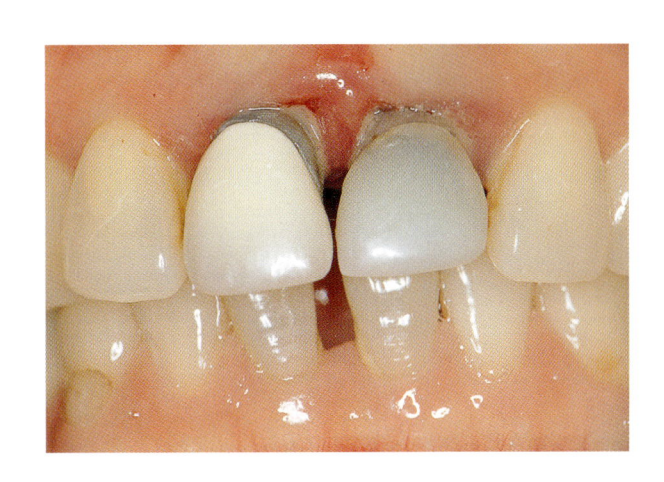

▶図5-6c：歯周靱帯の炎症と骨吸収が重なると歯は容易に移動し、咬合は不安定になる。

隣接面コンタクト

図5-7：隣接面コンタクトと咬合の安定。

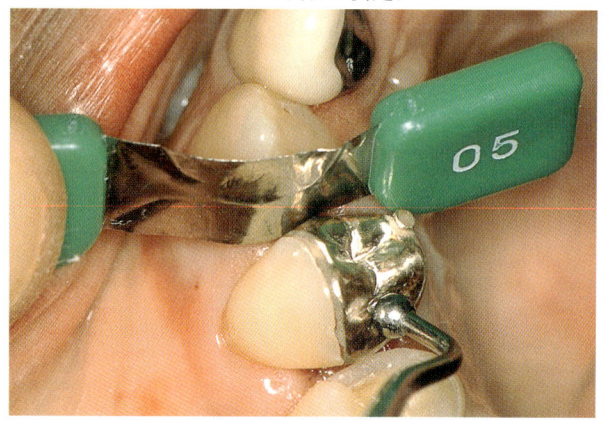

図5-7a：隣接面コンタクトを失うと、歯は簡単に移動する。そのため、咬合が不安定になる。

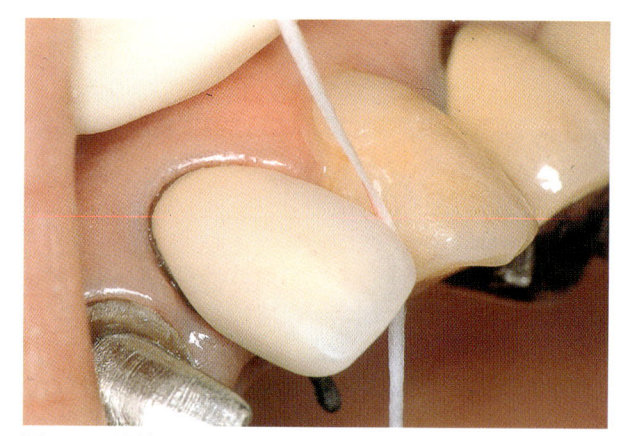

図5-7b：隣接面コンタクトは適度の強さが必要で、ひとつの目安はデンタルフロスが隣接面コンタクトに抵抗をもって通過することである。

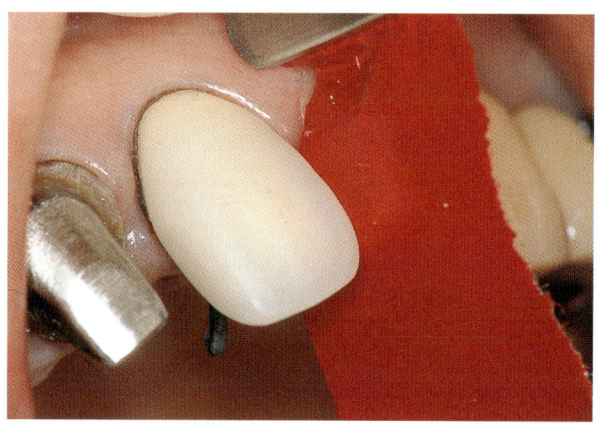

図5-7c：コンタクトが強すぎる場合は咬合紙で印記する。隣接面コンタクトが欠如すると、隣接歯は移動しやすい（以下の英文参照）

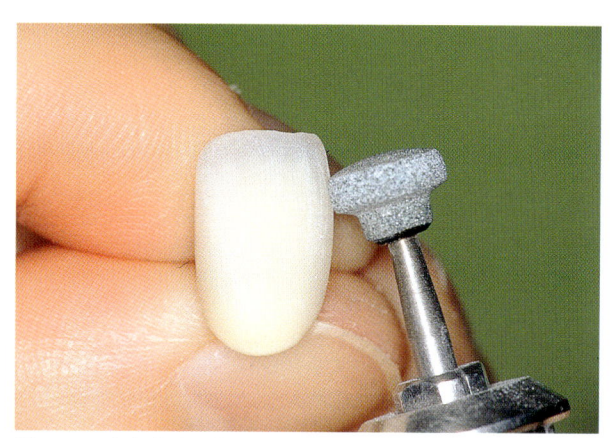

図5-7d：印記部を面状になるよう削合する。コンタクトは必ず面で広く接触するよう仕上げて、歯の安定と咬合の安定をはかる。

It is clinically proven by the tendency for the teeth that are abjacent to extraction socket to approximate after extraction.

（Hirschfeld：1937, Pieton：1973）

隣接面部の連結固定

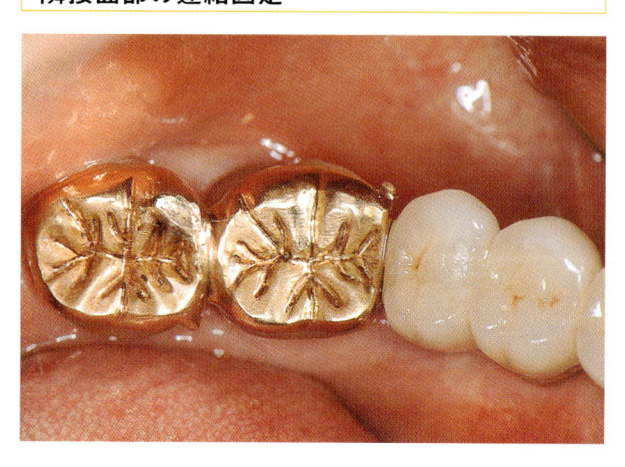

◀図5-7e：歯周組織の支持が弱い症例では、隣在歯を連結固定して歯の位置と咬合の安定をはかる。

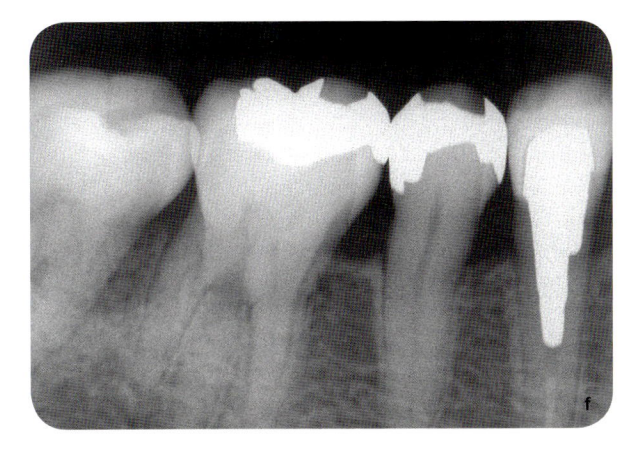

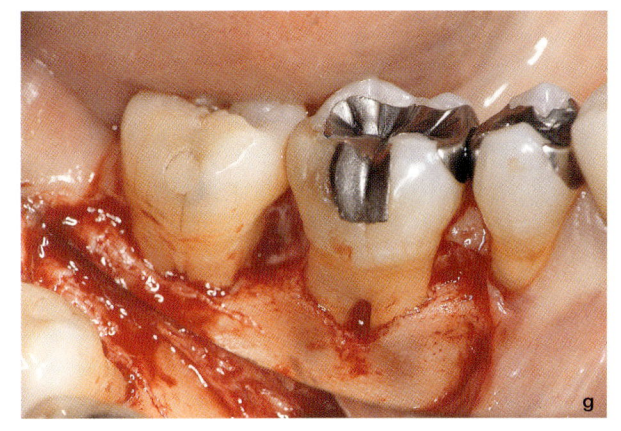

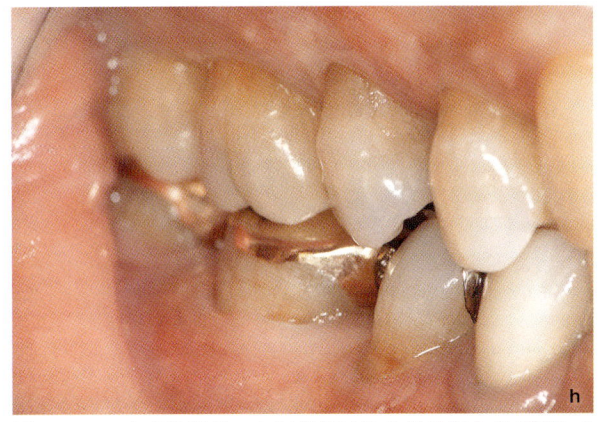

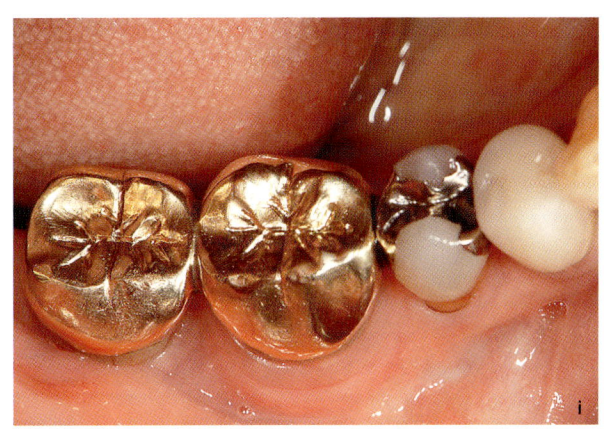

図5-7f～i：中高年患者の大臼歯部は咬合性外傷と歯周病によって歯の移動を生じやすい。補綴的に連結固定して、歯の位置と咬合の安定をはかる。

3 異常機能圧

咀嚼や嚥下などの機能時以外に生じている上下顎歯の「咬みしめ：Clenching」や「すり合わせ：Grinding」を総称して歯ぎしり（ブラキシズム）と呼んでいる。そして、この際に加わる咬合圧を「異常機能圧：Parafunctional Force」と呼び、歯の移動、磨耗、あるいは咬合の不安定を導く主要因と考えられている。[8,10,22,29,30]

特に、就寝時のブラキシズム（Nocturnal Bruxism）は覚醒時ブラキシズム（Diagonal Bruxism）と比較して、顎口腔系に著しい悪影響を及ぼす異常機能圧を発揮することになる（**表5-3, 図5-8～10**）。

安定した咬合を保つうえで、異常機能圧、特に夜間のブラキシズムが与える悪影響は甚大である。

機能圧に対して臼歯は長軸方向だけでなく水平方向へも動揺するが、ブラキシズム時の側方圧と比較するときわめて小さな咬合圧である。異常機能圧は咬筋と内側翼突筋の活動によって生じる。これらの筋肉が歯―歯周組織―顎関節を破壊する。

異常機能圧についての病因論については後の章で述べるが、その対策としてアンテリアシグメンタル・スプリントが有効である（**図5-11a, b**）。このスプリントは就寝中に装着するが、前歯部だけ咬合し、臼歯はいっさい咬合接触させない。その結果、就寝中に咬筋と内側翼突筋の活動は抑制され、激しい咬みしめが回避される。

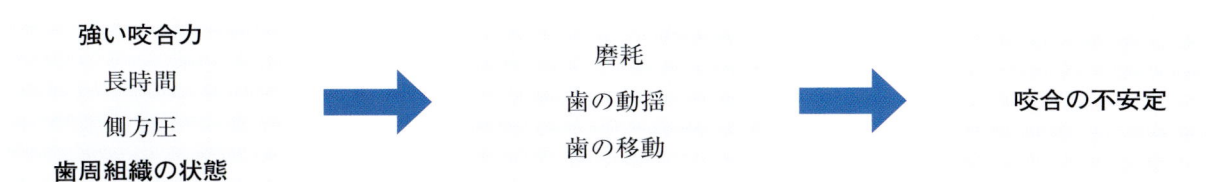

強い咬合力
　長時間
　側方圧
歯周組織の状態
　→　磨耗
　　　歯の動揺
　　　歯の移動
　→　咬合の不安定

表5-3：異常機能圧と咬合の安定

異常機能圧

就寝時のブラキシズムによる為害性

図5-8：就寝時のブラキシズムと異常機能圧。

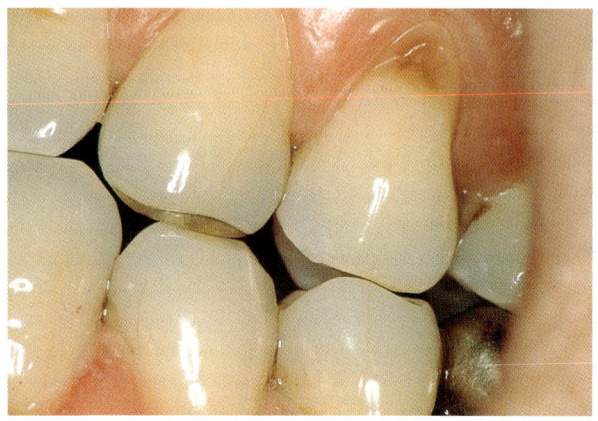

図5-8a：小臼歯部にファセットが認められる。長年の異常機能圧のため咬耗したと考えられる。

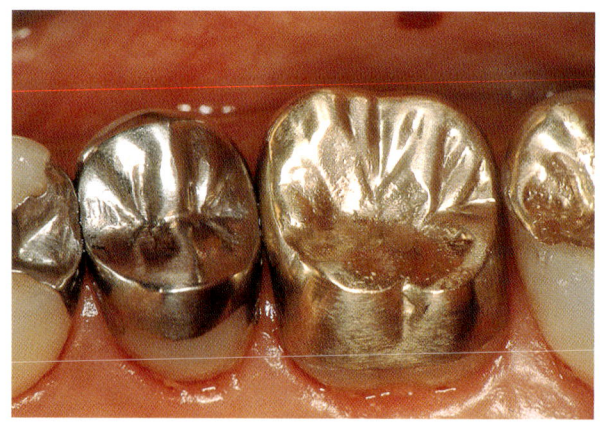

図5-8b：大臼歯部咬合面のファセット。臼歯咬合面の典型的咬耗が認められる。

磨耗した歯列

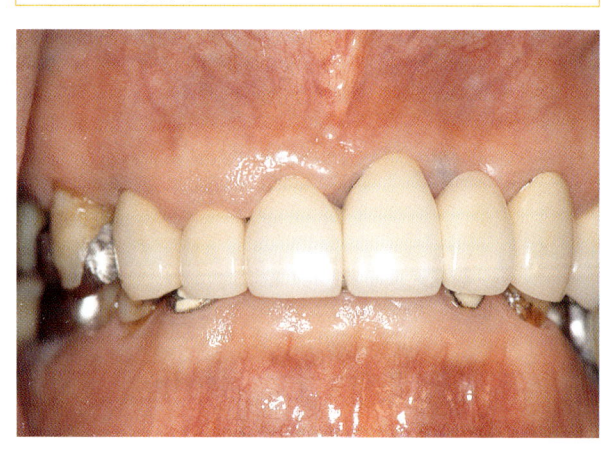

◀図5-9a：異常機能圧の為害性。極端な磨耗歯列。垂直顎間距離が減少し、前歯は過蓋咬合になり、アングルⅡ級の不正咬合を呈している。

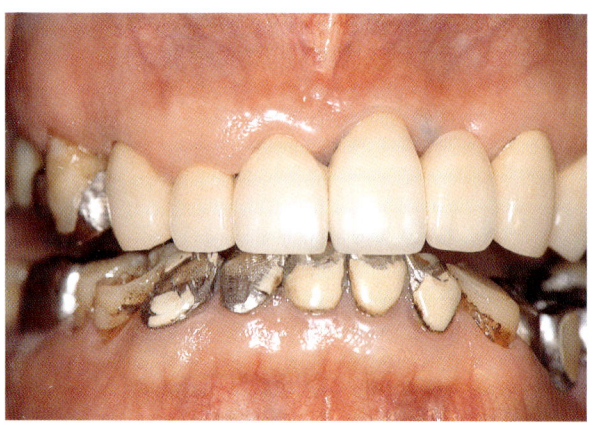

図5-9b：下顎前歯の著しい磨耗。ブラキシズムの悪習癖が長年にわたって継続してきたことがわかる。

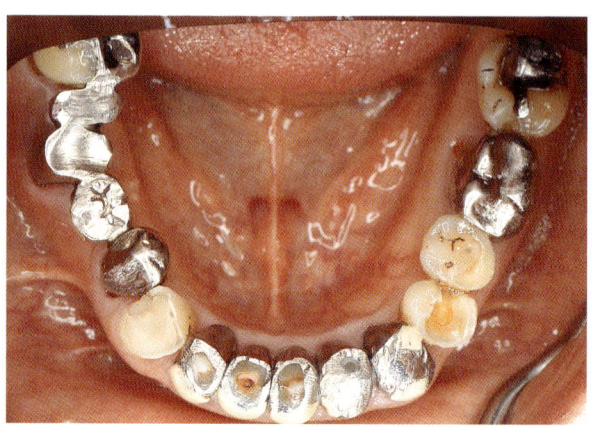

図5-9c：臼歯部の咬合面にも著しい磨耗状態を認めることができる。

第 5 章　原則 4　長期的な咬合の安定（支持）

ポーセレンの破折

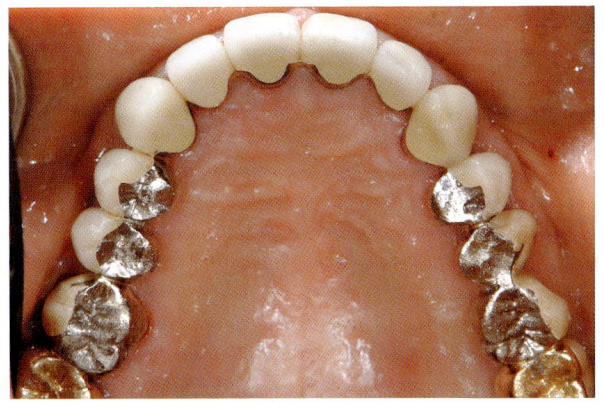

図5-10a：異常機能圧の為害性。極度のブラキシズムの結果、臼歯部の咬合面から頬側面にかけてポーセレンが破折した症例の上顎咬合面観。メタル咬合面は破壊されないため、咬合高径が維持され、前歯の崩壊は回避されている。

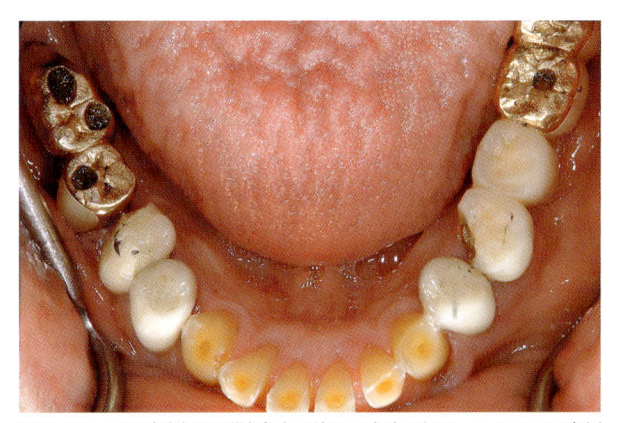

図5-10b：同症例の下顎咬合面観。咬合面ポーセレンが破折している。下顎前歯の磨耗状態から、本症例は明らかなブラクサーであることがわかる。補綴修復に際しては、異常機能圧への配慮が不可欠である。

アンテリアシグメンタル・スプリントの使用

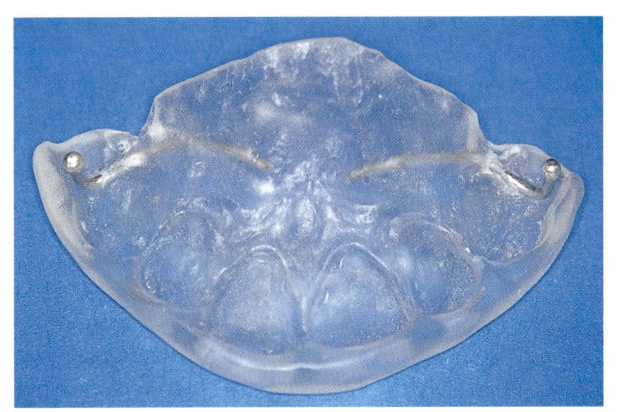

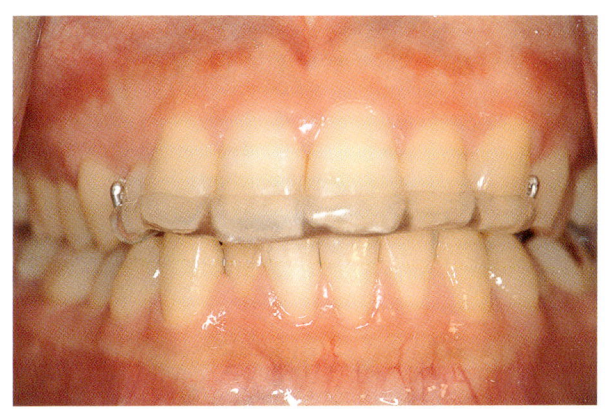

図5-11a,b：ブラキシズムのために症状が出た場合は、アンテリアシグメンタル・スプリントの使用を勧める。**a**：アンテリアシグメンタル・スプリントの内面観。**b**：口腔内前方面観。就寝中に臼歯咬合面が咬合接触しないため、咬みしめる悪習癖を予防できる。

a|b

> Despite optimized occlusal relationship after orthodontic treatment, a malocclusion is likely to recur if the muscular environment is not in balance.
>
> （Riedel：1975）

1. 補綴と咬合

　日常臨床で小さな補綴（単冠やブリッジ）が占める割合は大きい。補綴による咬合修復の目的は、第1章「咬合治療の基本原則」で述べたごとく、咬合の安定である。そして、咬合圧を均等に全歯に分散することが咬合治療の目標になる。

　大きな補綴（フルマウス・リコンストラクションによる咬合再構成など）では咬合治療の基本原則（第1章参照）を達成することで、長期的な咬合の安定を得ることが可能になる。

　小さな補綴が異なるところは、現存する顎口腔系、特に残存歯の咬合状態（咬頭嵌合位やアンテリア・ガイダンスなど）と新しい補綴物をいかに調和させるかということである。つまり、現在の咬合の安定を維持しつつ、しかも咬合のストレス（咬合性外傷）を回避する術式が不可欠になる。

　本章では、小さな補綴を実施するに際し、精度を重んじつつも、明解なコンセプトにもとづく簡便な日常臨床を実践するための咬合像を模索する。

2. 臼歯の咬合様式[10, 13, 31〜36]

1 臼歯の咬合様式の理論と臨床的課題

　臼歯の咬合面形態をつくるときに留意すべき事項は多いが、概念的には次の内容を把握しておくべきであろう。
①臼歯長軸方向へ咬合圧を集束させる。
②偏心運動時の咬頭干渉を回避する。
③異常機能咬合（パラファンクション：Parafunction）の分析と対応。

（1）長軸方向圧の課題

　臼歯の長軸方向へ咬合圧を伝達する目的で、A‐B‐Cコンタクト（頰舌的安定）やクロージャー・ストッパーとイコライザー（近遠心的安定）、さらに咬頭対窩と点接触咬合、または咬頭対辺縁隆線と面接触咬合などの咬合様式が提唱されている（第5章「原則4　長期的な咬合の安定（支持）」参照）。これらの理想的咬合様式は、上下顎臼歯を同時に咬合再構成する場合には可能である。

　しかし、片顎の単冠や3本ブリッジのように、対合歯の咬合面形態に影響を受けながら咬合接触を付与する場合には、前述の理想的咬合様式を完璧に再現するのは難しい。

（2）咬頭干渉回避の課題

　臼歯の咬合面形態に最も大きな影響を及ぼすのが、偏心運動時の対合関係である。咬頭干渉が生じないよう咬頭の高さ、窩の深さ、隆線の方向と高さ、溝の方向と深さをデザインせねばならない。

　臼歯の咬頭干渉の回避は、前歯の咬合様式とも直結していることを忘れてはならない。上下顎前歯の適正なアンテリア・カップリングとアンテリア・ガイダンスが兼ね備わっていなければ、上下顎臼歯のディスクルージョン（偏心位での離開）は困難になる。

（3）パラファンクション（異常機能咬合）の課題

　ラボサイドで把握しづらい現象のひとつがパラファンクションである。この異常機能咬合が咬合面に及ぼす影響には個人差がある。

　下顎はⅢ級のテコであるため、一般には後方臼歯ほどその為害作用を被りやすい。原因としては、咬筋と内側翼突筋の異常（過剰）活動が考えられるが、結果として臼歯咬合面のスリバチ状の磨耗と機能咬頭の磨滅が生じる。歯と歯周組織への咬合性外傷を最小限にすべく、咬合面形態を配慮することが肝要である。

　パラファンクションが重度な症例やアングルⅡ級

1類（開咬）では、臼歯咬合面形態だけで咬頭干渉を回避できないため、夜間の前歯部アンテリアシグメンタル・スプリント装着が不可欠になる（第3章図3-2c〜h参照）。

2 小さな補綴のための臨床咬合像

単冠や3本ブリッジなどの小さな補綴に際しても、一口腔単位の咬合診断は不可欠であり、補綴物装着によって顎口腔系の機能が変調をきたすようであってはならない。臼歯の咬合面形態を現在の顎口腔系の機能と調和させるため、1咬頭1咬合接触と過補償再現を活用すると良い。具体的には次のとおりである。

①機能咬頭を対合歯中央溝部に咬頭嵌合させ、1咬頭1咬合接触を確保する。
　a）下顎頰側咬頭—上顎中央溝部（A-Bコンタクト）または
　b）上顎舌側咬頭—下顎中央溝部（B-Cコンタクト）
②臼歯のファセットを観察して、下顎のサイドシフトを分析、付与する。
　a）イミディエート・サイドシフト（非作業側）
　b）ベネット・ムーブメント（作業側）
③過補償した咬合面形態にする（過補償再現）。
　a）隆線は低く緩傾斜
　b）溝は浅く、幅広く
　c）咬頭の通り道に溝を設置
④メタル咬合面のマットフィニッシュ（サンドブラストしてメタル面を曇らせておく）と夜間のブラキシズムによる咬頭干渉（輝いた面：シャイニング・スポット）の評価と咬合調整を行う。

3 1咬頭1咬合接触の咬合様式

①前歯のアンテリア・カップリングとアンテリア・ガイダンスが適正で、しかも上下顎臼歯を同時に修復する症例では、咬頭嵌合位で臼歯咬合面にA-B-Cコンタクト、クロージャー・ストッパー、イコライザーを付与することができる（図6-1a,b）。
②片顎の臼歯単冠やブリッジのみ製作する症例では、1咬頭1咬合接触の咬合様式にする（図6-1c）
　a）下顎頰側咬頭—上顎中央部：A-Bコンタクトまたはバッカライズド・オクルージョン（Buccalized Occlusion）
　b）上顎舌側咬頭—下顎中央部：B-Cコンタクトまたはリンガライズド・オクルージョン（Lingualized Occlusion）

なお、1咬頭1咬合接触（図6-2,3）のワックス・アップ法を図6-4,5に示す。

4 アンテリア・ディスクルージョンによる咬頭干渉の回避

アンテリア・ガイダンスが不足している症例では顆路を干渉しない範囲での咬頭傾斜を咬合面に付与する。ただし、夜間のブラキシズム時における異常機能圧を防止するため、夜間のみのアンテリアシグメンタル・スプリントの装着を勧める（第3章図3-2c〜h参照）。

5 過補償再現（Guichet，1970）

小さな補綴で臼歯咬合面の咬頭干渉を回避するためには、技工段階で咬合器上にて補綴物の咬合面形態を過補償しておくと良い（図6-6a〜c）。実際には、咬合器の矢状顆路傾斜を緩く、側方顆路角を大きく設定して、補綴物の咬合面の咬頭傾斜を緩く、溝を浅くつくる。

その結果、チェアサイドでの偏心位の咬合調整は最小限になる。また、ブラキシズム時の咬合性外傷も抑制できる。

第 6 章　日常臨床咬合像

臼歯の咬合様式

上下顎臼歯の修復

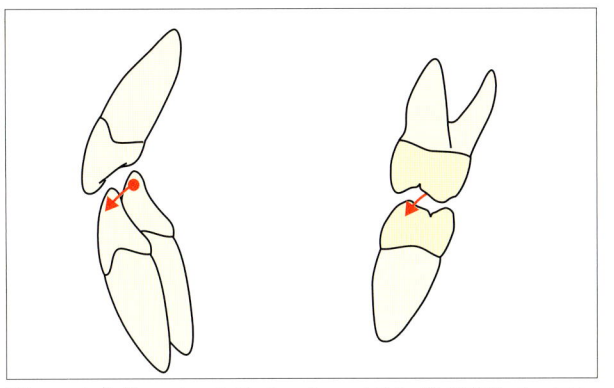

図6-1a：前歯のアンテリア・カップリングが正常で、アンテリア・ディスクルージョンが適正な症例。

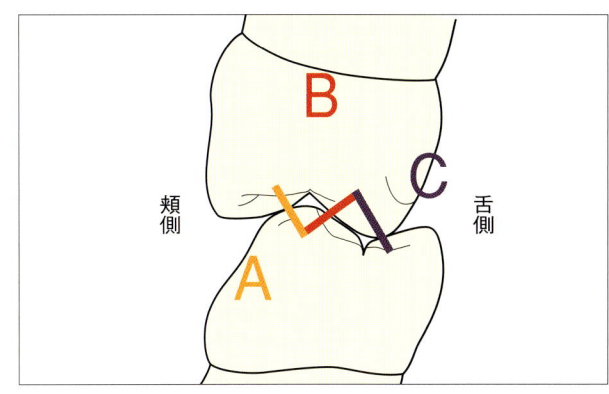

図6-1b：補綴学的理想咬合：A‐B‐Cコンタクト（臼歯の頬舌的安定）。上下顎臼歯を同時に修復する場合には補綴学的理想咬合（A‐B‐Cコンタクト）を与えることが可能。

片顎臼歯の修復

▶図6-1c：日常臨床咬合像。臼歯の1咬頭1咬合接触。A‐BコンタクトまたはB‐Cコンタクト。

上顎臼歯の修復

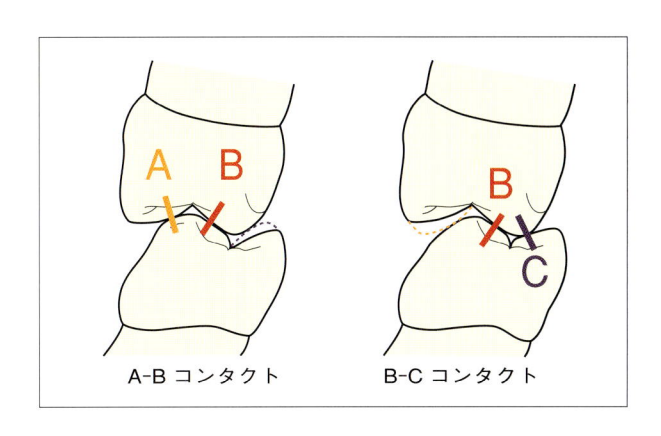

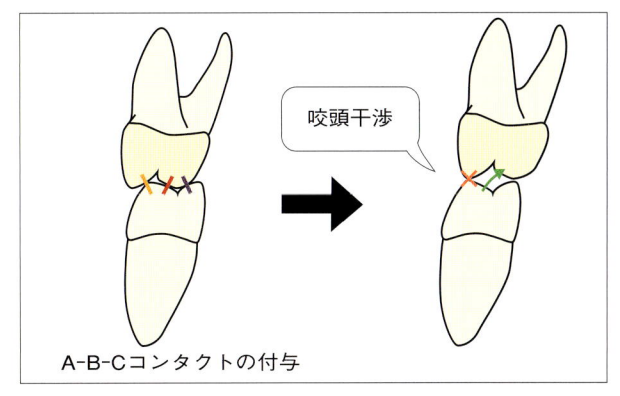

▶図6-2a：上顎臼歯だけを修復する場合、A‐B‐Cコンタクトを無理に与えると閉口時に咬頭干渉を生じる。

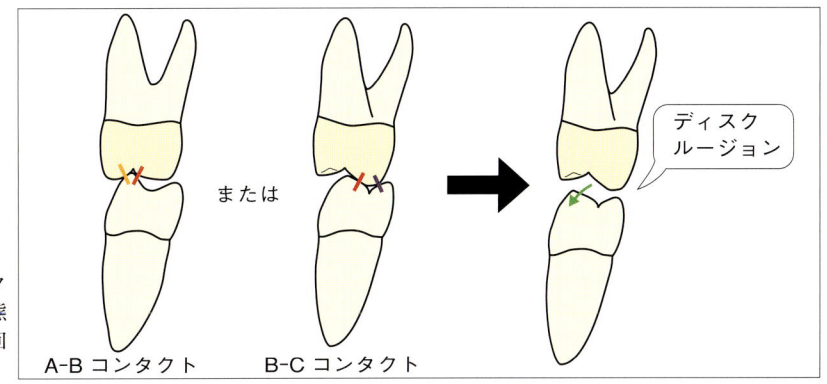

▶図6-2b：1咬頭1咬合接触（A‐BコンタクトまたはB‐Cコンタクト）。対合歯の形態に合わせて咬頭接触を決める。咬頭干渉を回避しやすく、しかも咬合の安定を得やすい。

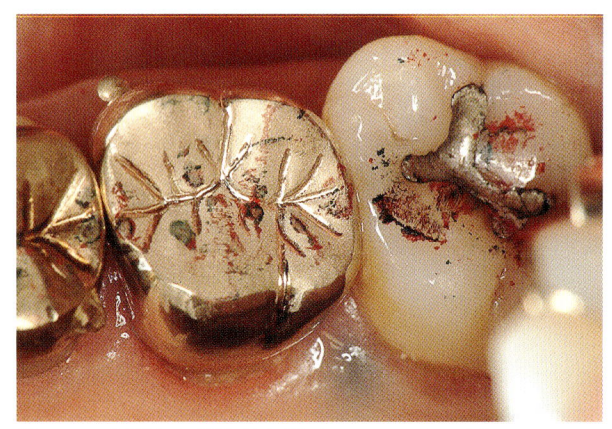

増補改訂版　日常臨床のためのオクルージョン

図6-2c：上顎大臼歯臨床症例（A-Bコンタクト）。

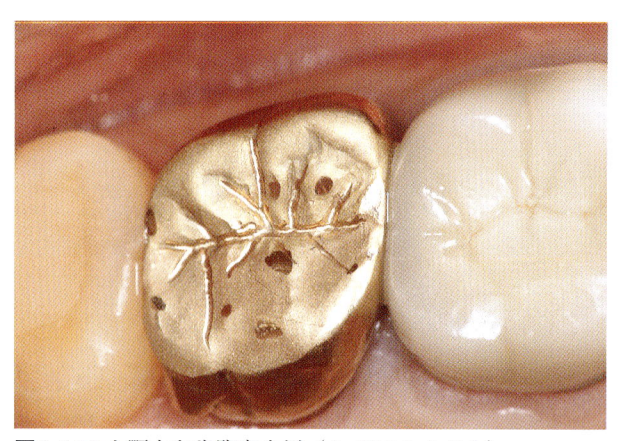

図6-2d：上顎大臼歯臨床症例（A-Bコンタクト）。

下顎臼歯の修復

A-B-Cコンタクトの付与

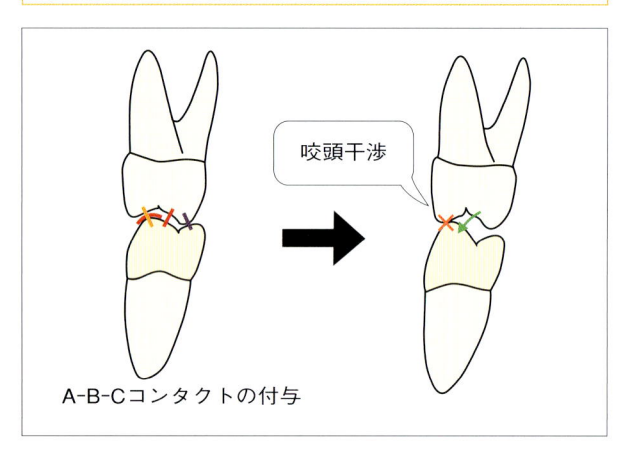

咬頭干渉

◀図6-3a：下顎臼歯だけを修復する場合、理想咬合を与えると咬頭干渉を生じる。咬合調整を行うと、大切な咬頭嵌合位の安定を損なうことも多い。

A-Bコンタクト　または　B-Cコンタクト

ディスクルージョン

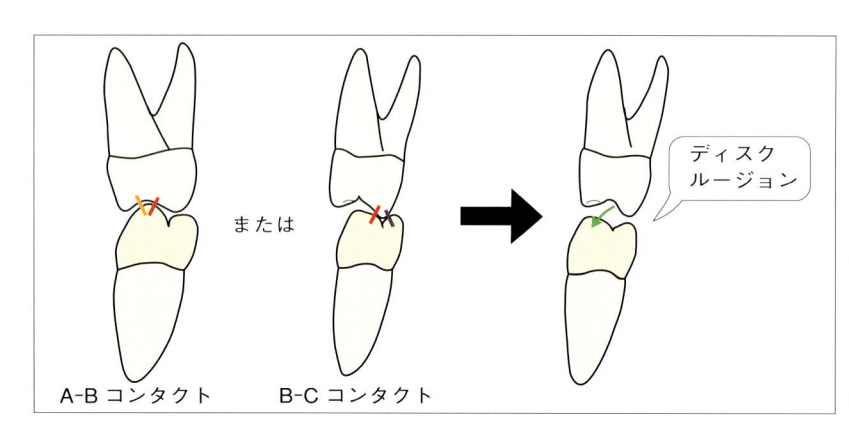

◀図6-3b：1咬頭1咬合接触（A-BコンタクトまたはB-Cコンタクト）。偏心位の咬頭干渉はほとんど調整の必要がない。高さの調整だけで咬合が安定する。そのため、咬合調整の精度を高めやすく、咬合接触を維持しやすい。

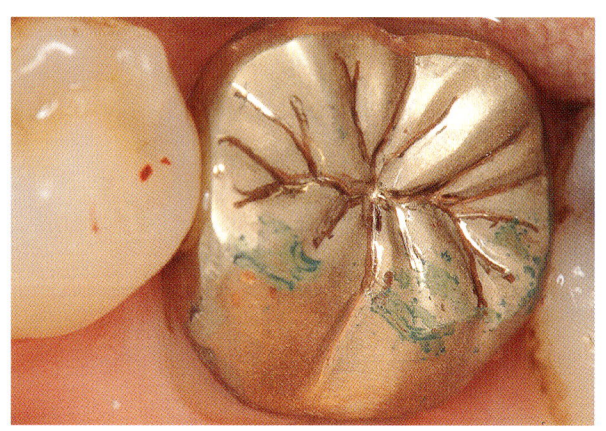

図6-3c：下顎大臼歯臨床症例（A-Bコンタクト）。

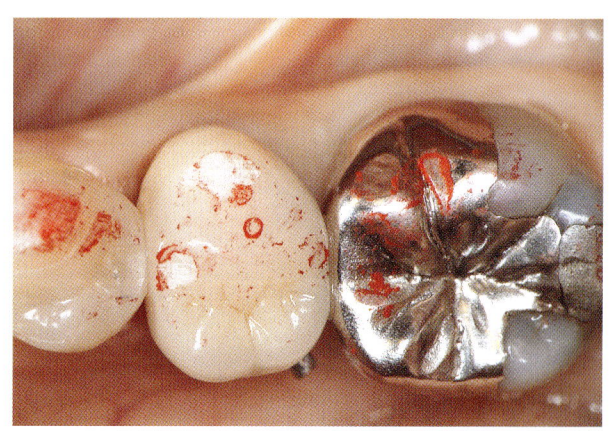

図6-3d：下顎小臼歯の咬合調整の臨床症例（A-Bコンタクト）。

第6章　日常臨床咬合像

下顎臼歯ワックス形成法

図6-4：下顎臼歯1咬頭1咬合接触のワックス形成法。下顎頬側咬頭を上顎中央溝沿いに咬合させる場合（A-Bコンタクト形式）のワックス・アップ術式。

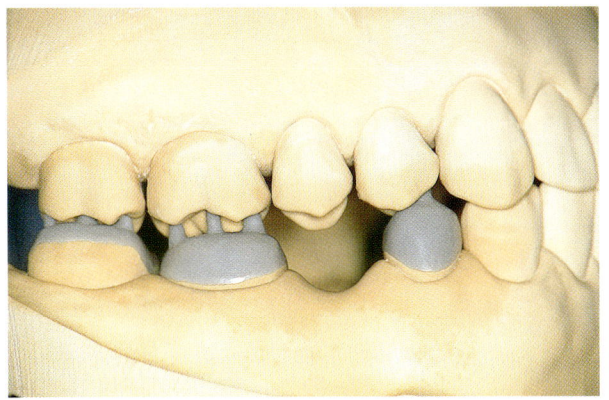

図6-4a：下顎臼歯頬側にカスプ・コーンを植立。上顎の中央溝沿いに接触させる。

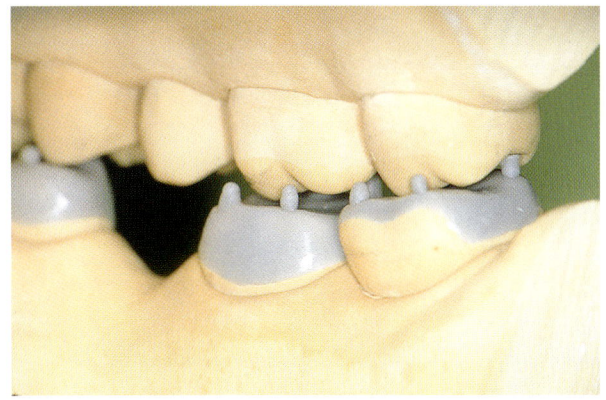

図6-4b：舌側咬頭になる位置にカスプ・コーンを植立。固有咬合面の幅を考慮する。

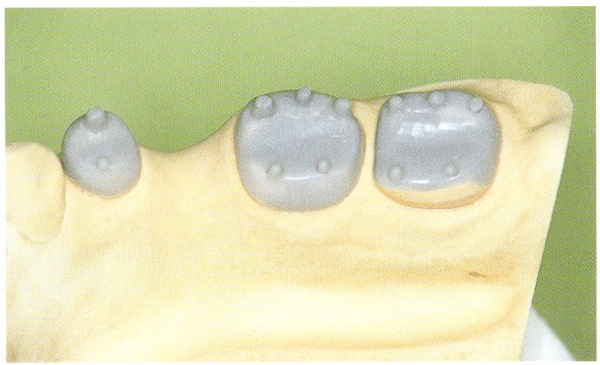

図6-4c：カスプ・コーンの植立完了。

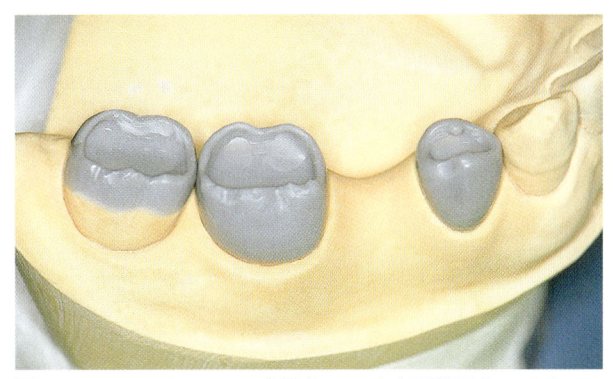

図6-4d：カスプ・コーンを連ねて、咬合面外形をつくる。

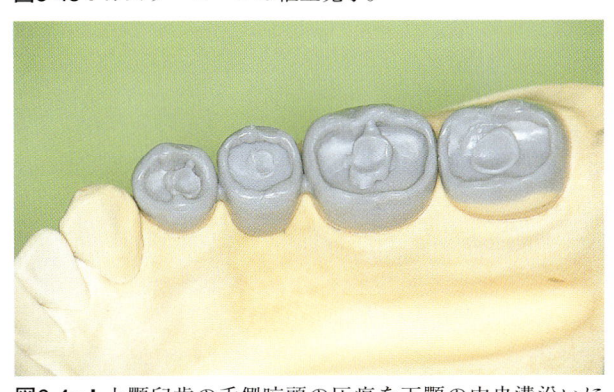

図6-4e：上顎臼歯の舌側咬頭の圧痕を下顎の中央溝沿いに付ける。

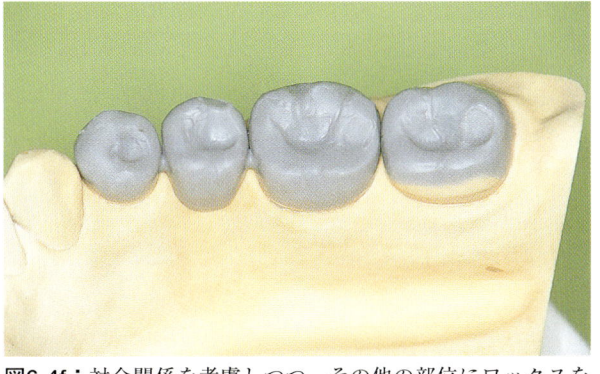

図6-4f：対合関係を考慮しつつ、その他の部位にワックスを盛る。

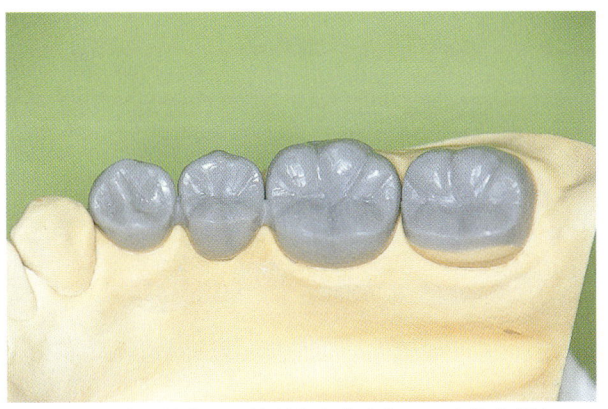

図6-4g：圧痕の最も深い箇所を中央窩とし、主溝を刻む。

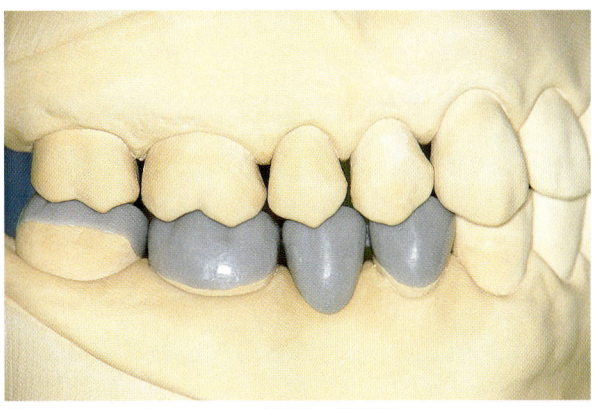

図6-4h：ワックス・アップ外形の頬面観。

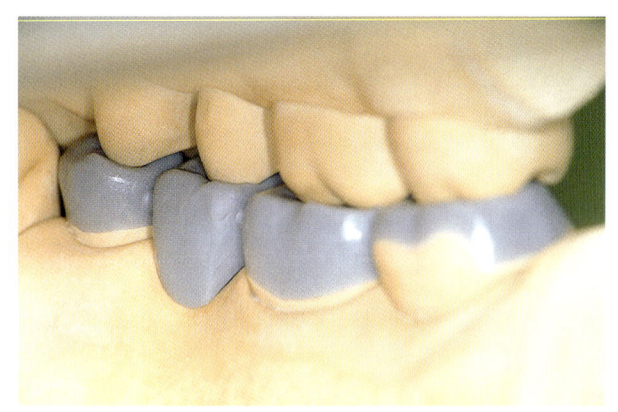

増補改訂版　日常臨床のためのオクルージョン

図6-4i：同舌面観。上顎舌側咬頭は咬合していない。

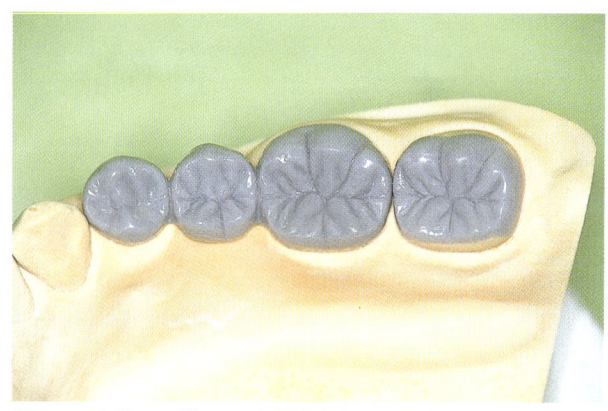

図6-4j：主溝、副溝、副隆線を付与して、機能的な咬合面形態にする。

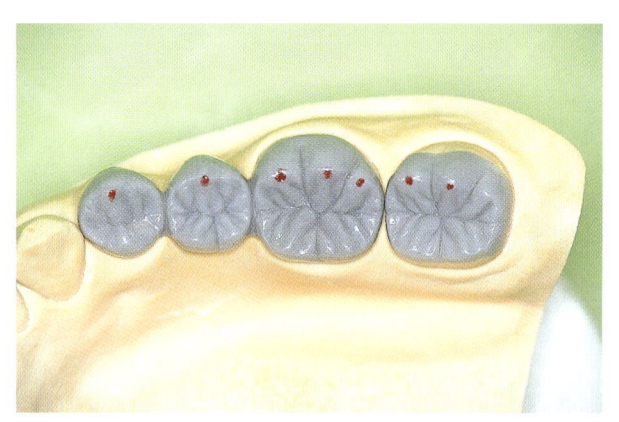

図6-4k：下顎頬側咬頭を上顎中央溝沿いに咬合させて、A‐Bコンタクトを付与した1咬頭1咬合接触。

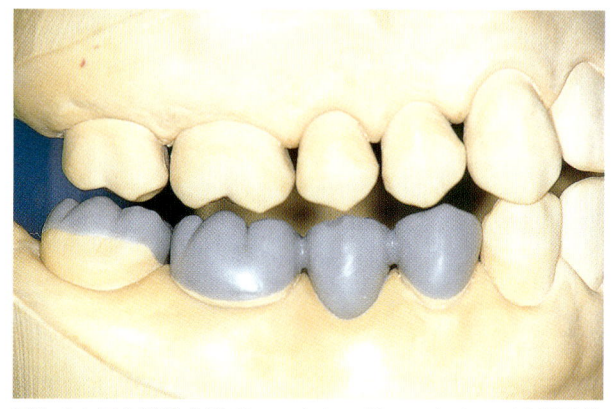

図6-4l：偏心運動中はディスクルージョンさせて、咬頭干渉を回避。

上顎臼歯ワックス形成法

図6-5：上顎臼歯1咬頭1咬合接触のワックス形成法。上顎舌側咬頭を下顎中央溝沿いに咬合させる場合（B‐Cコンタクト形式）のワックス・アップ術式。

◀図6-5a：上顎臼歯舌側にカスプ・コーン植立。下顎の中央溝沿いに接触させる。

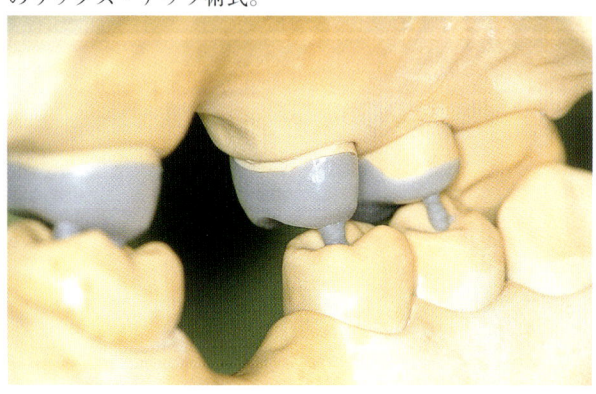

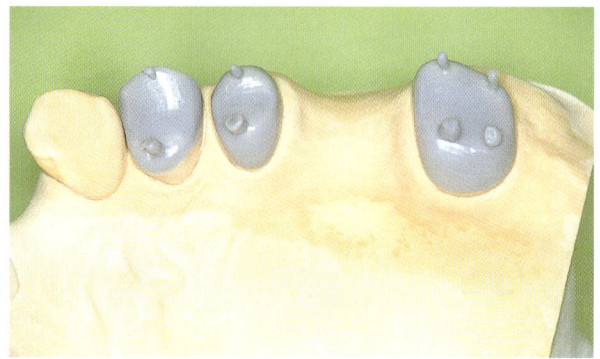

図6-5b：頬側咬頭の位置にもカスプ・コーンを植立。

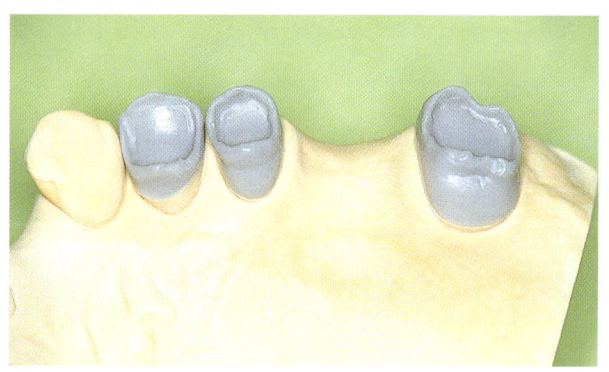

図6-5c：カスプ・コーンを結んで固有咬合面外形をつくる。

第6章　日常臨床咬合像

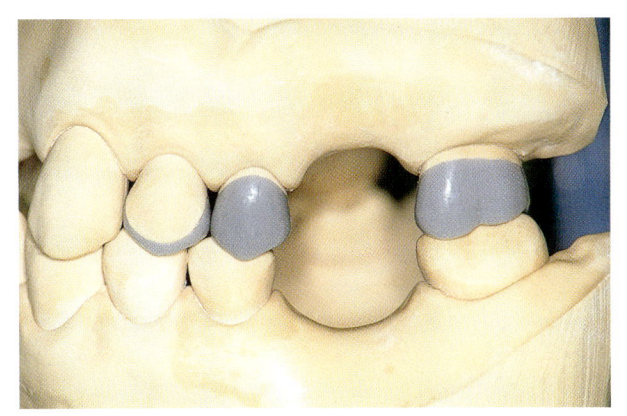

図6-5d：咬合させた状態の頰面観。

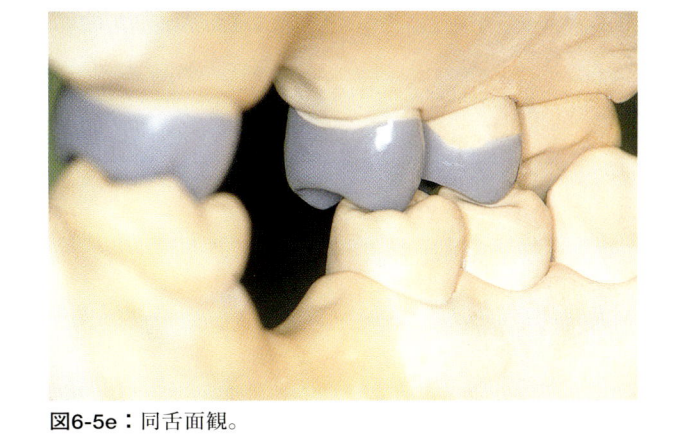

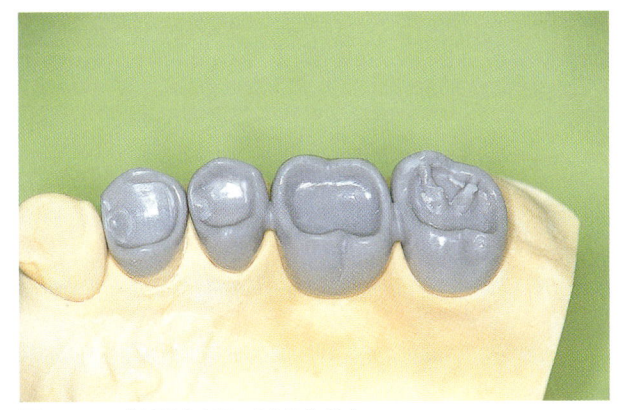

図6-5e：同舌面観。

図6-5f：下顎頰側咬頭の圧痕を付与。

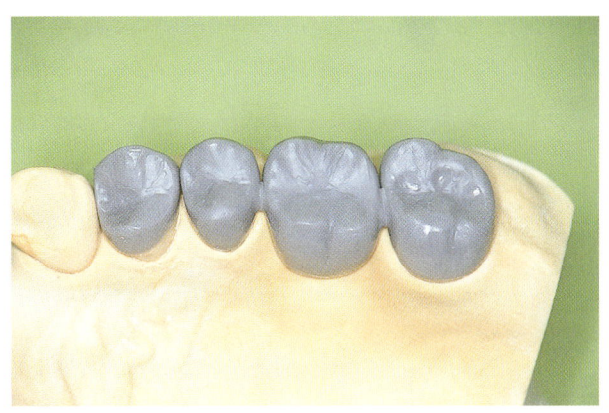

図6-5g：その他の部位にも対合関係を考慮しつつワックスを盛る。

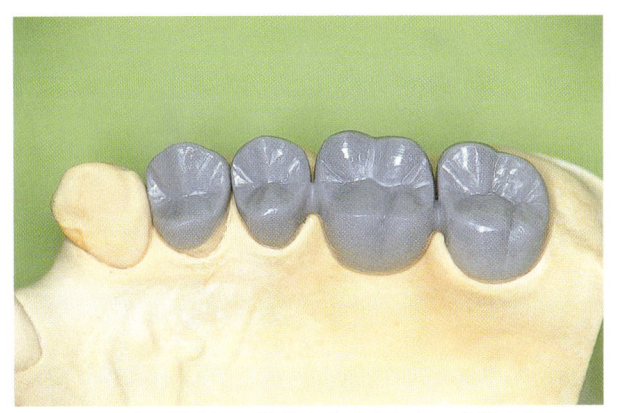

図6-5h：圧痕の最も深い箇所を中央窩とし、主溝を刻む。

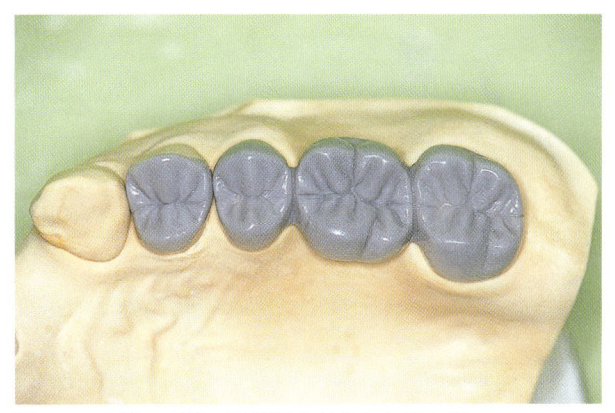

図6-5i：主溝、副溝、副隆線を付与した咬合面。

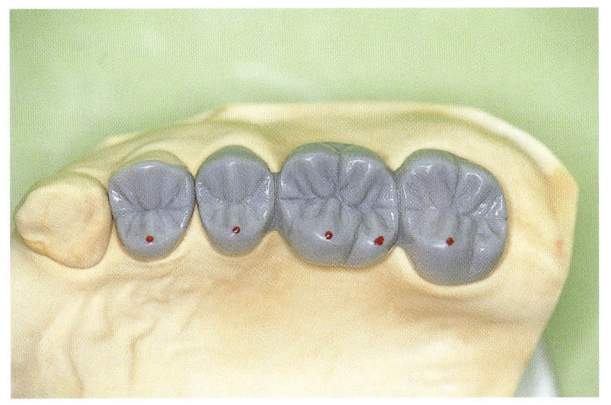

図6-5j：上顎臼歯舌側咬頭が下顎臼歯の中央溝沿いに接触する1咬頭1咬合接触。B‐Cコンタクトだけを付与する。

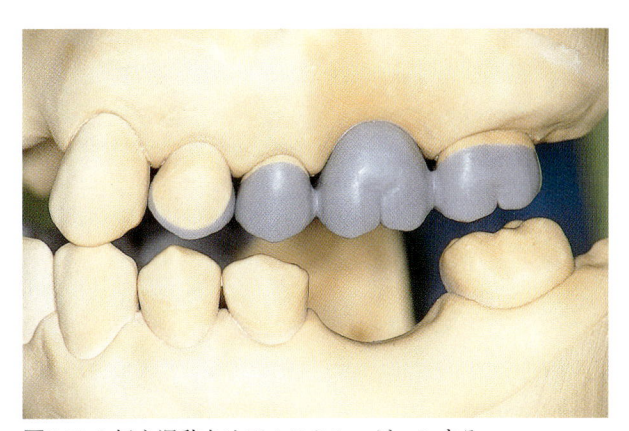

図6-5k：偏心運動中はディスクルージョンする。

73

過補償再現による咬頭干渉の回避

▶ 補綴物の咬頭傾斜角度の設定法（矢状面）

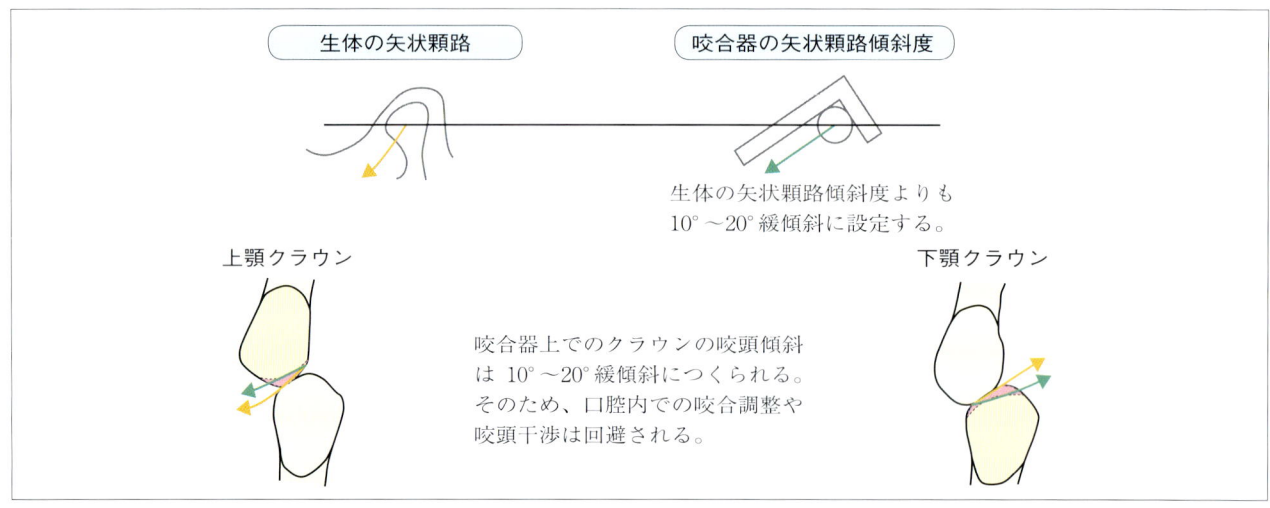

生体の矢状顆路

咬合器の矢状顆路傾斜度

生体の矢状顆路傾斜度よりも 10°〜20° 緩傾斜に設定する。

上顎クラウン

下顎クラウン

咬合器上でのクラウンの咬頭傾斜は 10°〜20° 緩傾斜につくられる。そのため、口腔内での咬合調整や咬頭干渉は回避される。

図6-6a

▶ 補綴物の咬頭展開角の設定法（前頭面）

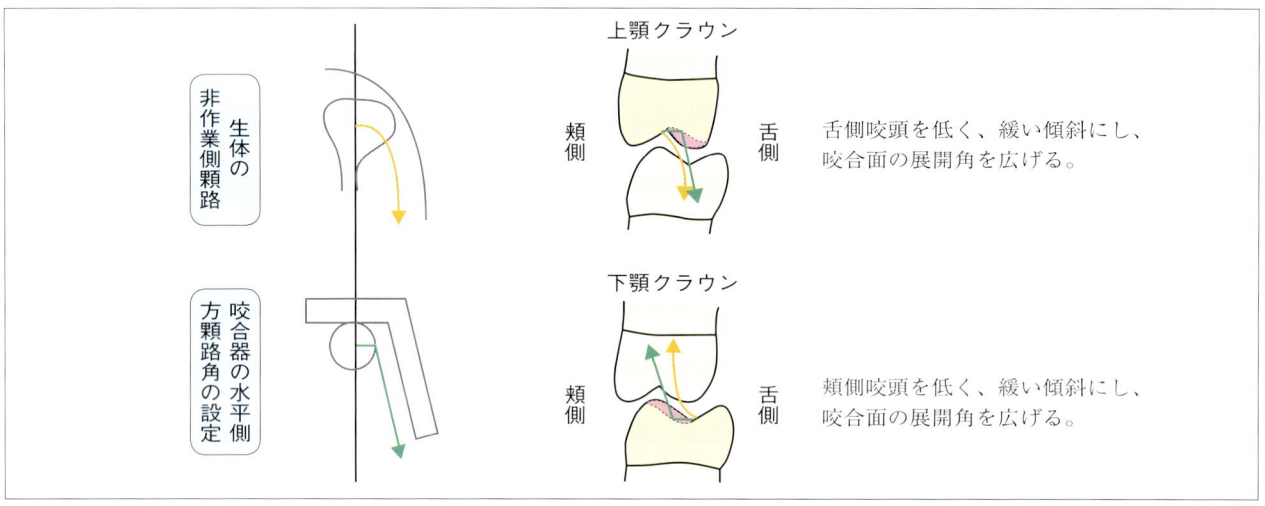

生体の非作業側顆路

咬合器の水平側方顆路角の設定

上顎クラウン
頬側　舌側
舌側咬頭を低く、緩い傾斜にし、咬合面の展開角を広げる。

下顎クラウン
頬側　舌側
頬側咬頭を低く、緩い傾斜にし、咬合面の展開角を広げる。

図6-6b

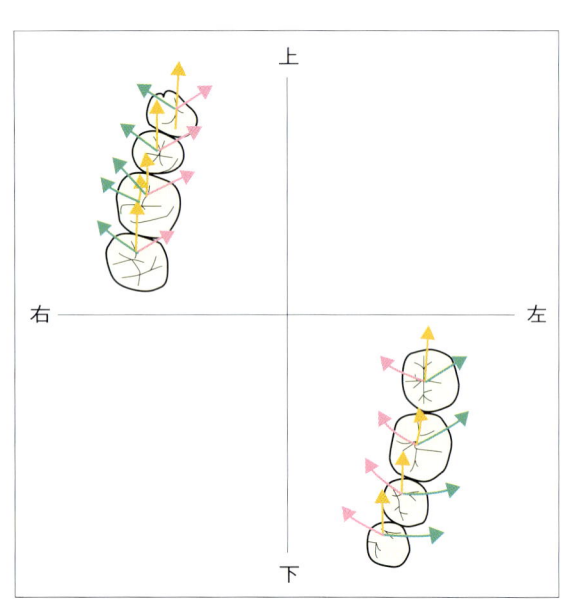

◀ 補綴物の咬頭の高さと溝の深さの設定法（水平面）

黄色線：前方運動路
赤色線：非作業側運動路
緑色線：作業側運動路

図6-6c

3. 前歯の咬合様式（アンテリア・カップリング）

　咬頭嵌合位で上下顎前歯は咬合接触しないが、限りなく接近した状態で対向する（アンテリア・カップリング）。その間隙は 10 〜 20 µm といわれ、具体的にはオクルーザル・レジストレーションストリップス 1 〜 2 枚分である。

　軽く咬頭嵌合したとき、ストリップスは抵抗なく引き抜ける。強く咬頭嵌合したときでも、上下前歯間に介在したストリップスはわずかな抵抗を示しつつ引き抜くことができる（第 3 章「原則 2　前歯のアンテリア・カップリング」参照）。

4. クロスマウント法によるアンテリア・ディスクルージョンの再現

　下顎が偏心運動するやいなや、前歯がガイドして下顎が下降し、臼歯が離開する状態はアンテリア・ディスクルージョンと呼ばれる（第 4 章「原則 3　アンテリア・ディスクルージョン」参照）。下顎の偏心運動中に臼歯が咬頭干渉しないこと、つまりディスクルージョンしていることは顎口腔系へのストレスを緩和するために重要である。

　そして、もうひとつ重要なことは、下顎の閉口路または開口路で前歯が無理（抵抗）のないガイドをつくることである。特に急傾斜すぎるアンテリア・ガイダンスによって閉口路が規制される状況は好ましくない。

　良く咬めることとは、咬合が顎運動の邪魔をしないことである。臼歯はディスクルージョンして顎運動の邪魔をしないこと、前歯のガイダンスは快適で、臼歯の咬頭干渉を回避できることなど、アンテリア・ディスクルージョンについて配慮することは多い。下顎運動をつかさどるのは筋肉であり、その活動に調和した咬合様式を前歯にも付与すべきであるという前提を忘れてはならない。

　臨床的なアンテリア・ディスクルージョンの再現法（クロスマウント法）について**表6-1**、**図6-7〜11**に提示する。

① プロビジョナル・レストレーションを口腔内に装着したまま、歯列印象を採得。石膏模型を製作し、プロビジョナル模型とする。

② フェースボウ・トランスファーと咬頭嵌合位のバイト採得

③ プロビジョナル模型と対合歯列模型を咬合器にマウントする。

④ 咬合器のインサイザル・テーブル上にアンテリア・ガイダンスを即時重合レジンで形成。

⑤ 同じ咬合器上に、対合歯は付けたまま、作業模型をバイトを用いてマウント（クロスマウント）。プロビジョナル模型と作業模型を同じ咬合器上で入れ換えるため、クロスマウント（Cross Mount）と呼ぶ。

　プロビジョナル・レストレーションを口腔内で咬合調整し、抵抗感のない滑らかなアンテリア・ガイダンスを前歯舌面に付与しておく。

　以上の操作で、プロビジョナル・レストレーションに付与された快適なアンテリア・ガイダンスを最終補綴物に正確に再現できる。

表6-1：アンテリア・ディスクルージョンの再現法。抵抗感、摩擦感のない快適なガイダンス、審美的な外観、無理のない発音機能、口唇との接触感など、プロビジョナル・レストレーションで試行錯誤する内容は多い

前歯の咬合様式とアンテリア・ディスクルージョンの臨床的再現法

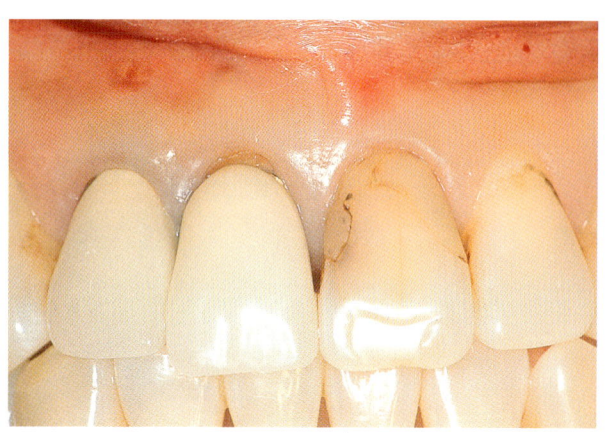

図6-7a：術前の前方面観。③２１①②ブリッジの予定。前歯部根尖病変の治療および審美的改善が主訴。

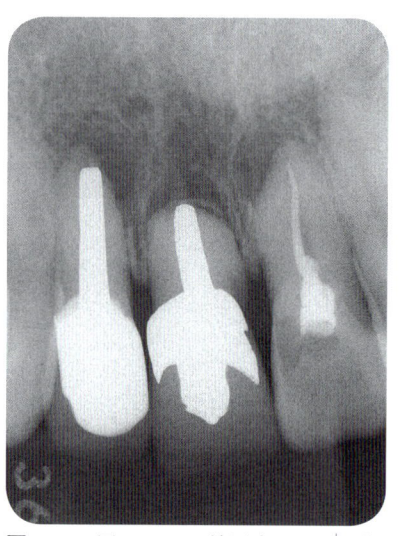

図6-7b：同エックス線写真。２１は抜歯予定。

STEP I　プロビジョナルの口腔内調整

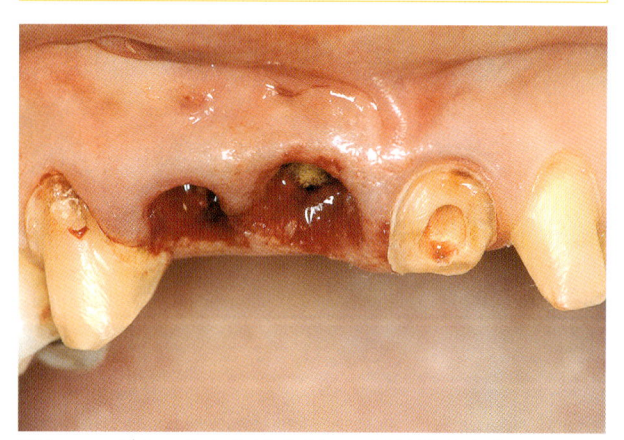

図6-7c：３｜２の支台歯形成と１の根管治療を始めてから２１を抜歯。

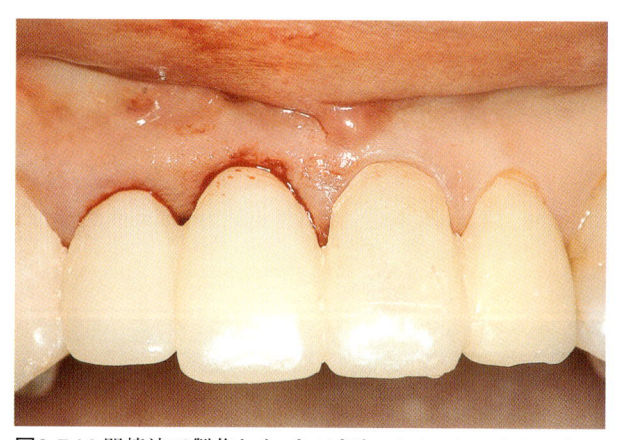

図6-7d：間接法で製作したプロビジョナル・レストレーションを適合させる。

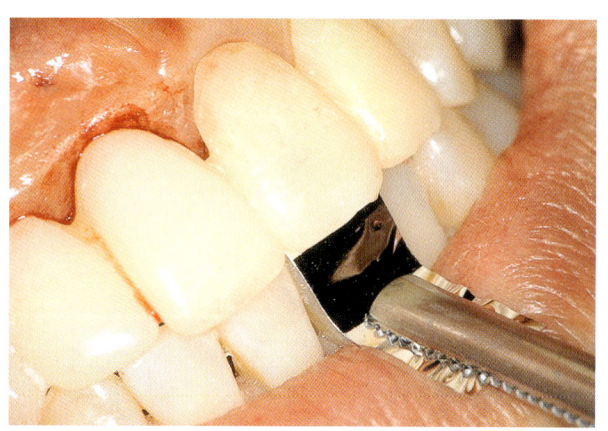

図6-7e：咬頭嵌合位でアンテリア・カップリングを確立。

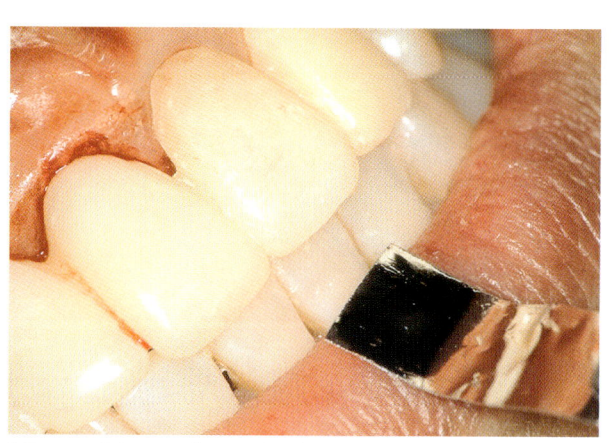

図6-7f：オクルーザルレジストレーション・ストリップスが抵抗なく引き抜ける。

第6章 日常臨床咬合像

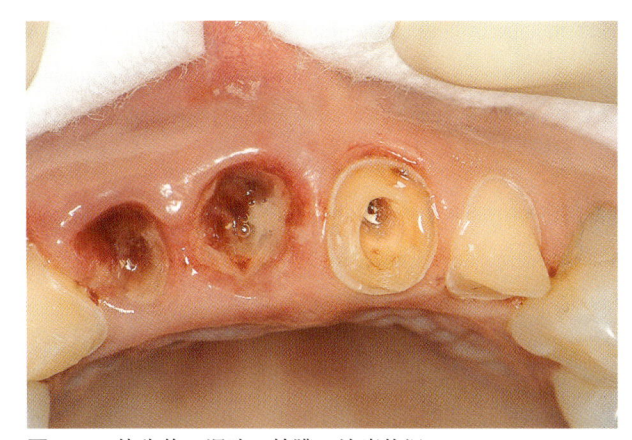

図6-7g：抜歯後2週時の粘膜の治癒状況。

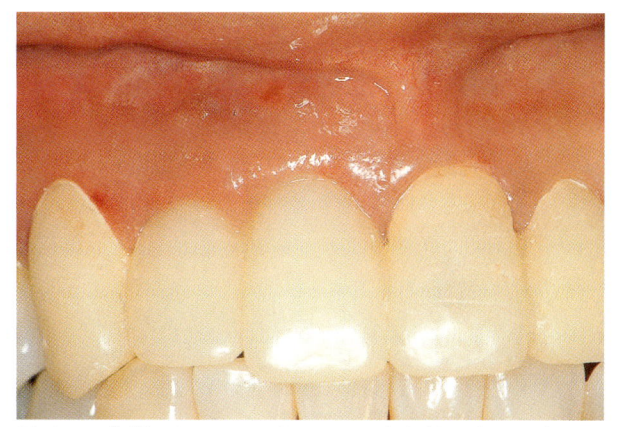

図6-7h：毎週1回のスケジュールで歯頸線の高さと歯冠形態の調整、ポンティック基底面の卵円化（オベート化）、前歯のアンテリア・カップリングの確認、およびアンテリア・ディスクルージョンのための舌面調整を行う。

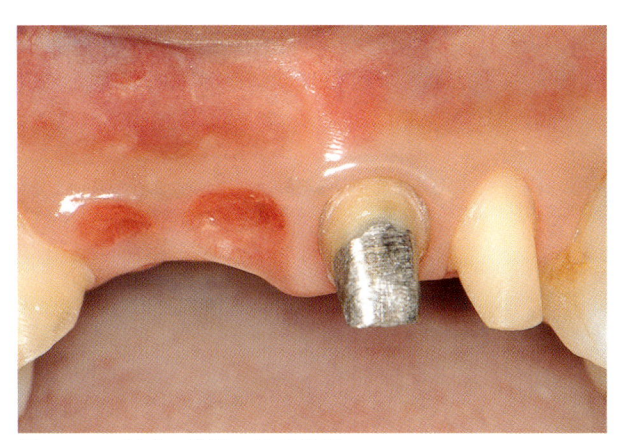

図6-7i：8週時の粘膜の治癒状況。

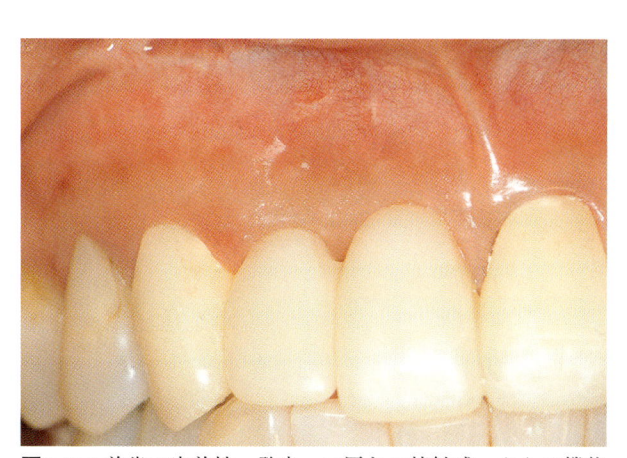

図6-7j：前歯の審美性、発音、口唇との接触感、さらに機能的なアンテリア・ガイダンスが確立されたことを評価する。

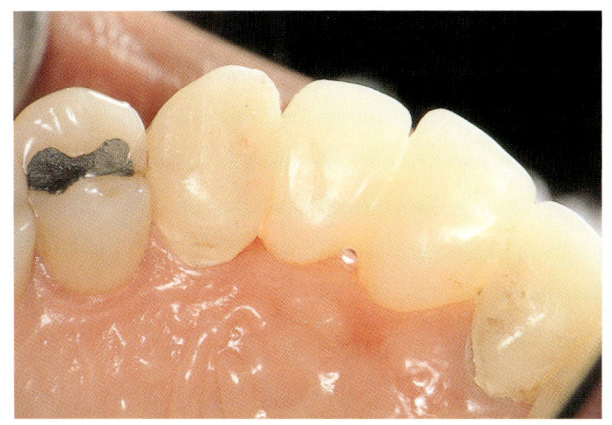

図6-7k：特に、抵抗感のないアンテリア・ディスクルージョンが付与されていることはこの段階でよく検討しておく。

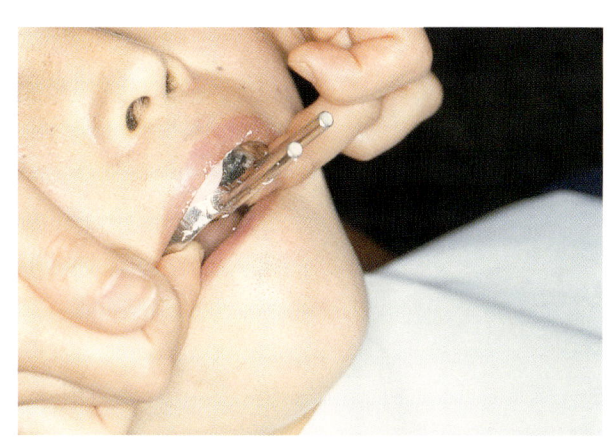

図6-7l：プロビジョナル・レストレーションを装着したままで歯列印象を採得しプロビジョナル模型を製作する。

77

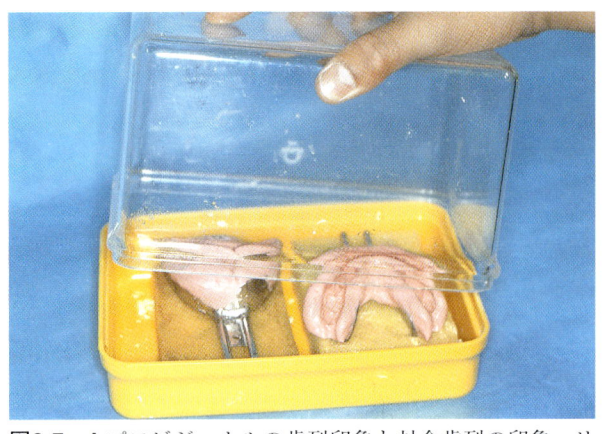

図6-7m：プロビジョナルの歯列印象と対合歯列の印象。リムロック・トレーを用いてアルギン酸印象を採得。

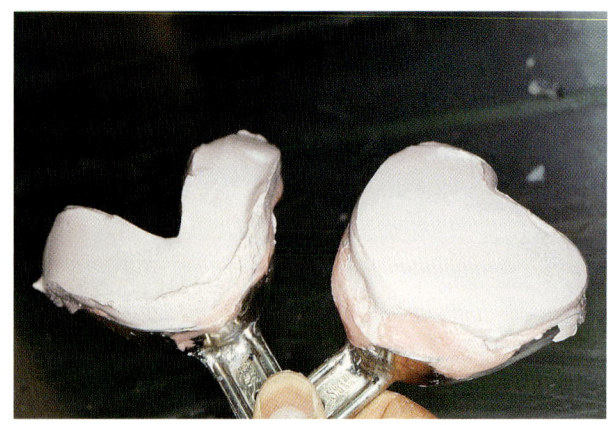

図6-7n：石膏を注入し、プロビジョナル模型と対合歯列模型を製作しておく。

STEP Ⅱ　プロビジョナル模型

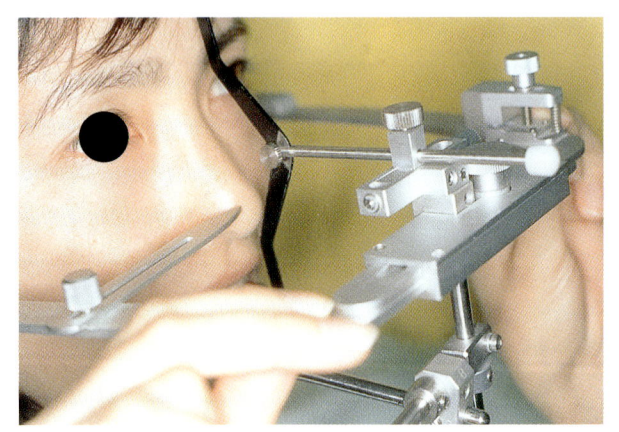

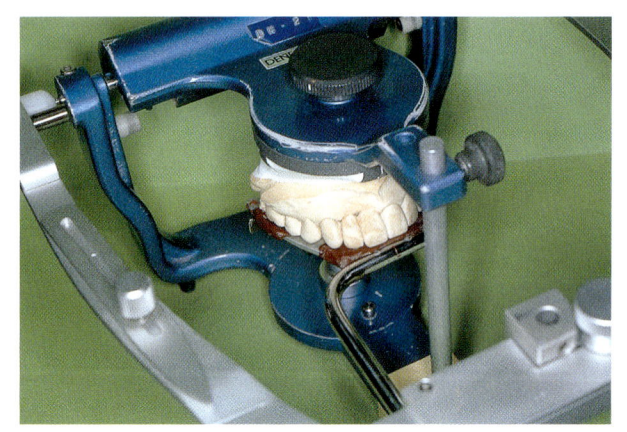

図6-8a, b：フェースボウ・トランスファーして、上顎プロビジョナル模型を咬合器にマウントしておく。　a|b

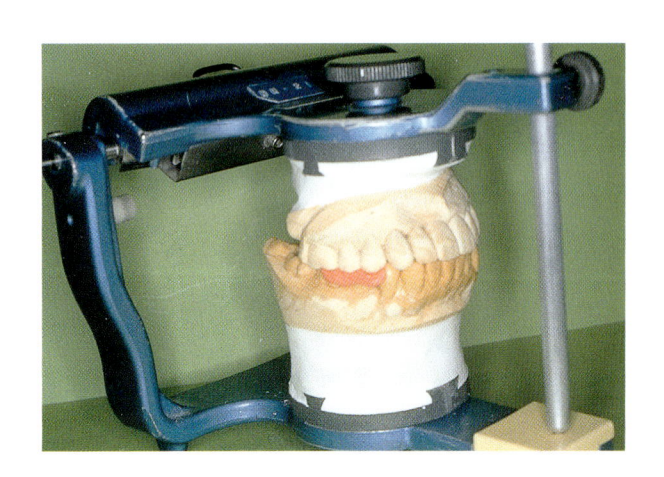

◀図6-8c：対合歯列模型（下顎）を咬頭嵌合位のバイトを介在させて咬合器にマウント。

第 6 章　日常臨床咬合像

STEP Ⅲ　インサイザル・テーブルの調整

▶図6-9：プロビジョナル模型のアンテリア・ガイダンスをインサイザル・テーブル上に即時重合レジンで再現しておく。

STEP Ⅳ　作業模型の咬合器装着

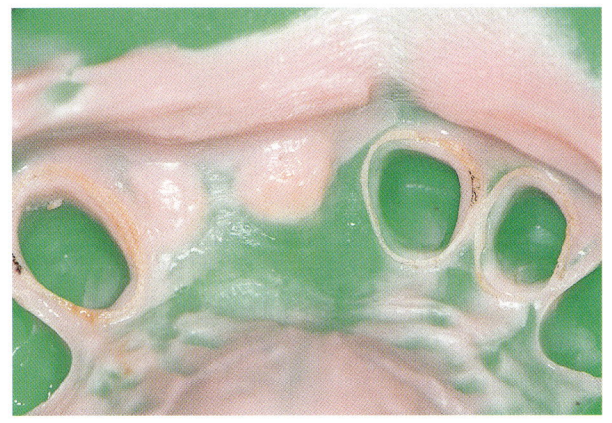

図6-10a：作業模型製作用の印象採得。

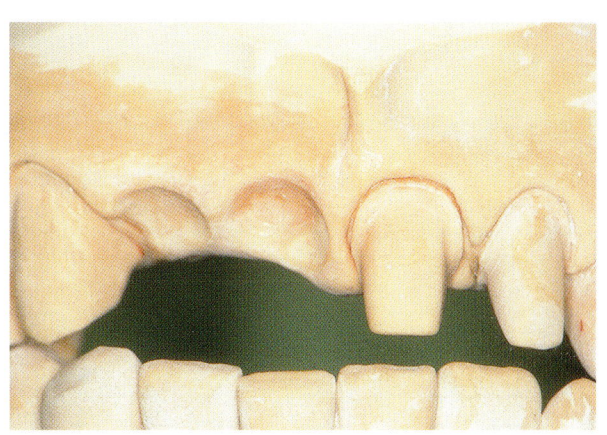

図6-10b：上顎作業模型。

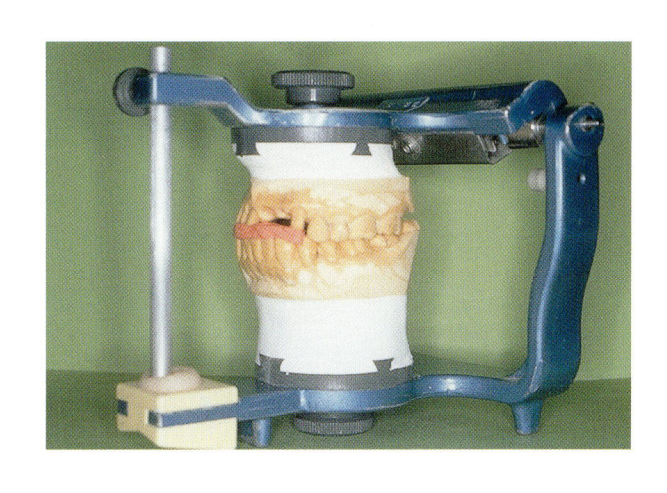

▶図6-10c：プロビジョナル模型を撤去し、その代わりに作業模型を対合模型とバイトを用いてマウントする。これで、上顎前歯に付与すべきアンテリア・ガイダンスを予知性をもって構築することができる（クロスマウント法）。

79

増補改訂版　日常臨床のためのオクルージョン

STEP V　セラモメタル・ブリッジの製作

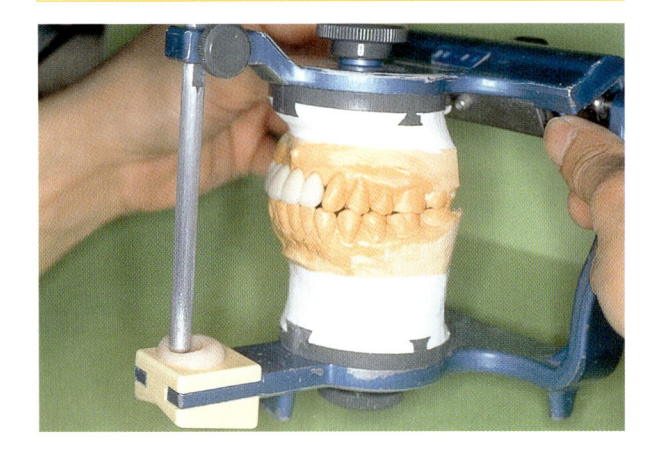

◀図6-11a：セラモメタルの技工に際しても、インサイザル・テーブルをもとに、アンテリア・ディスクルージョンを付与していく。

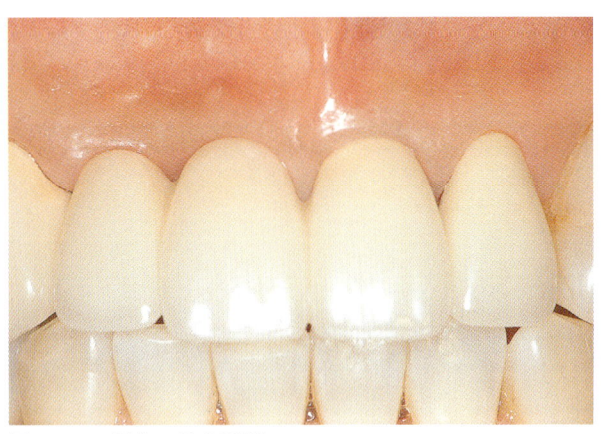

図6-11b：術後の前方面観。

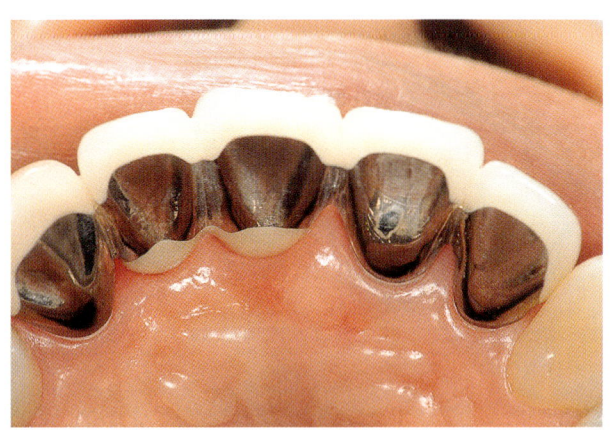

図6-11c：術後の舌面観。

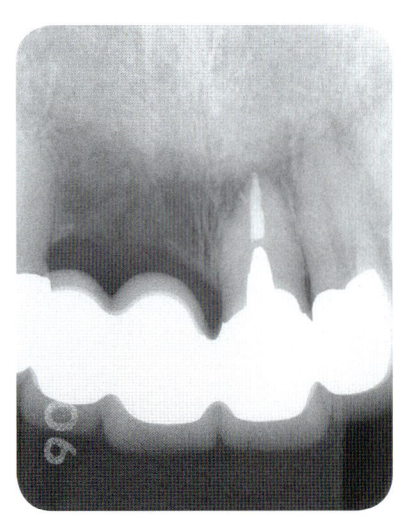

図6-11d：同エックス線写真。

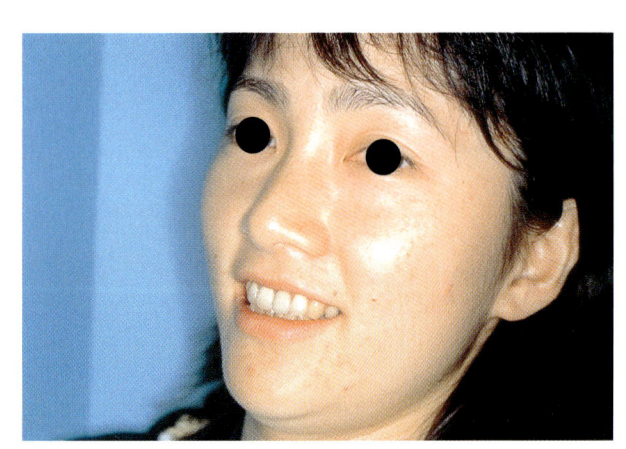

図6-11e：患者の口元と顔貌。

80

第7章
顎関節症の診断と治療

1. 顎関節症

　顎関節周辺または頭蓋、顔面、頸部の筋肉に違和感や疼痛を感じたり、開口障害、咀嚼障害、歯の知覚過敏、咬合痛、咬合異常などを主訴として来院する患者がいる。その多くが、顎関節症（TMJ Disorders）と称される慢性非感染性疾患であり、この原因として心因性ストレスと不正咬合が指摘されてきた。

　しかし、最近では、この疾患の病因・症状の複雑さと疼痛発現様式の多様さに配慮して、顎顔面頭蓋（Craniomandibular）、顎咀嚼系（Stomatognathic）、あるいは筋肉・筋膜疼痛（Myofascial）などの用語を冠した「機能障害症候群（Disfunction Syndrome）」として取り扱われている。また、治療も単科だけでなく、多くの診療科の連携によって行われる方向にある[3,4,6,9,10,20,37,38]。

　残念なことに、歯科開業医の立場では、現実には総合医科的なアプローチはできない。総合病院のペインクリニックや口腔外科の外来的な方策としては薬剤による疼痛のコントロール法も考えられるが、これも一歯科医院でまかなうには無理なことも事実である。薬剤の種類が多岐多種に及び、少数の顎関節症患者のためにそれらを完備するのは不可能なためである。神経内科的、または精神科的な方策もあろうが、これらの内容に至っては歯科では到底カバーしようがない。また、この病気の主因のひとつと考えられる心因性ストレスに関しては、たとえストレスの原因が判明したとしても、それを除去することは歯科医師にはできない。

　さらに、整形外科的または整体的な立場から身体の歪みの矯正を行うことでこの病気を改善する治療も実施されているが、フィジオセラピーの専門教育を受けずに治療を実践するのは危険であろう。

　以上に述べたごとく、この病気に対して歯科医師は無力な場合も多い。しかし、ストレスやその他の何らかの原因の結果として発現した顎口腔系の症状については、歯科医師がかなりの対処ができることも、よく経験するところである。特に、上下顎歯の咬合由来の症状に関しては歯科医師がエキスパート（専門家）である。本章では、日常臨床の立場から、歯科医院で対処できる歯科性顎関節症の診断と治療法について考察する。

2. 顎関節症の鑑別診断法

1 医科性顎関節症と歯科性顎関節症の鑑別

　現在のところ、頭蓋―顔面―顎―頸部の領域の疼痛は発生部位別に血管・循環器系、神経系、筋・筋膜系、顎内系および顎関節系の5つに分類されている。その診断に際しては、疼痛がどこの部位から発現しているのかを明確にする必要がある。血管・循環器系と神経系からの疼痛は、医科性顎関節症として一般医科へ治療を依頼するべきであろう。一方、筋・筋膜系と顎内系および顎関節系からの疼痛は歯科性顎関節症として歯科医師が治療に携わって良いと考えられる。ことに、咬合由来の歯科性顎関節症の治療は歯科医師の専門分野である。

（1）医科性顎関節症と歯科性顎関節症の鑑別診断
　　（負荷テスト法：表7-1の鑑別1）

　ここで顎関節症の鑑別診断法として有効な、病因部への「負荷テスト法：Loadind Test」を解説する（表7-1）。

　負荷テスト法は、リーフゲージを5〜10分、前歯部で咬ませることで行う。これにより、両側の側頭筋および外側翼突筋上腹は収縮し、両側の外側翼

突筋下腹は弛緩する。また、顎関節には顆頭—円板アセンブリーと関節構造へ負荷が与えられる。

この負荷テスト中、患者が主訴とする顎関節周辺や筋肉の疼痛が増悪しなければ、医科性顎関節症と鑑別し、一般医科、特にペインクリニックへの転医を患者に勧める。一方、負荷テスト中、顎関節周辺や筋肉の疼痛が放散性に発現したら、歯科性顎関節症と鑑別し、次の鑑別診断へ移る。

2 歯科性顎関節症の鑑別

（1）歯科性顎関節症の鑑別診断
（負荷テスト法：表7-1 の鑑別2）

歯科性顎関節症のうち、筋・筋膜性か、顎内性か、顎関節性かを鑑別する。

前述の負荷テストを終了し、リーフゲージを前歯部から取り去って咬むのをやめさせる。顎関節周辺や筋肉の疼痛がすぐに消失する症例は、筋・筋膜性

鑑別1

負荷テストを行う
方法：アンテリア・デプログラミング・ディバイス
　　　（例：リーフゲージ、ルシア・ジグなどを前歯部で咬ませる）
時間：5～10分
負荷部位：
筋　肉 – 側頭筋（両側）は収縮
　　　　外側翼突筋上腹（両側）は収縮
　　　　外側翼突筋下腹（両側）はリラックス
顎関節 – 圧迫される（顆頭—円板アセンブリーと顎関節構造に負荷）

疼痛が　ない → **医科性顎関節症**　他科との協力（ペインクリニック、口腔外科へ転医）
疼痛が　ある → **歯科性顎関節症**　疼痛は顎関節部または筋肉部から発現

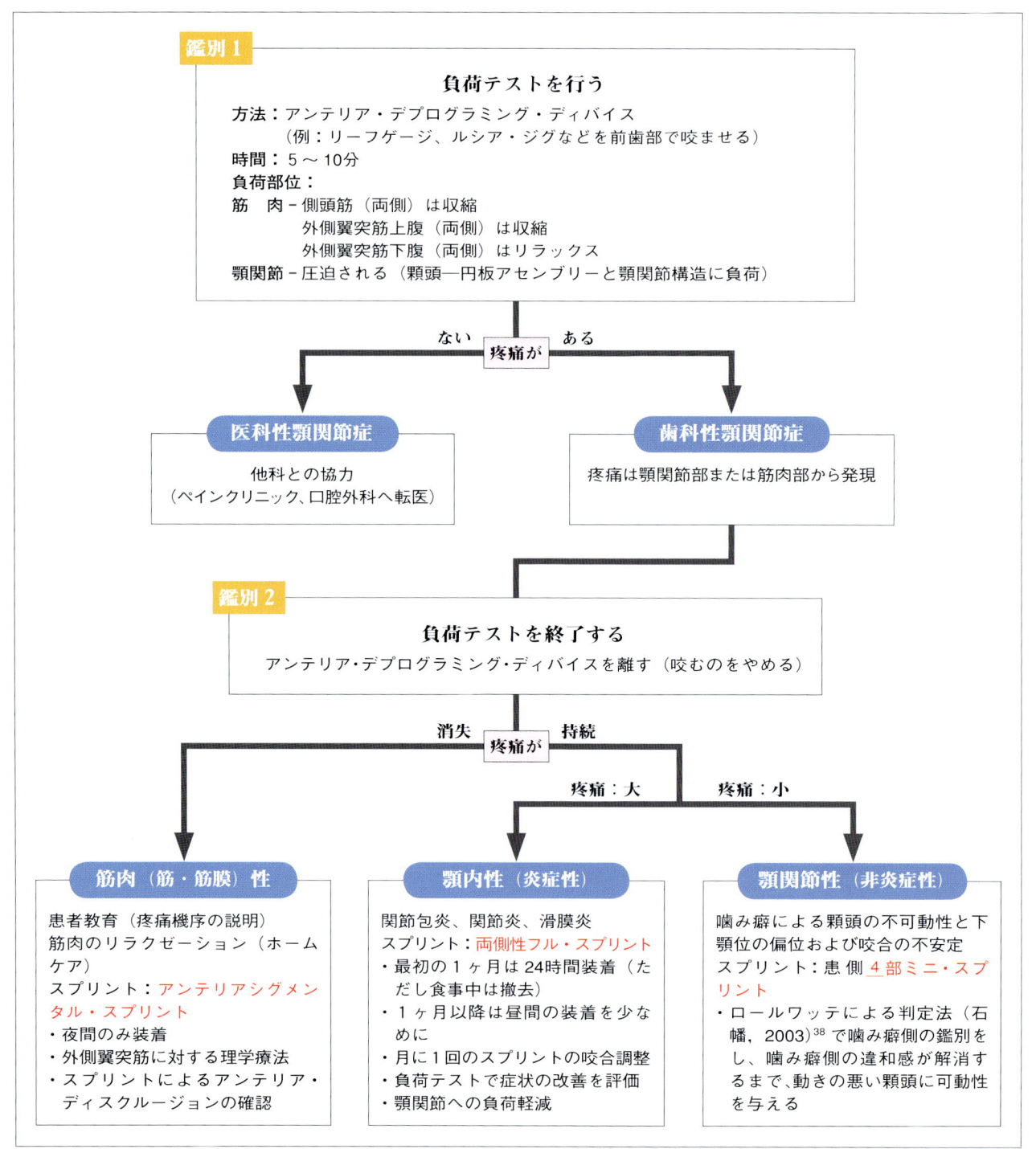

鑑別2

負荷テストを終了する
アンテリア・デプログラミング・ディバイスを離す（咬むのをやめる）

疼痛が　消失 → **筋肉（筋・筋膜）性**
疼痛が　持続
　　疼痛：大 → **顎内性（炎症性）**
　　疼痛：小 → **顎関節性（非炎症性）**

筋肉（筋・筋膜）性
患者教育（疼痛機序の説明）
筋肉のリラクゼーション（ホームケア）
スプリント：アンテリアシグメンタル・スプリント
・夜間のみ装着
・外側翼突筋に対する理学療法
・スプリントによるアンテリア・ディスクルージョンの確認

顎内性（炎症性）
関節包炎、関節炎、滑膜炎
スプリント：両側性フル・スプリント
・最初の1ヶ月は24時間装着（ただし食事中は撤去）
・1ヶ月以降は昼間の装着を少なめに
・月に1回のスプリントの咬合調整
・負荷テストで症状の改善を評価
・顎関節への負荷軽減

顎関節性（非炎症性）
噛み癖による顆頭の不可動性と下顎位の偏位および咬合の不安定
スプリント：患側 4部ミニ・スプリント
・ロールワッテによる判定法（石幡、2003）[38] で噛み癖側の鑑別をし、噛み癖側の違和感が解消するまで、動きの悪い顆頭に可動性を与える

表7-1：顎関節症の鑑別診断法とスプリントの使い分け

と鑑別する。一方、負荷テストを終了して、咬むのをやめさせても、顎関節周辺の疼痛が放散性に残って消失しない場合は、顎内性または顎関節性と鑑別できる。さらに疼痛の強弱と噛み癖の有無により、顎内性（炎症性）と顎関節性（非炎症性）に分けられる。

(2) 筋・筋膜性の歯科性顎関節症の補助的鑑別診断（クロポールセンの筋触診法）

咀嚼系と顔面周辺の筋肉の痙れん（スパズム）が原因で顎関節症の不快症状を訴える症例を散見する。いわゆる筋原性の症状を他の病因と鑑別する補助的方法として、クロポールセンの筋触診法（Krough Poulsen's Muscle Palpation）は有効である。内容と術式を表7-2および図7-1a〜sに示す。筋肉の触診によって、咬合病の症状が筋肉の痙れん（スパズム）、疼痛、過緊張によって生じているとわかったら、アンテリアシグメンタル・スプリント法による治療を選択すると良い。

(1) 最大開口量
(2) 下顎の偏位
(3) 顎関節雑音
　Click（クリック音）　　：円板の変位
　Crepitus（捻髪音）　　：円板の変位または穿孔
　Popping（ポッピング）：円板の変位または変性

(4) 筋肉の触診
　①顎関節　　　　　　⑦顎二腹筋
　　（外側面と外聴道）　⑧内側翼突筋
　②咬筋（浅部と深部）　　（口腔外と口腔内）
　③側頭筋　　　　　　⑨側頭筋
　　（前部と後部）　　　　（口腔内の筋突起部）
　④頭頂部　　　　　　⑩外側翼突筋
　⑤後頸部　　　　　　　（口腔内）
　⑥胸鎖乳突筋
　　（上部と下部）

表7-2：補助的鑑別診断法としてのクロポールセンの筋触診法

筋・筋膜性の歯科性顎関節症の補助的鑑別診断—クロポールセンの筋触診法

最大開口量と下顎の偏位

▶**図7-1a**：最大開口量。プラスチック製ものさしで最大開口位での上下顎前歯の切縁間距離を計測する。3横指（40〜45mm）が正常の目安。両側の外側翼突筋下腹の活動性を診断できる。

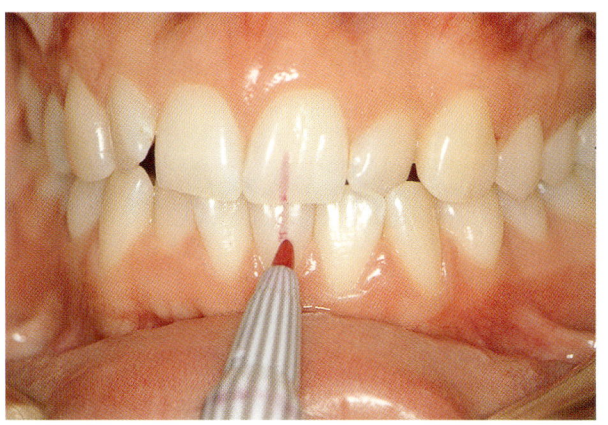

図7-1b：下顎の偏位。咬頭嵌合位で上下切歯部に直線を印記しておく。

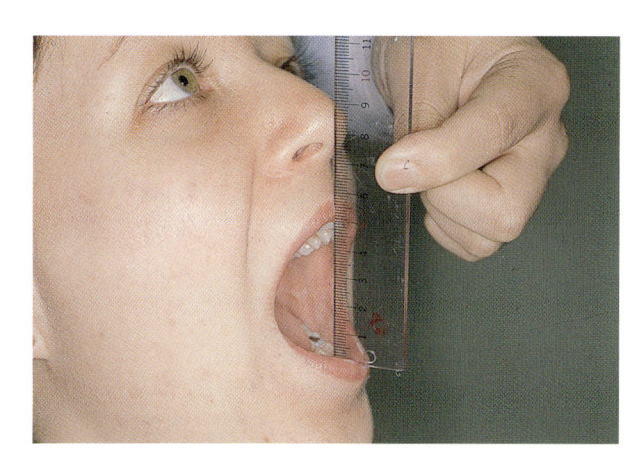

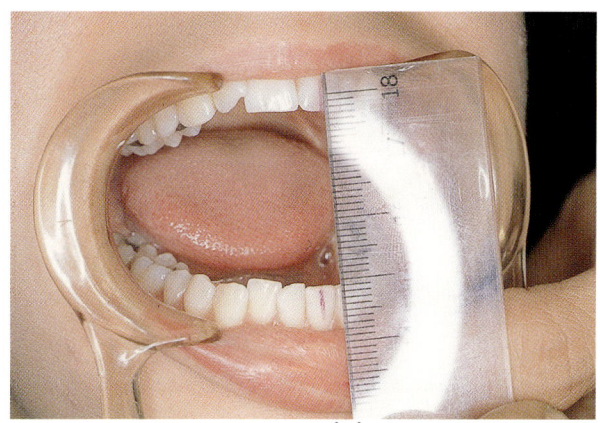

図7-1c：最大開口位での直線のずれを評価。筋肉の活動性の劣る側へ下顎が偏位する。偏位した方向が患側になる。

顎関節雑音

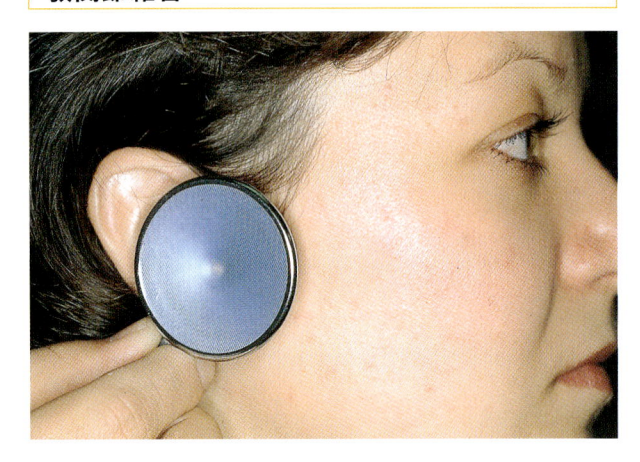

◀図7-1d：内科用聴診器を用いて、開閉時の顎関節雑音を調べる。円板の変位、変性または、外側翼突筋の上腹と下腹の収縮の不調和によって顆頭—円板アセンブリーの動きが乱されると雑音を生じる。

顎関節の触診

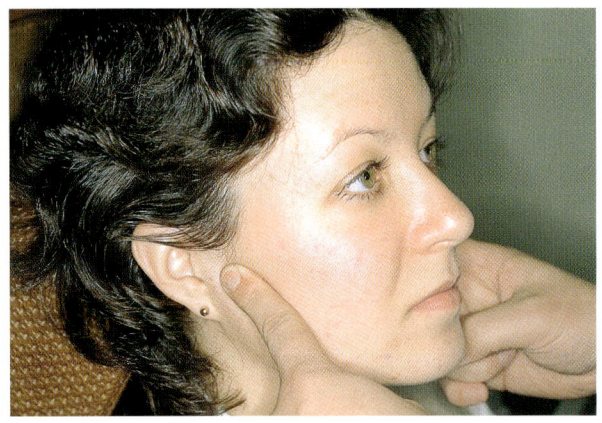

図7-1e：咬頭嵌合位で、左右の顎関節を外側から圧迫。関節包とその周辺の疼痛の有無により診断を行う。

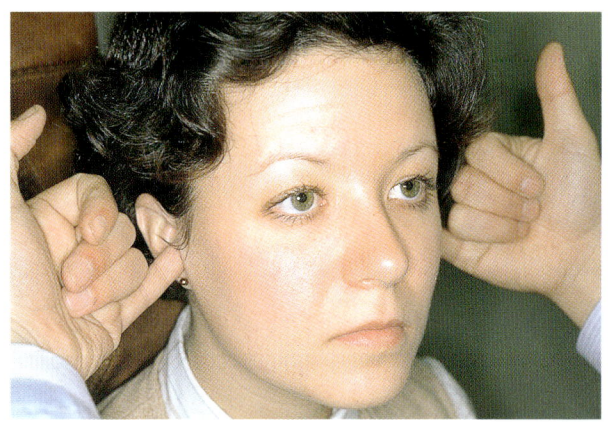

図7-1f：両側外聴道へ小指を浅く挿入して前方へ引き、顎関節後方へ圧力を加える。疼痛や極度の圧迫感がなければ正常。

筋肉の触診

▶咬筋浅部

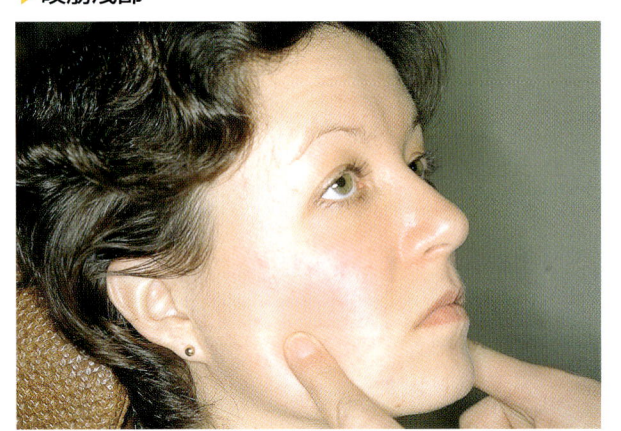

図7-1g：咬筋の触診。浅部。

▶咬筋深部

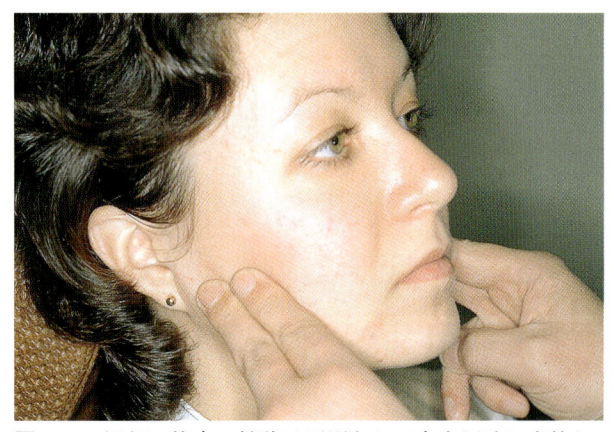

図7-1h：深部。筋肉の触診は原則として左右同時に実施し、その左右差や痛みの程度を診断の目安にする。この筋肉は過度の咬みしめが持続すると、痛みを生じることがある。

第 7 章　顎関節症の診断と治療

▶側頭筋前部

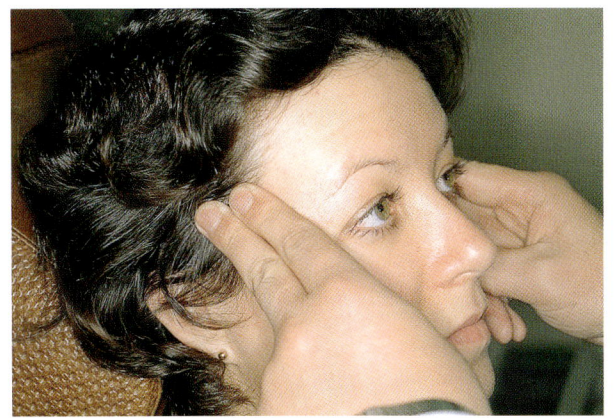

図7-1i：側頭筋の触診。前部。左右同時に実施して、疼痛と左右差の有無を尋ねる。

▶側頭筋後部

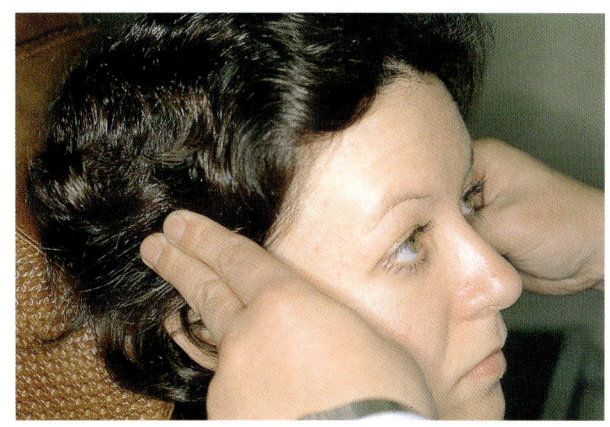

図7-1j：後部。下顎の閉口の主役であるため、閉口路に干渉（過度のアンテリア・ガイダンスや臼歯の咬頭干渉）があると疼痛を生じやすい。いわゆる偏頭痛の原因にもなる。

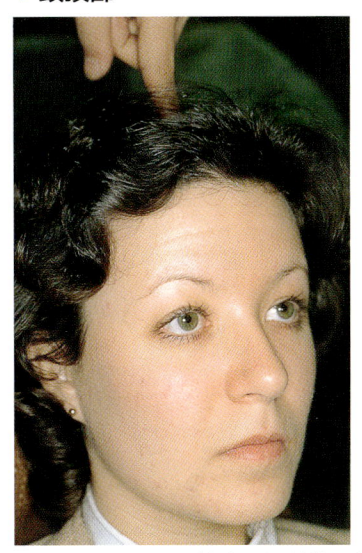

▶頭頂部

図7-1k：頭頂部の触診。側頭筋や後頭部の筋肉が過度に緊張すると、頭頂部に痛みの兆候が出る。

▶後頸部

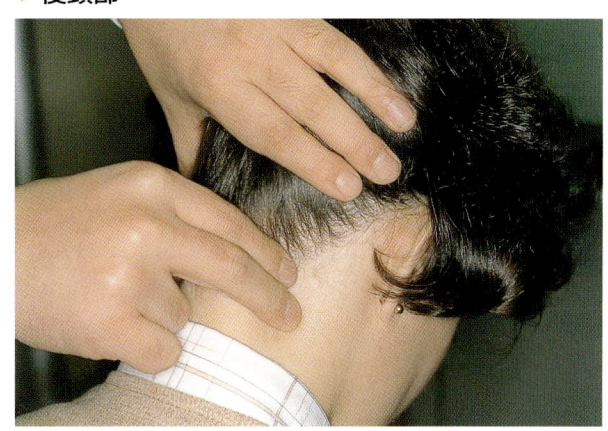

図7-1l：後頸部の触診。頭位と下顎位が無理な姿勢を強いられると、後頸部の筋肉が痙れん（スパズム）して痛みの原因になる。

▶胸鎖乳突筋上部

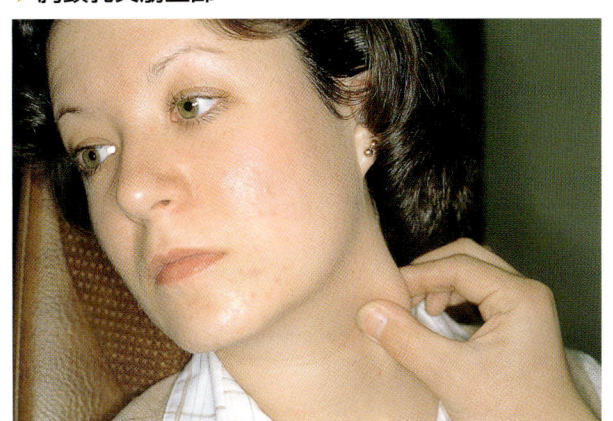

図7-1m：胸鎖乳突筋の触診。上部。

▶胸鎖乳突筋下部

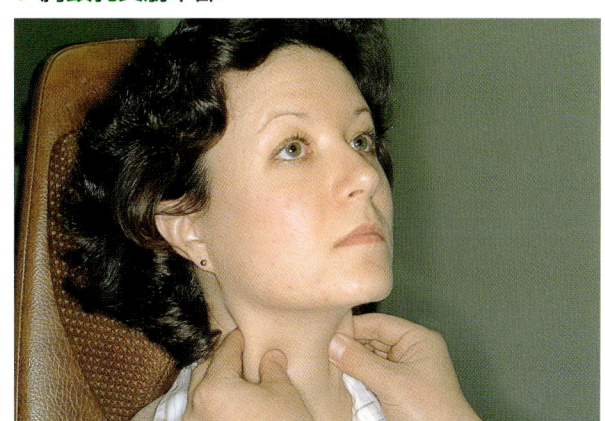

図7-1n：下部。頭位の前後屈および左右旋回をつかさどるため、頭位の無理な姿勢によって痙れん（スパズム）する。また、下顎運動時の頭位固定筋であるため、下顎位に無理があると疼痛を生じる。

87

▶顎二腹筋

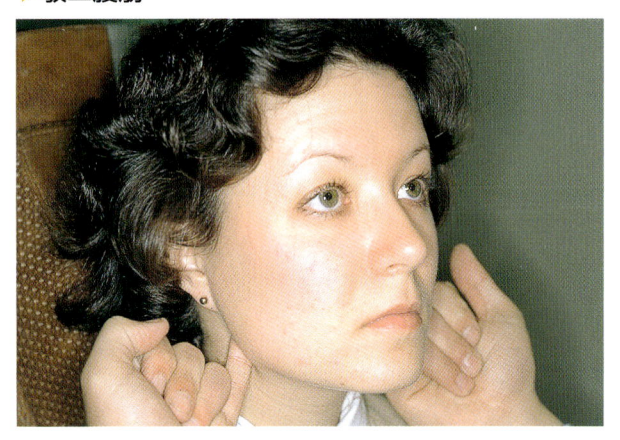

◀図7-1o：顎二腹筋の触診。舌骨筋群は下顎の開閉運動と関連し、顎二腹筋はその主役になる。閉口運動路に咬合干渉があったり、強い咬みしめが持続すると痙れん（スパズム）または疼痛を生じる。

▶内側翼突筋（口腔外）

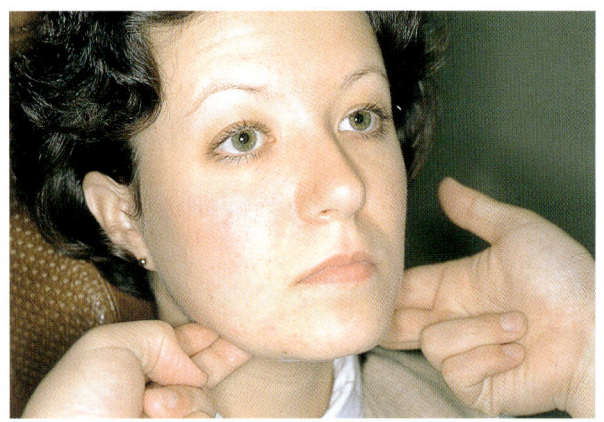

図7-1p：内側翼突筋の触診。口腔外。

▶内側翼突筋（口腔内）

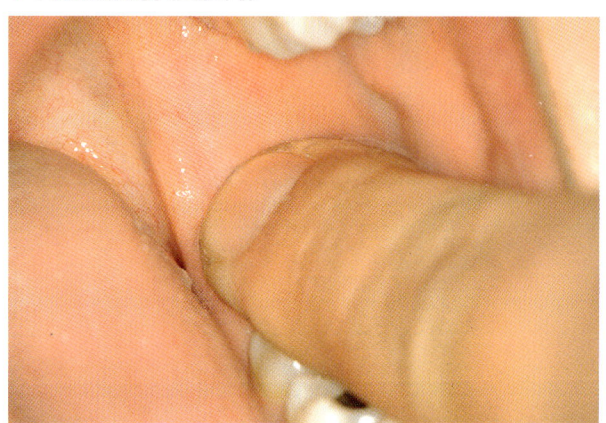

図7-1q：口腔内。咬筋と同じ役割を有し、臼歯の咬みしめの主役。そのため、極度の咬みしめが続くと痙れん（スパズム）することがある。

▶側頭筋（口腔内の筋突起部）

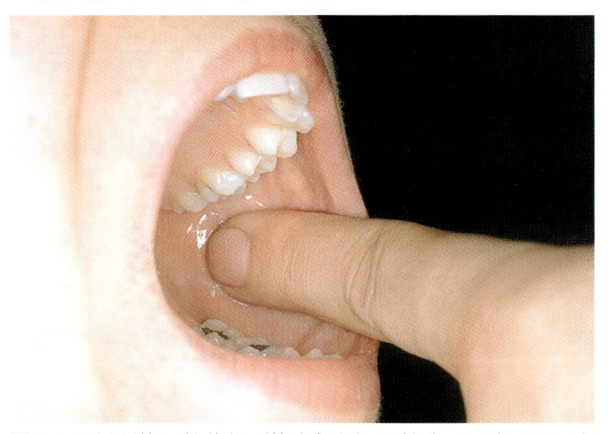

図7-1r：側頭筋の付着部（筋突起部）の触診。圧迫による痛みの有無を検討。閉口筋の主役としての活動性と疲労度を評価。

▶外側翼突筋（口腔内）

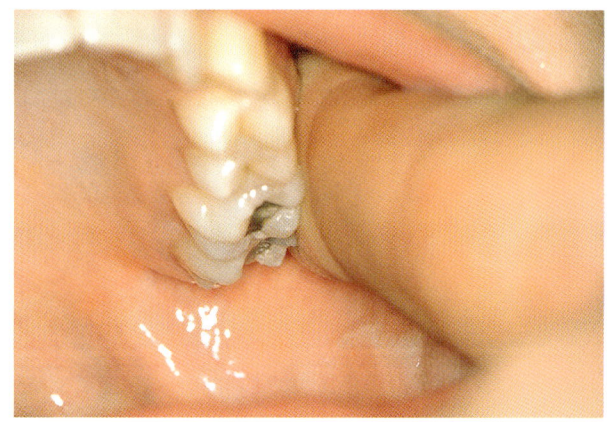

図7-1s：外側翼突筋の触診。実際に触れることはできないが、筋の下部組織を通して圧迫する。下顎の開閉運動と偏心運動の主役であるため、多くの場合、何らかの不快感や痛みを生じることが多い。

3. 歯科性顎関節症のスプリントの使い分け

1 筋・筋膜性の歯科性顎関節症（表7-3）

筋・筋膜性の歯科性顎関節症にはアンテリアシグメンタル・スプリントを用いる。

（1）アンテリアシグメンタル・スプリント

この治療法は、上顎前歯部に可撤式スプリントを装着することで、臼歯部でのブラキシズムを回避し、筋肉のリラックスをはかるものである。いくつかの注意事項を理解することが大切である（表7-4参照）。

① 夜間（就寝時）のみの装着とする。
② 翌朝のスプリント撤去時、短時間だが臼歯の咬頭嵌合に違和感を生じる。大抵は5～10分で解消。
③ 下顎切歯が咬合するスプリント面は咬合平面とほぼ平行な平坦面とする。
④ 偏心運動時に臼歯はディスクルージョン（離開）する。
⑤ 定期的（1～2ヶ月に1回）にリコールして、症状の改善の程度、効果の有無、スプリント面の咬耗の程度などを観察する。必要に応じて咬耗部にレジンを添加して、スムーズな面とする。
⑥ 症状が解消したらスプリントの使用を中止し、再発したら使用を始めることを指導する。
⑦ 筋肉の痙れん（スパズム）と疼痛が著しい場合は温シップ（温罨法）を併用する。
⑧ 症状のある側での咀嚼を制限するとともに、硬い食品やチューインガムなどの筋肉への負担の大きい咀嚼は中止させる。
⑨ 昼間のくいしばり（クレンチング）や歯ぎしりは自分で気づいて回避するよう患者自身に自己暗示を試みてもらう。

アンテリアシグメンタル・スプリントは、上顎の両側犬歯間に装着する可撤式副子である。通常は上下顎臼歯間に1mm程度のスペースができるよう咬合採得する。開咬症例（例えばアングルⅡ級1類）では咬頭嵌合位をわずかに挙上した垂直顎間距離で咬合採得しても良い。

前歯部にこのスプリントを装着して、臼歯部が咬合しないようにすることで、咬筋と内側翼突筋の活動が抑制され、他の閉口筋群（側頭筋や外側翼突筋上腹など）の活動が促進される。臼歯の咬頭干渉は排除されるため、顆頭—円板アセンブリーは下顎窩内の安定した位置にホールドされやすくなる。ブラキシズムの主役は咬筋と内側翼突筋だが、臼歯部の咬みしめはスプリントによって減少するため、結果的に顎口腔系の筋肉にやさしい状態が生じる。ブラキシズムの多発する夜間に装着することで、筋肉の痙れん（スパズム）や疼痛、歯の知覚過敏など咬合病の症状が早期に改善される。また、夜間装着を数ヶ月継続することで、非プラーク性歯周病、歯の動揺、開口障害などが解消されていくことも多い。

疼痛や機能障害の改善が認められたら、夜間装着を続行するよう指導する。症状が解消したら装着を中止する。ただし、アンテリアシグメンタル・スプリント法は一種の対症療法で、一過性的に症状に対処できたとしても、再発する可能性もある。患者にその旨をよく知らせておき、症状が再発したときには、アンテリアシグメンタル・スプリントの夜間装着を再開するよう注意しておくことも大切である。

スプリントの種類：アンテリアシグメンタル・スプリント
装着時間：夜間の就寝時のみ
　　　　　2週間ごとにスプリントの磨耗とファセットをチェック
　　　　　症状がなくなったら、使用を中止
作用機序：顎口腔系の筋肉のリラクゼーション
　　　　　スプリントによるアンテリア・ディスクルージョンの確認

表7-3：筋・筋膜性の歯科性顎関節症に用いるスプリント

（2）アンテリアシグメンタル・スプリントの製作法（図7-2a〜p）

一般的な製作順序を以下に列記する。

① 上下顎歯列の印象採得と作業模型の製作
② 中心位の咬合採得
　a）リーフゲージの枚数の決定
　b）臼歯部両側性ワックスバイト
③ 模型の咬合器装着
④ スプリント製作の技工操作
⑤ 口腔内試適、咬合調整、装着
⑥ 2週間ごとの再評価（はじめの1ヶ月間）

・夜間（就寝時）のみの装着
・咬み砕きにくい食品の制限
・患部の温罨法を併用

メインテナンス
・はじめの1ヶ月は2週間ごとにチェック
・1ヶ月以降は月1回（半年間）
・症状が改善したら、装着中止
・症状が再発したら、装着再開
・歯ぎしりによるスプリント磨耗面にはレジンを添加して平坦面に再築盛

表7-4：アンテリアシグメンタル・スプリントの装着直後の注意事項

アンテリアシグメンタル・スプリントの製作法

中心位の咬合採得

図7-2：前歯部にリーフゲージを咬ませる。

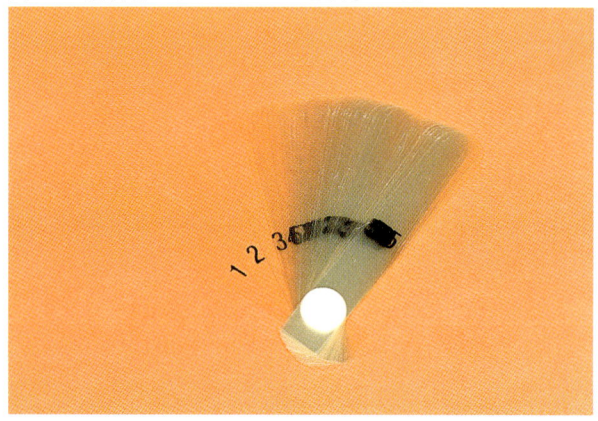

図7-2a：下顎を前後運動させて中心位へ誘導する。このとき、上下臼歯間に1〜1.5mmのクリアランスができるようリーフゲージの枚数を決める（リーフは1枚0.1mmの厚さ。通常は20〜30枚が有効）。

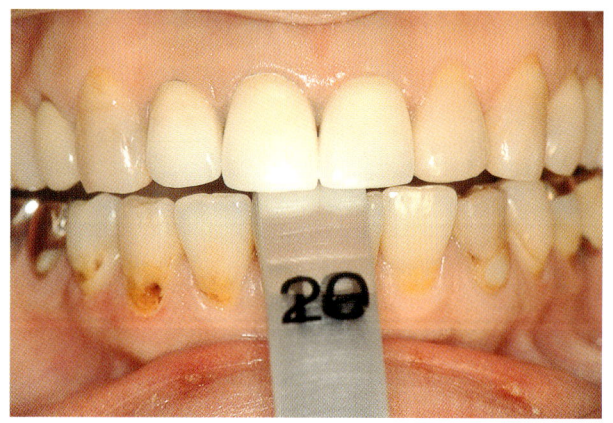

図7-2b：下顎の前後運動を繰り返し、再現性の高い、安定した中心位を求める。

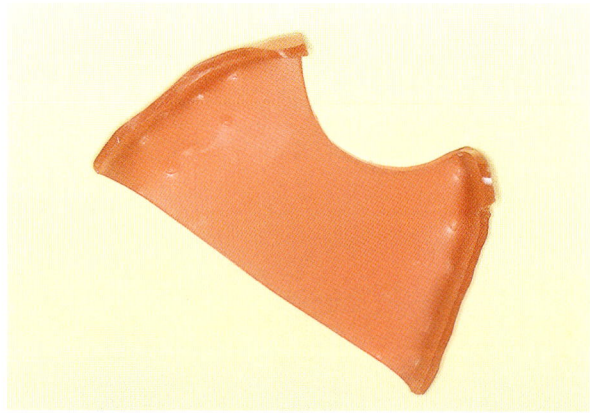

図7-2c：上顎の側切歯間を切り抜いたワックスバイトを準備しておく。45℃のお湯で温めて軟化した後、上顎歯列に圧接し、適合しやすくしておく。

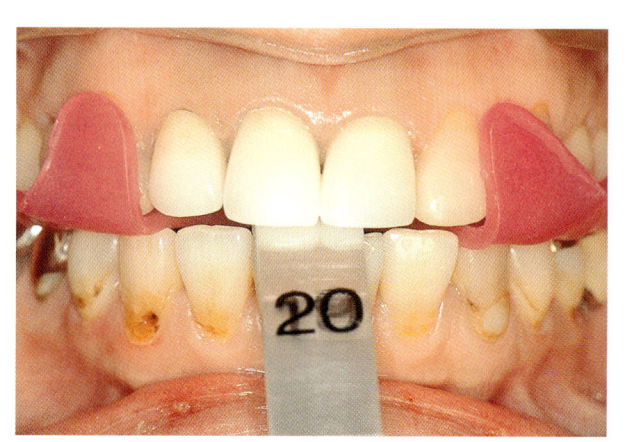

図7-2d：リーフゲージとワックスバイトによる中心位の咬合採得。前歯部にリーフゲージを咬ませることで外側翼突筋上腹と側頭筋が機能して顆頭—円板アセンブリーが下顎窩内の安定した位置におさまる。

第7章　顎関節症の診断と治療

技工操作

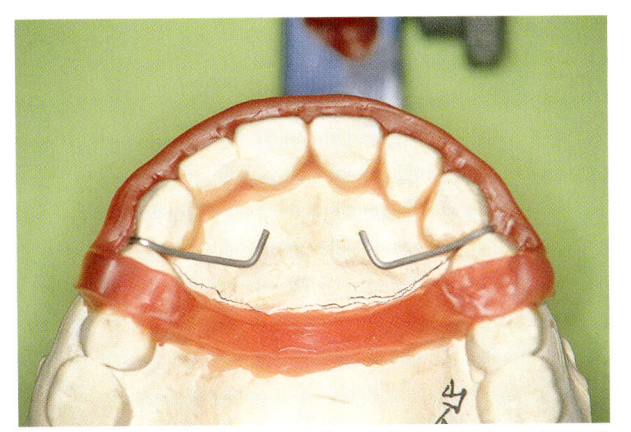

図7-2e：咬合器に上下顎歯列模型を装着した後、上顎作業模型をブロックアウト。犬歯遠心部にボールクラスプを設置。

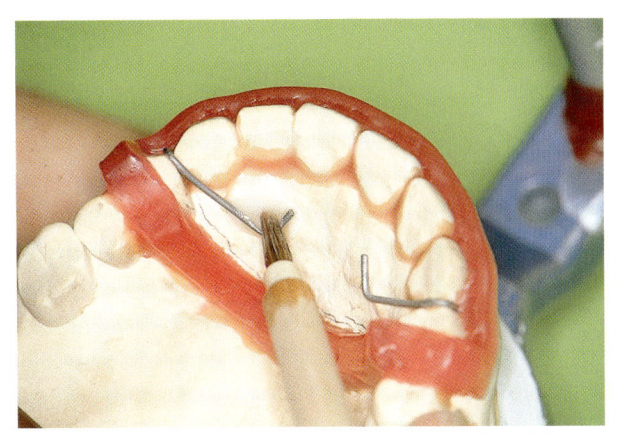

図7-2f：分離剤を塗布した後、透明レジンを築盛、重合。

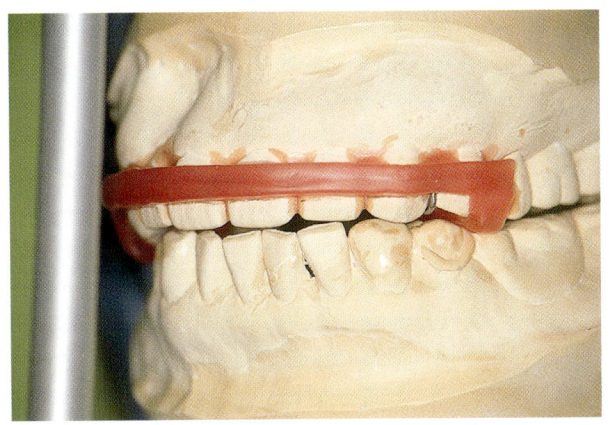

図7-2g：臼歯はディスクルージョンできるよう、スプリントでアンテリア・ガイダンスを形成。できるだけ緩傾斜にする。

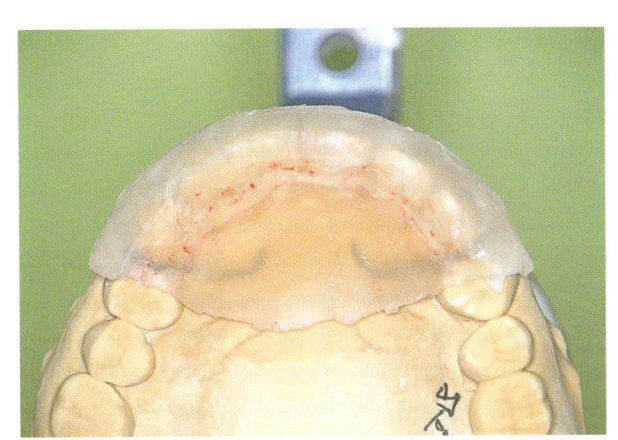

図7-2h：下顎切歯がスプリント上の平坦面で咬めるよう調整。

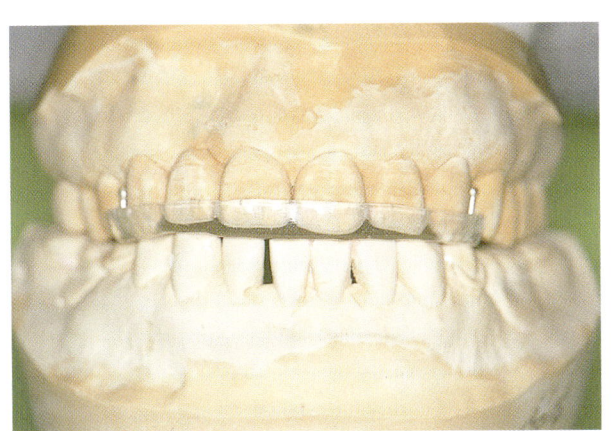

図7-2i, j：技工操作の完了したスプリント。i：咬合器上での状態。j：切縁面観。　　　　　　　　　　　　　　　　　i｜j

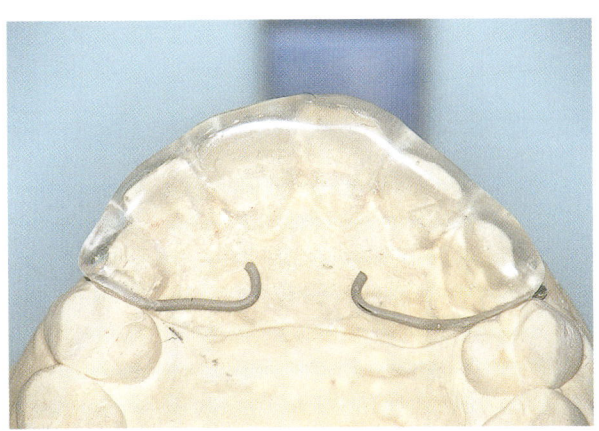

口腔内咬合調整と装着

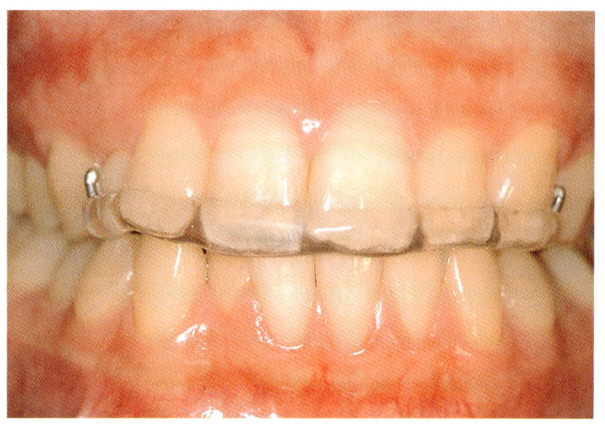

図7-2k：口腔内で適合を確認。緊密すぎても、緩すぎても良くない。不快感のない適合が不可欠。

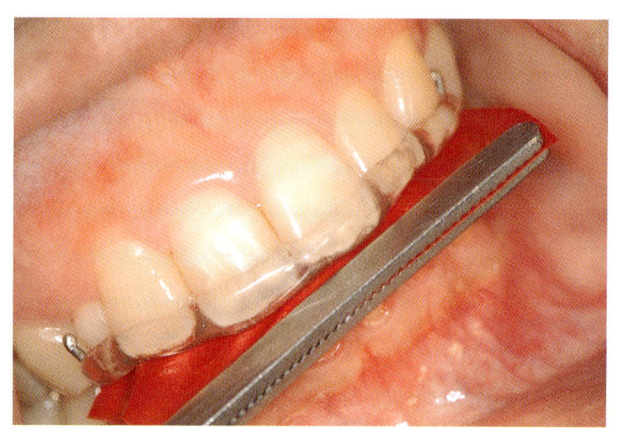

図7-2l：中心位での咬合調整。中心位でタッピングさせて、高い部分を印記する。

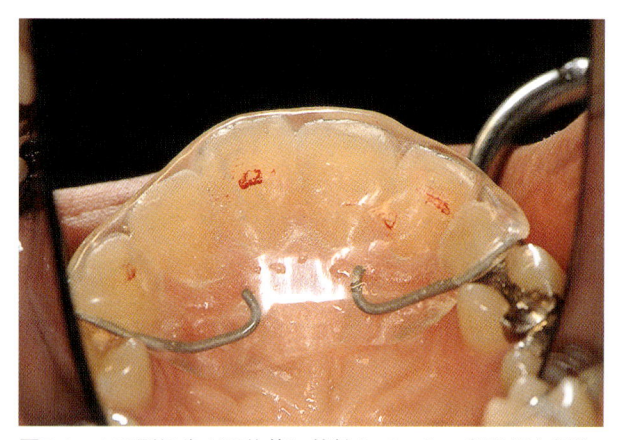

図7-2m：下顎切歯が不均等に接触している。印記部を削除。

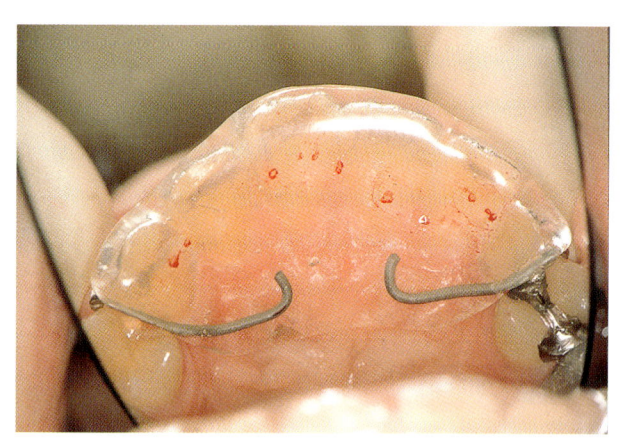

図7-2n：咬合調整を繰り返し、下顎切歯が均等に咬合接触するよう修正。

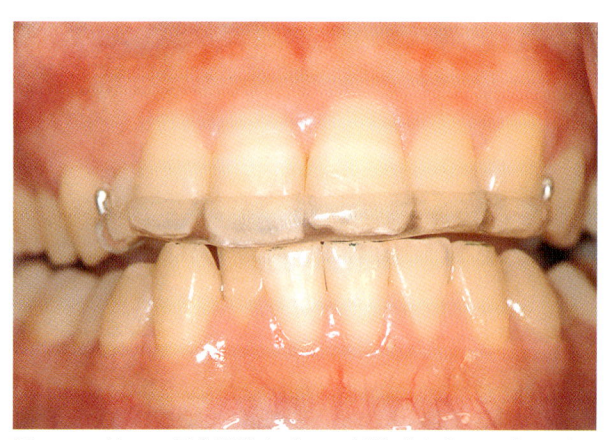

図7-2o：続いて偏心運動させて、抵抗感がないようスプリントのガイド面を調整。

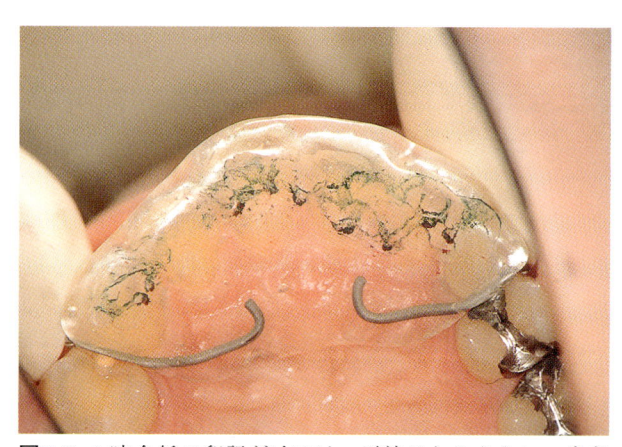

図7-2p：咬合紙の印記だけでは、干渉はわからない。患者に尋ねて下顎運動の邪魔になる部位を評価。不用なガイダンスを除去または緩傾斜に調整する。

第7章　顎関節症の診断と治療

筋・筋膜性の歯科性顎関節症症例

アングルⅡ級1類症例

▶咬頭嵌合位

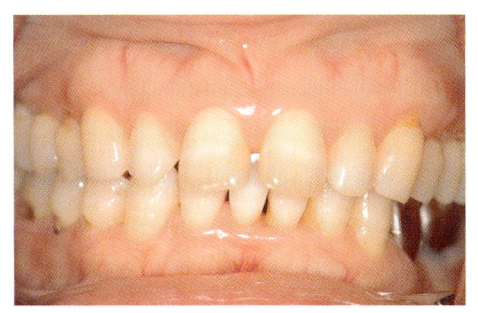

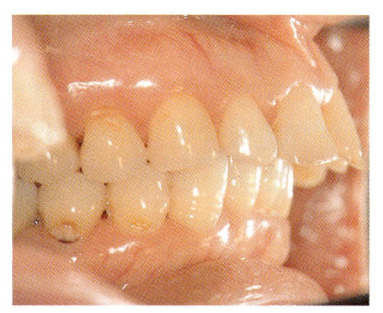

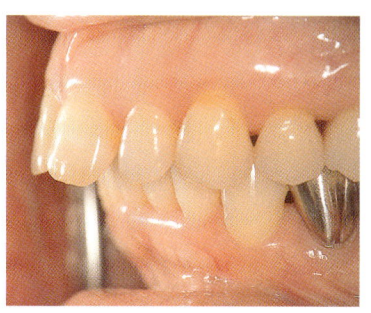

図7-3a〜c：咬頭嵌合位。a：前方面観。b：右側面観。c：左側面観。アンテリア・ガイダンスが欠如している。そのため、閉口路のガイドはなく、下顎位は不安定で、顎関節は習慣的に緩くなりやすい。臼歯のディスクルージョンは難しく、咬頭干渉の結果、筋肉の痙れん（スパズム）や疼痛を生じている。

a｜b｜c

図7-3d〜g：アンテリアシグメンタル・スプリントの夜間装着による症状の改善または解消法。

▶中心位

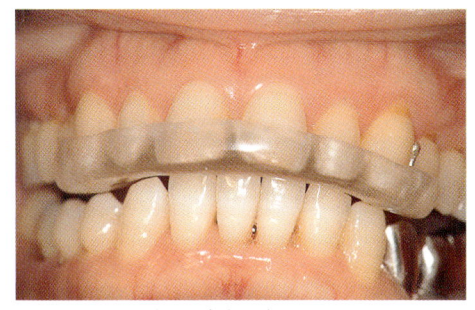

図7-3d：中心位の前方面観。アンテリアシグメンタル・スプリントを夜間装着させる。下顎切縁はスプリントの平坦面と咬合させる。

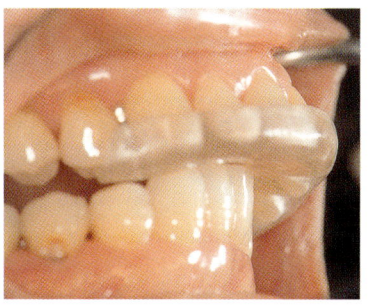

図7-3e：中心位の右側面観。下顎切縁をスプリントの平坦面と咬合させることで顆頭—円板アセンブリーは安定しやすくなる。

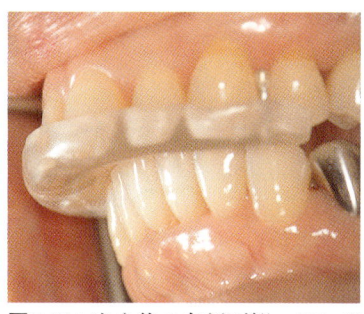

図7-3f：中心位の左側面観。アングルⅡ級1類症例では過度の咬合挙上は禁忌であるため、スプリントの顎位も挙上を最小限にすることが大切である。

▶偏心位

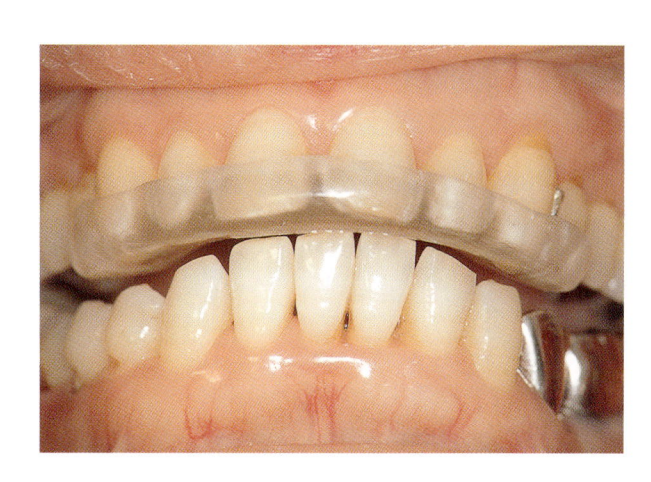

▶図7-3g：前方位の前方面観。アンテリア・ディスクルージョンをスプリントで付与する。

アングルⅡ級2類症例

図7-4a〜c：上下顎前歯の被蓋が深い。アンテリア・ガイダンスが急傾斜すぎるため、下顎の閉口路は絶えず後方へ規制される。前歯の著しい咬耗または筋肉の痙れん（スパズム）を訴える場合が多い。

◀図7-4a：臼歯の疼痛、筋肉の痙れん（スパズム）と疼痛、および下顎前歯の磨耗を主訴として来院。

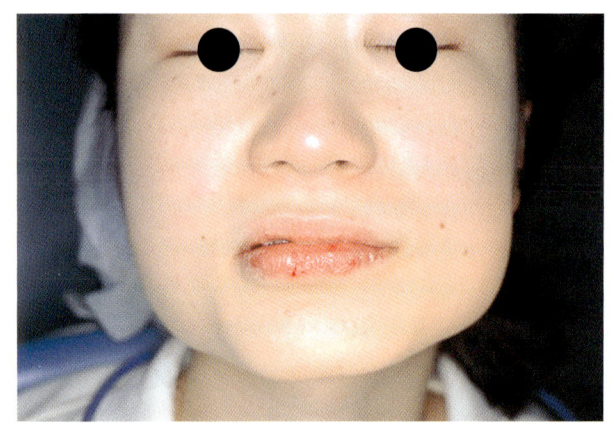

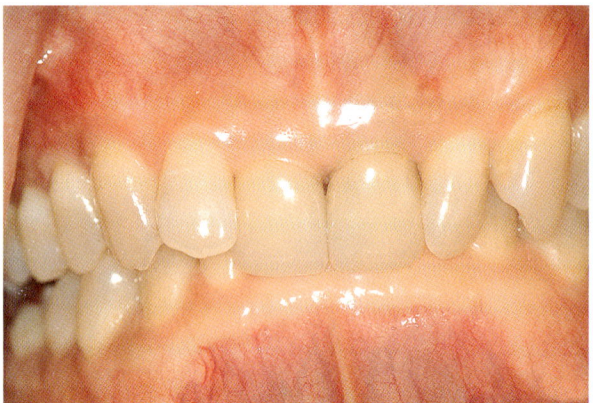

図7-4b：上下顎前歯の過蓋咬合。

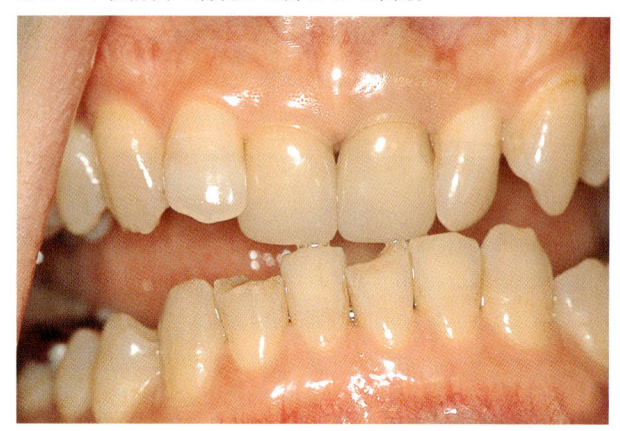

図7-4c：下顎前歯の切縁の破折。咬合性外傷によるチッピングに注目。

図7-4d〜f：アンテリアシグメンタル・スプリントによる症状の改善。

◀図7-4d：アンテリアシグメンタル・スプリントの夜間装着によって、筋肉の痙れん（スパズム）と疼痛、および臼歯部疼痛を解消できた。

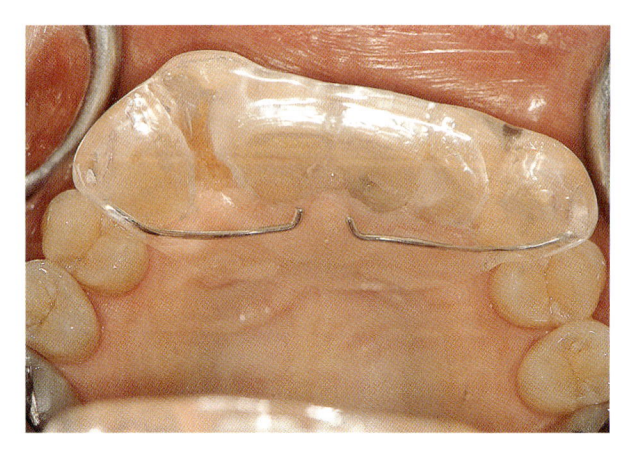

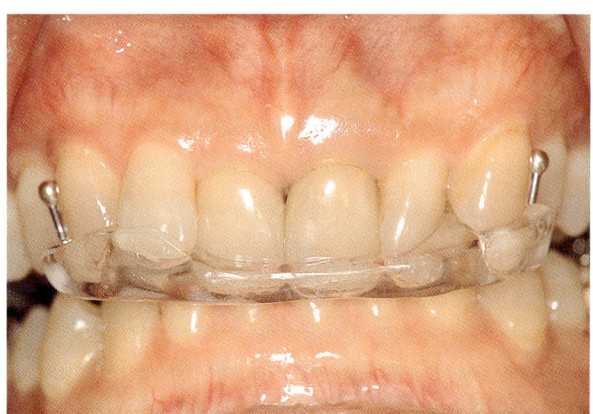

図7-4e：中心位の前方面観。

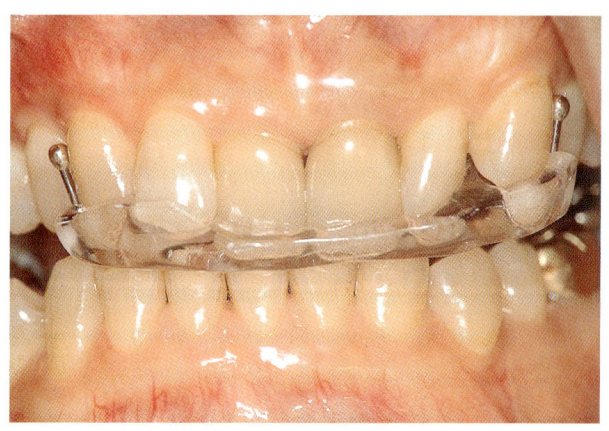

図7-4f：前方位の前方面観。

2 顎内性（炎症性）の歯科性顎関節症

（表7-5）

　炎症性で、疼痛が著しい症例である。特に関節包炎、滑膜炎、関節炎などが挙げられる。顎内性（炎症性）の歯科性顎関節症にはスタビリゼーション型スプリントを用いる。

（1）スタビリゼーション型スプリント

　この治療法は、上顎臼歯列に可撤式フル・スプリントを装着することで、顎関節部への負荷の軽減をはかるものである。前述の「2．顎関節症の鑑別診断法」で示したように、顎関節部に病変が存在すると診断された症例に使用すると有効である。筋肉への負担軽減を目的とするアンテリアシグメンタル・スプリントとは作用機序がまったく異なる。そのため、スタビリゼーション型スプリントの使用に際しては、いくつかの注意事項を遵守する必要がある。

①上顎に装着する。スプリント上で臼歯の中心位咬合、前歯のアンテリア・カップリング、アンテリア・ディスクルージョンを再現。
②装着開始後の1ヶ月間は24時間装着使用。ただし、食事中は必ず撤去しておく。
③2ヶ月目以降は昼間の装着時間を徐々に減少させていく。症状の大小（強弱）によって装着時間を変える。6〜12ヶ月間は様子をみながら、チェックを繰り返す。
④チェック期間中、月に1回のスプリント咬合面の調整を実施する。
⑤最後方臼歯部に生じる凹陥した磨耗部はレジンを填塞して、フラット（平坦）な面に形成し直す。
⑥症状の寛解の程度は、負荷テスト（「2．顎関節症の鑑別診断法」参照）を10分間実施して評価する。

（2）スタビリゼーション型スプリントの製作法（図7-5a〜m）

　このスプリントの一般的な製作順序を以下に示す。

①上下顎歯列の印象採得と作業模型の製作
②中心位の咬合採得
　a）アンテリア・ジグ（ルシア・ジグ）による中心位の確認（アンテリア・ジグの製作法については第2章参照）
　b）ワックスバイトによる咬合採得
③上下顎作業模型の咬合器装着
④スプリント製作の技工操作
⑤スプリントの口腔内試適、咬合調整、装着
⑥2週間ごとの再評価（最初の1ヶ月間）
⑦1ヶ月に1回の咬合修正（1ヶ月目以降）と負荷テストによる再評価
⑧症状の強弱により、6〜12ヶ月のチェック

スプリントの種類：可撤式フル・スプリント（スタビリゼーション型）
装着時間：最初の1ヶ月は24時間（食事中は撤去）。
　　　　　2ヶ月目以降は、昼間の装着時間を徐々に減らしていく。疼痛とその他の症状が軽減するまで装着（通常6〜12ヶ月）。
　　　　　1ヶ月ごとにスプリントの磨耗をチェック。また、負荷テストを繰り返し、顎関節の治癒状況を評価。
作用機序：顎関節への負荷や圧迫を解除。
　　　　　スプリントで臼歯の中心位咬合、前歯のアンテリア・カップリング、アンテリア・ディスクルージョンを付与。

表7-5：顎内性（炎症性）の歯科性顎関節症に用いるスプリント

スタビリゼーション型スプリントの製作法

中心位の咬合採得と上下顎模型の咬合器装着

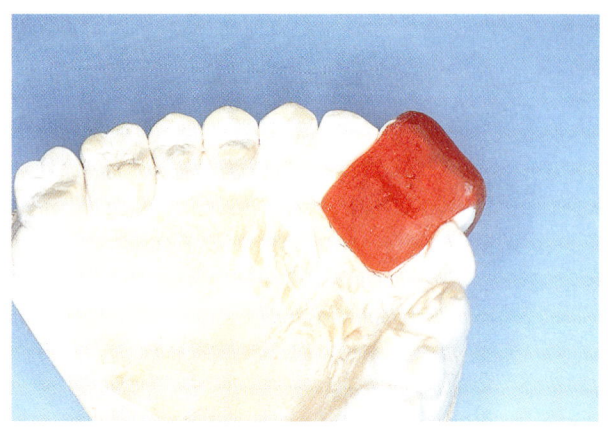

図7-5a：アンテリア・ジグの製作（第2章「原則1　臼歯の中心位咬合」参照）。レジン築盛後、研磨を完了した状態。舌面観。下顎切歯との咬合接触部は咬合平面と平行な面にしておく。

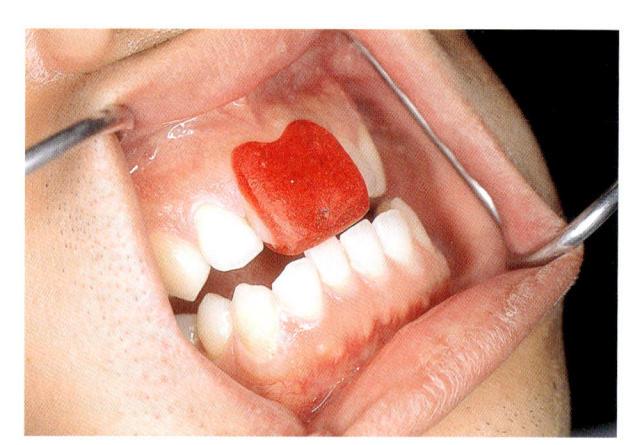

図7-5b：口腔内試適。ジグの正中寄りで下顎切歯切縁が1点で咬合するよう調整する。臼歯のクリアランスは1〜1.5mmとする。

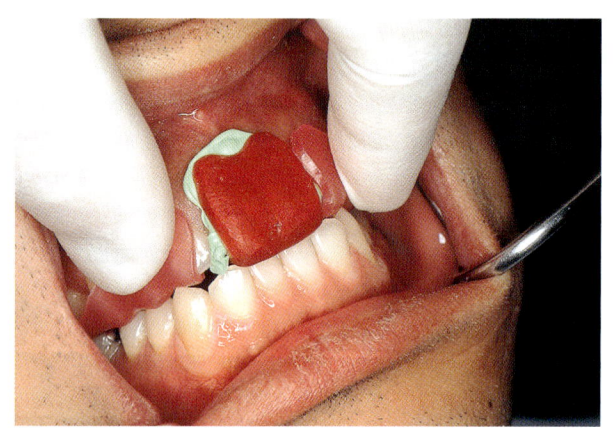

図7-5c：下顎を中心位で閉口させて咬合採得。

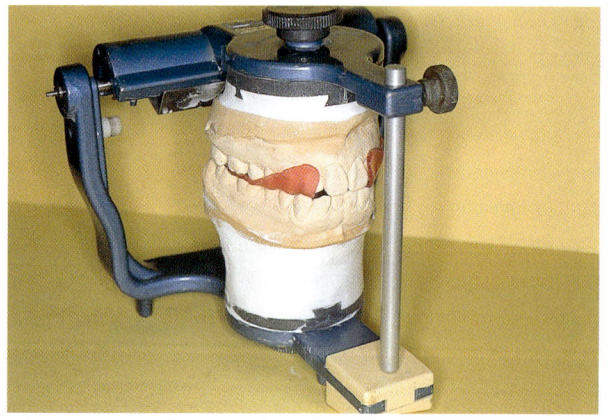

図7-5d：上下顎模型の咬合器装着完了。

咬合の安定に使用するスプリント

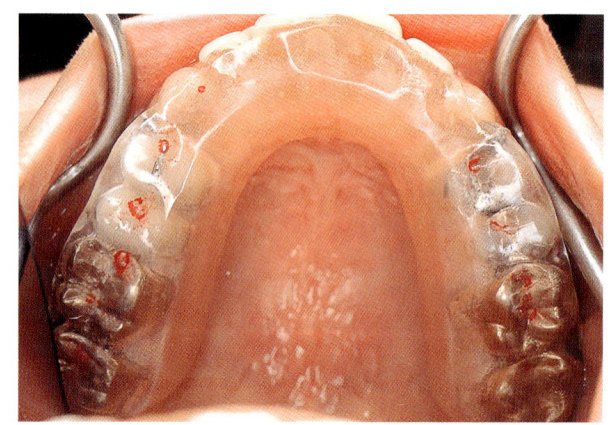

図7-5e：臼歯の中心位咬合、前歯のアンテリア・カップリング、アンテリア・ディスクルージョンをスプリントで確立していく。

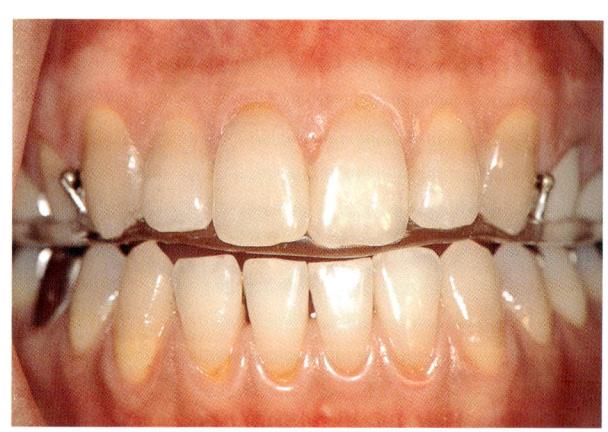

図7-5f：咬合の安定が得られるまで装着を継続する。

第7章　顎関節症の診断と治療

咬合の安定を試みた症例

▶図7-5g：矯正治療を完了したが、咬合の不安定および疼痛症状を主訴として来院した。負荷テストによって顎内性（炎症性）の歯科性顎関節症と診断。フル・スプリントを適用。術前前方面観。

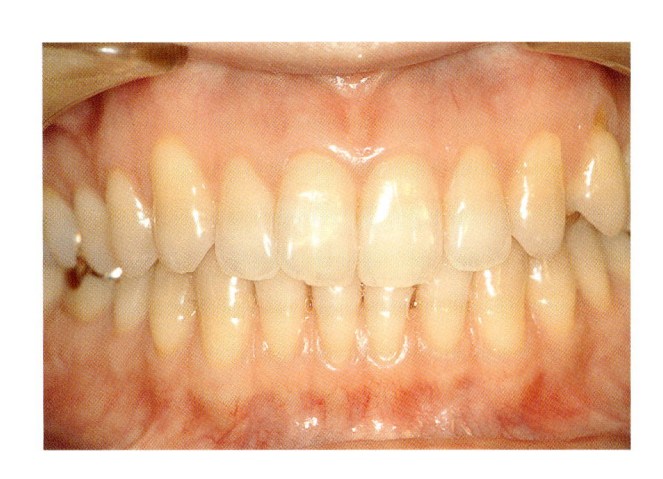

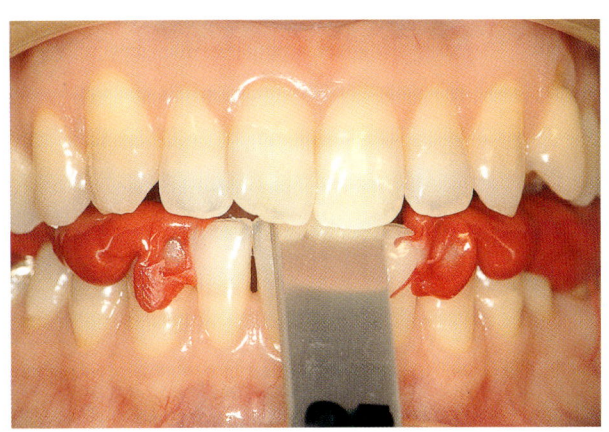

図7-5h：中心位のバイト。

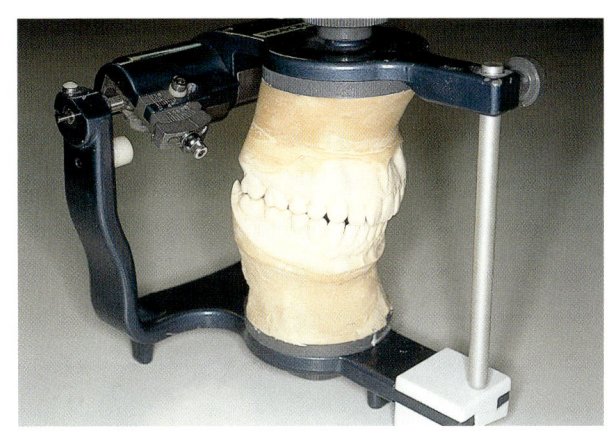

図7-5i：咬合器上に上下顎歯列模型を装着。

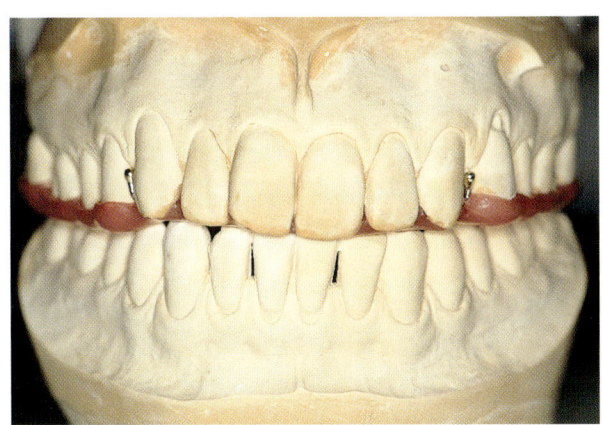

図7-5j：スタビリゼーション型スプリントのワックス・アップ。前方面観。

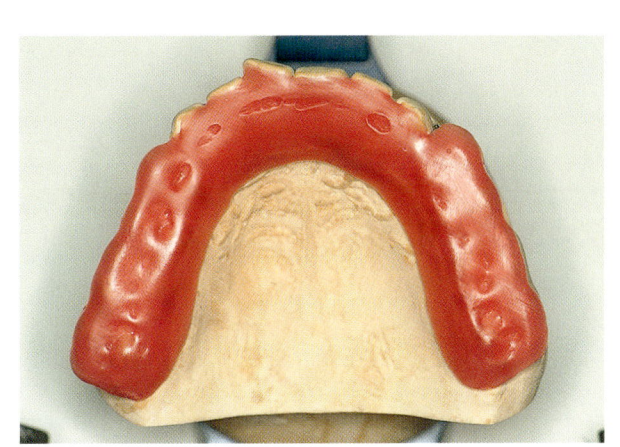

図7-5k：臼歯の中心位咬合、アンテリア・カップリングおよびアンテリア・ディスクルージョンをスプリントで付与する。

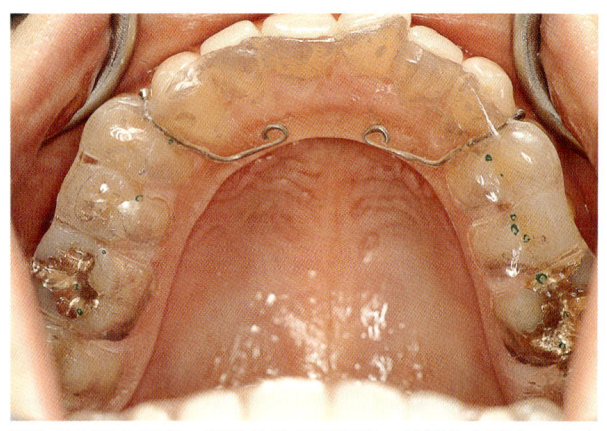

図7-5l：咬合面観。調整は月1回実施。長期的な咬合のメインテナンスが必要になることが多い。磨耗面にはレジンを添加して、平坦面にする。

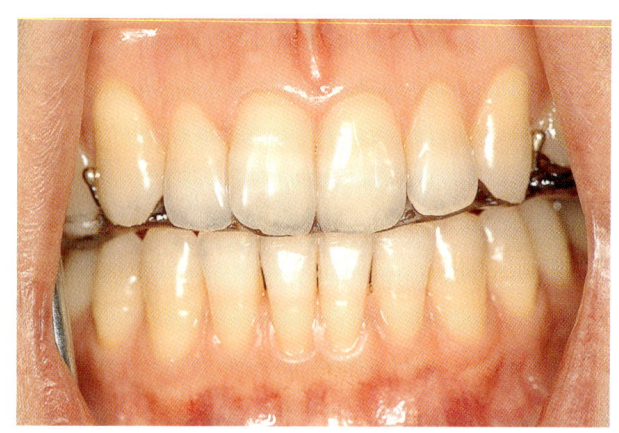

図7-5m：前方面観。

3 顎関節性（非炎症性）の歯科性顎関節症

　この顎関節性の歯科性顎関節症は「噛み癖症」とも呼ばれ、非炎症性であるため疼痛は強くないが、片寄った咀嚼習慣のために患側の顆頭の可動性が悪くなり、下顎の偏位と咬合の不安定が症状として明確に現れる（表7-6）。

　まず、噛み癖側と部位を明らかにする。石幡（2003）[38]の「ロールワッテによる判定法」を以下に示す（図7-6a～c）。

①軽く開口させる
②ロールワッテを舌背の中心溝上に置く
③噛みやすいところで噛んでもらう
④最初にロールワッテを噛みしめた部位を観察

　ロールワッテによる判定法によって噛み癖側と部位が判明したら、その治療法として噛み癖矯正用スプリントを用いる。

石幡は、「片寄った咀嚼習慣による、歯、歯周組織、顎関節へのストレス」を「噛み癖」と定義し、以下のように報告した。

［噛み癖が原因で呈する症状］
　①　知覚過敏、歯痛、咬合痛
　②　歯冠、歯根の破折
　③　修復物の寿命の短縮
　④　抜髄、感染根治後の経過不良
　⑤　歯周疾患
　⑥　口内炎、口角炎、舌痛
　⑦　顎関節症
　⑧　様々な全身症状

［噛み癖の特性］
　　下顎頭の動きの悪い側が噛み癖側になりやすく、噛み癖側の大臼歯、犬歯、小臼歯、反対側の大臼歯が噛みやすい部位になる

［噛み癖矯正の基本原則］
　①　噛み癖側の下顎頭が前下内方へ動くよう誘導する
　②　両側の下顎頭がまっすぐ前方へ動くよう誘導する
　③　両側の下顎頭が前下内方へ動くようにする
　④　歯列の各部位どこでも噛めるようにする
　⑤　特に力の入りやすい大臼歯部だけに力が集中しないよう注意する

［噛み癖の判別診断法］
　①　顔面の非対称性の観察
　②　咬頭嵌合位から素早く最大開口させたときの患側への下顎の偏位
　③　左右への側方運動の動き具合の観察
　④　ロールワッテによる噛み癖側と噛み癖部位の判定など

表7-6：噛み癖による歯科性顎関節症について（石幡伸雄：顎関節症はなおせます―歯学への新しい視点―．クインテッセンス出版：2003．より引用・改変）[38]

第7章　顎関節症の診断と治療

(1) 患側 4̲ 部ミニ・スプリント（表7-7）

　噛み癖を矯正するためのミニ・スプリントには種々の形態があるが、ここでは効果的で、活用頻度の高い 4̲ 部ミニ・スプリントについて説明する。

　 4̲ 部ミニ・スプリントは、噛み癖側と症状のある側が一致する症例を適応症とする。一方、禁忌症となるのは、オープンバイト（前方で支持できない）、極端な過蓋咬合（咬合挙上が難しい）、スプリントを噛み込む症例である。

(2) 4̲ 部ミニ・スプリントの製作法（図7-6d～j）

①噛み癖側犬歯部にリーフゲージを介在
②噛み込んだとき、反対側犬歯が接触する（下顎が反対側へずれる）よう高さを調整
③噛み癖側 4̲ 部位に即時重合レジンを盛る
④対合 4̄ 部と小面で咬合接触
⑤ 5 部は噛ませない

スプリントの種類： 4̲ 部ミニ・スプリント
装着時間：顎関節部の症状が改善し、噛み癖側の咬合の違和感が解消するまで継続。
作用機序：動きの悪い下顎頭に可動性を与える。
　　　　 4̲ 部の早期接触を支点として、自らの咬む力により下顎を反対側へ誘導し、噛み癖側の後上方へ牽引する力を弱め、動きの悪い噛み癖側下顎頭に前下内方への可動性を付与する。

表7-7：顎関節性（非炎症性）の歯科性顎関節症に用いるスプリント

顎関節性（非炎症性）の歯科性顎関節症症例

噛み癖の判定

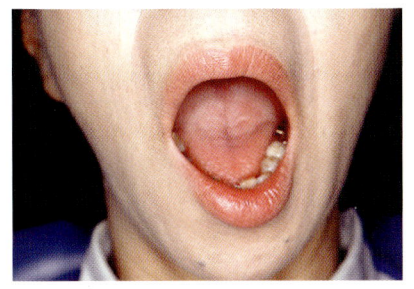

図7-6a：開口させると明らかに下顎は左側へ偏位。

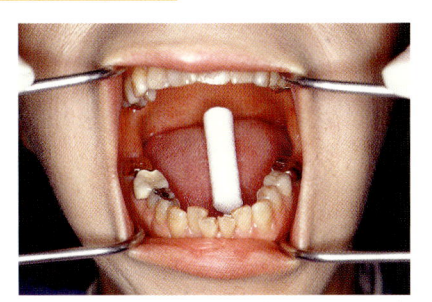

図7-6b：ロールワッテ法（石幡の判別法）で噛み癖側をみつける。

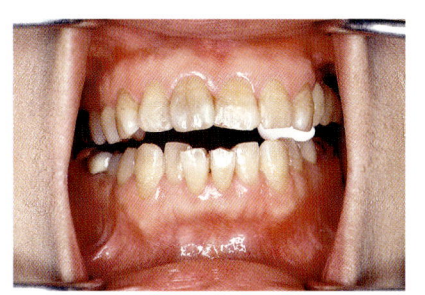

図7-6c：本症例では左側臼歯部に噛み癖があると判明。

4̲ 部ミニ・スプリントの製作法

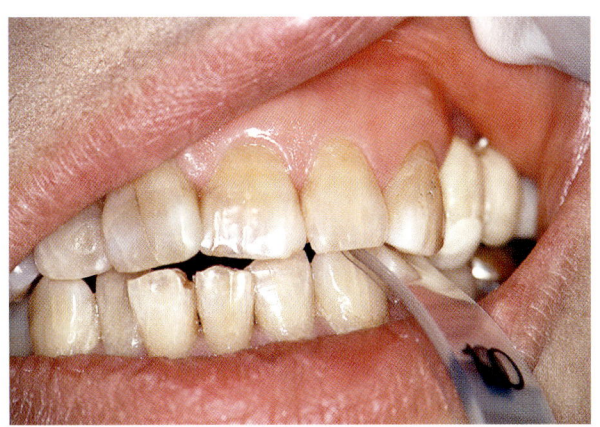

図7-6d：左側犬歯部にリーフゲージ10枚を噛ませ 4̲ 部咬合面に即時重合レジンを築盛。

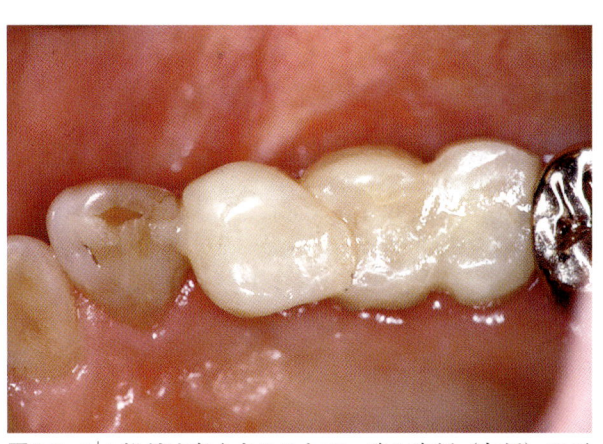

図7-6e： 4̲ 部だけ高くすることで、噛み癖側（左側）に干渉を設けて、反対側へ下顎を誘導し、患側の顆頭に可動性を与える。

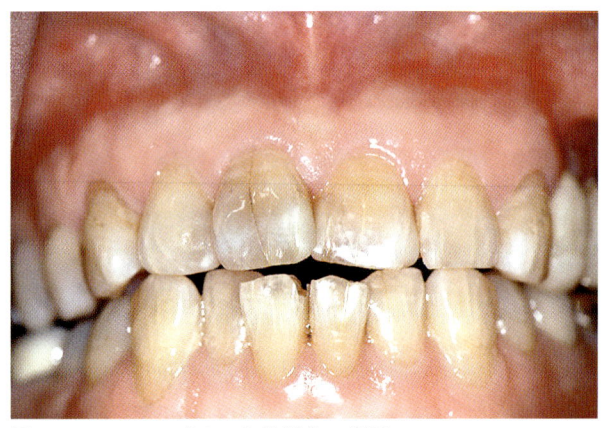

増補改訂版　日常臨床のためのオクルージョン

図7-6f：ミニ・スプリント設置後1週目。

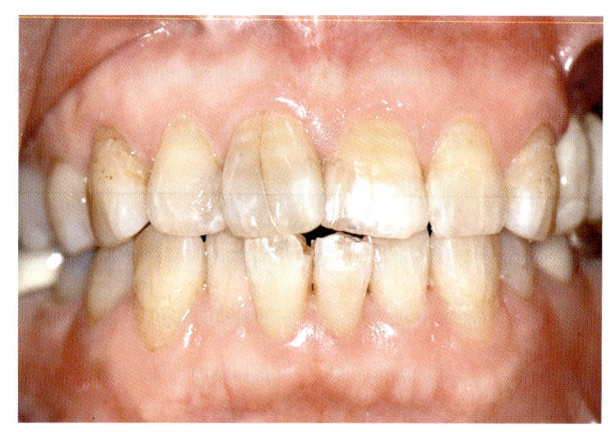

図7-6g：同2週目。

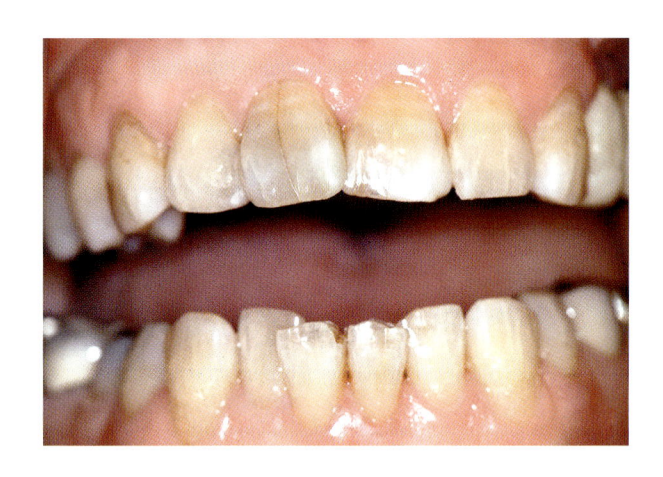

◀図7-6h：同2ヶ月後。下顎をまっすぐ開口できるようになった。

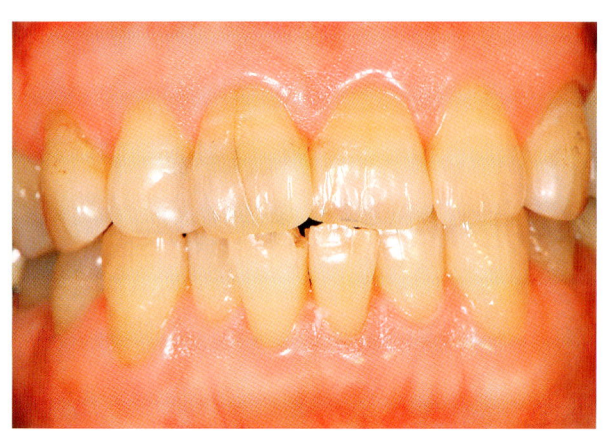

図7-6i, j：完治した下顎位で補綴を完了。

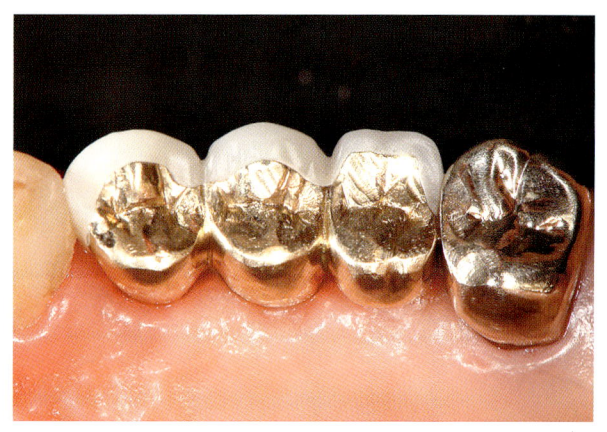

i | j

100

4. 上下顎間関係と顎関節症

1 アングルⅡ級症例と顎関節症

　アングルⅡ級1類症例はアンテリア・ガイダンスが欠如し、顎関節の緩い（顆頭位または下顎位が不安定な）場合が多い。臼歯部の咬頭干渉および筋肉の痙れん（スパズム）と疼痛を観察できる（前掲図7-3a〜g参照）。

　一方、アングルⅡ級2類症例はアンテリア・ガイダンスが急傾斜な過蓋咬合で、下顎の閉口路が規制されやすく、筋肉は常に過緊張状態にある。このため、筋肉の痙れん（スパズム）が生じるか、前歯が著しい咬耗を生じるか、あるいは両方の症状を呈することが多い（前掲図7-4a〜f参照）。

2 FMA骨格分類と顎関節症 (図7-7)

　上下顎間関係と咬合病のもうひとつの明白な関連性は骨格、特にFMAの状態である（図7-7a）。矢状面観で、フランクフルト平面（F）と下顎下縁（M）のなす角度をFMA（Frankfurt Mandibular plane Angle）と呼んでいる。角度の大きいのがHigh FMA（図7-7b, c）で、小さいのがLow FMA（図7-7d, e）である。それぞれ表7-8に示す臨床的特徴を有し、前者は筋肉症状を生じることが多く、後者は歯の咬耗と顎関節部への圧力（負荷）の症状を訴える場合が多い。

　High FMAの症例では、大臼歯が閉口筋（主に咬筋、内側翼突筋）の前方に位置し、咬合力は一般に比較的小さい。また、咀嚼筋群も小さめであることが多い。下顎枝の発育がやや劣るが、歯槽突起は垂直方向に高い。こうした解剖学的・生理学的特徴が咬合病の症状として筋肉の疼痛を訴えやすい原因となる。

　一方、Low FMAの症例では、大臼歯が閉口筋の作用部と一致した位置にあり、しかも咀嚼筋群も大きめである。さらに、上下顎歯槽突起は低く、しかも平行に対向する。結果として、強い咬合力が歯と顎関節に作用しやすい特徴を有することになる。

図7-7：FMAと顎関節症との関連性。

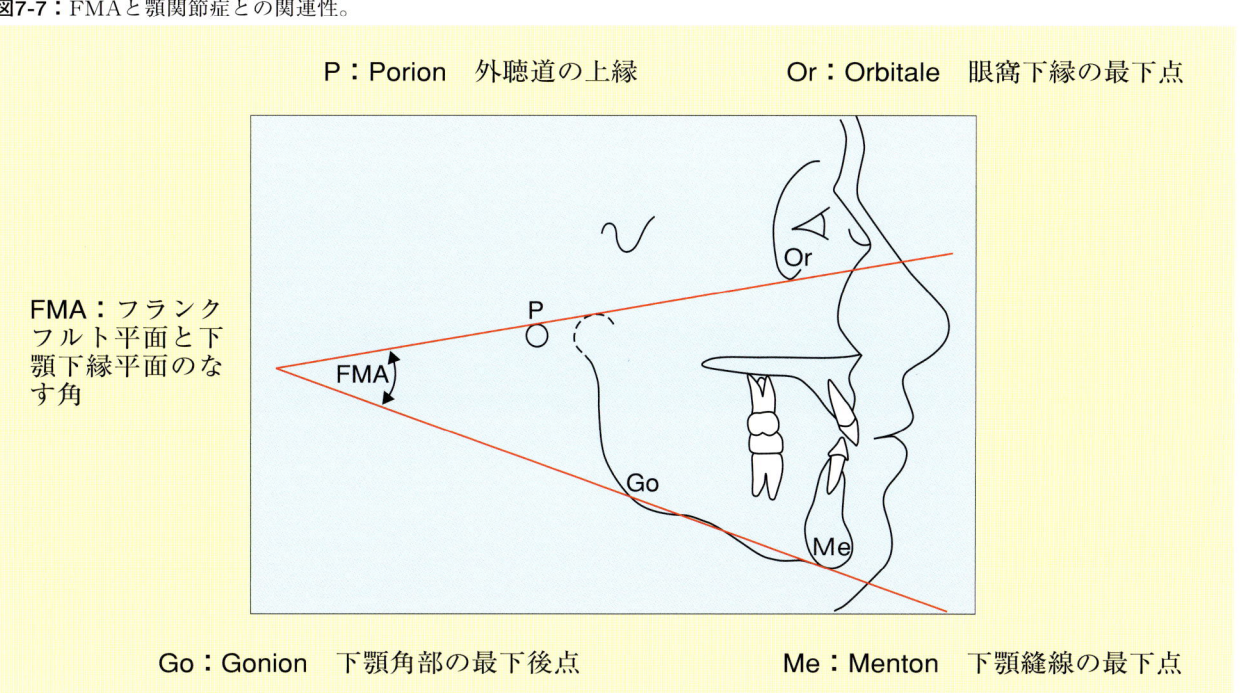

P：Porion　外聴道の上縁　　　　Or：Orbitale　眼窩下縁の最下点

FMA：フランクフルト平面と下顎下縁平面のなす角

Go：Gonion　下顎角部の最下後点　　　Me：Menton　下顎縫線の最下点

図7-7a：顎骨の垂直方向の発育様式を評価できる。

High FMA

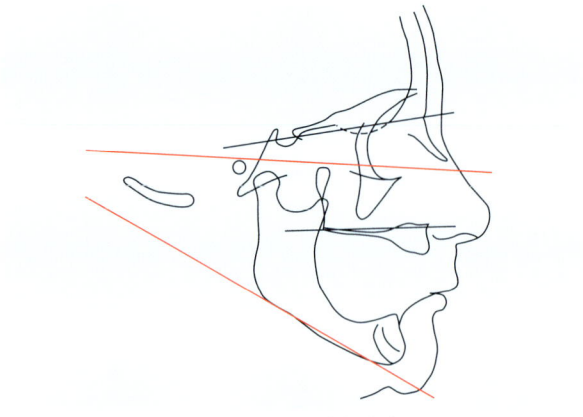

図7-7b：High FMA。顆頭部の垂直方向の発育が歯槽突起部の発育より劣ると、下顎は全体として後下方へ回転する位置をとるようになる。

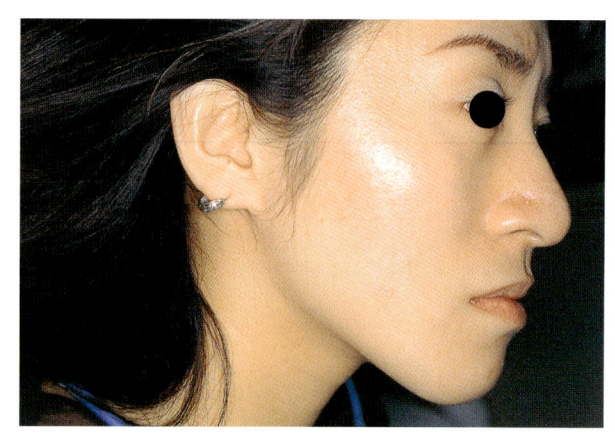

図7-7c：High FMAの顔貌。筋肉に咬合性外傷の悪影響が生じやすい。

Low FMA

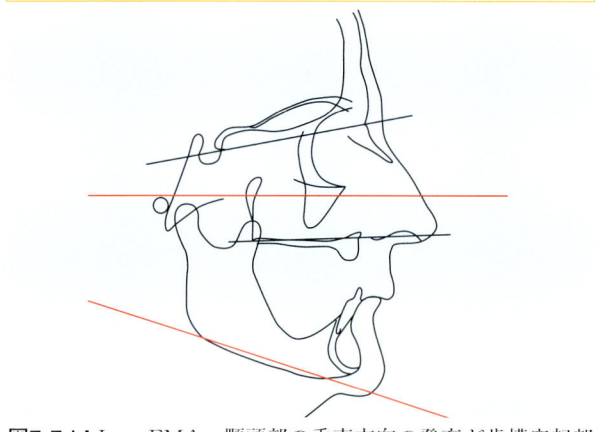

図7-7d：Low FMA。顆頭部の垂直方向の発育が歯槽突起部の発育より優ると、下顎は全体として前上方へ回転する位置をとるようになる。

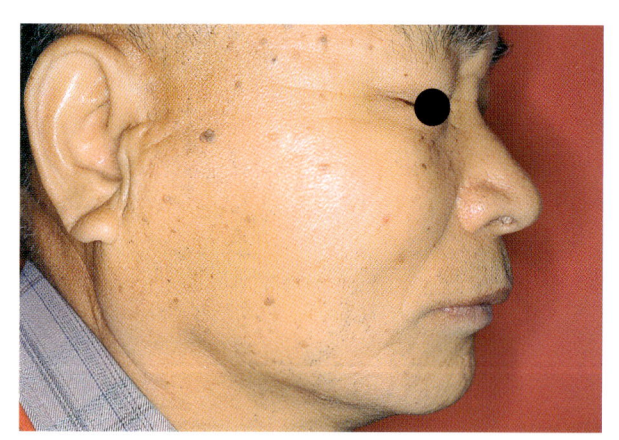

図7-7e：Low FMAの顔貌。顎関節部または歯に咬合性外傷の悪影響が生じやすい。

臨床的特徴	High FMA	Low FMA
咬合力	弱い	強い
筋の作用方向	円弧状	垂直的
大臼歯の位置	筋肉より前方寄り	筋肉と一致
咀嚼筋の大きさ	小さい	大きい

◀ 表7-8：顎関節症とFMA

5. 歯頸部欠損と咬合

中高齢者では歯頸部の歯肉退縮と歯根露出をみかけることが多い。そして、その部がう蝕に罹患せずにくさび状またはウス状に欠損している状況によく遭遇する。

患者が知覚過敏症や審美的不満を主訴として来院した場合には、歯頸部くさび状欠損の病因についてよく診査したうえで、治療法を決める必要がある（図7-8a, b）。

1 アブフラクション：Abfraction

過大な咬合圧によって歯がひずみ、歯頸部に応力が集中して静的疲労を生じるため、くさび状の欠損ができるとする説がある。この見解に関しては、現在のところ賛否両論で結論は出ていない。アブフラクションの存在を肯定する研究者は、咬合圧と歯の弾性ひずみ、および静的疲労、さらに酸による侵蝕をその理由として挙げている。

一方、強大な咬合力と歯頸部くさび状欠損の関連性を否定する見解も多い。もし、咬合力がくさび状欠損の病因と診断された場合には、咬合調整またはスプリント療法が適応症となる。

2 アブレージョン（磨耗：Abrasion）とエロージョン（酸蝕：Erosion）

歯頸部くさび状欠損の病因は歯ブラシによる磨耗と酸性食品による酸蝕の結果であると、アブフラクションを否定する見解は多い。磨耗によって生じた欠損の表面は一般に滑らかで、光沢をもつ。これはエナメル質、象牙質、セメント質のどの面をとっても同じである。磨耗面はプラーク付着やう蝕を伴わないことが多い。

初発時は、セメントエナメル境界付近の水平的な溝状の欠損として現われる。そして、経年的に徐々にくさび状欠損へと進行する。これを阻止するには、正しいブラッシング法の指導が不可欠である。

エロージョンでは胃酸の口腔内への逆流あるいは酸性食品が原因となり、歯頸部に皿状の凹陥した欠損を生じる。健全部と欠損部の境界が判然としないのが特徴である。

図7-8：歯頸部くさび状欠損と咬合力。

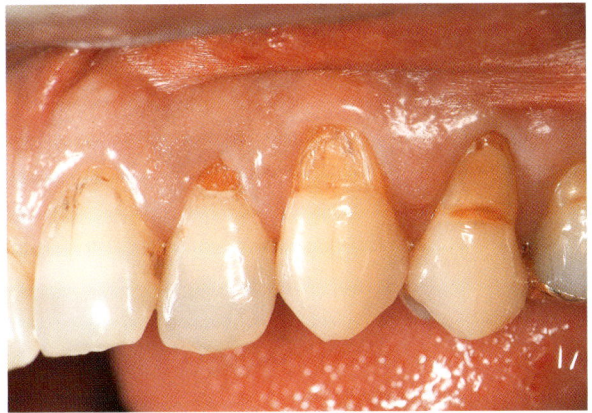

図7-8a：歯頸部くさび状欠損の治療を実施する場合には、咬合性アブフラクションか、歯ブラシによるアブレージョンかを鑑別する。アブフラクションが病因ならば、咬合調整やスプリントによる咬合性外傷力のコントロールが必要になる。

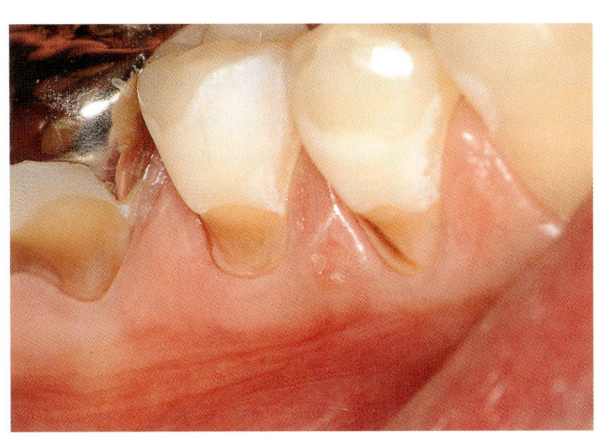

図7-8b：たいていの症例のくさび状欠損はアブレージョンとエロージョンが混在した病因を有する。生活習慣、特に歯ブラシ指導と酸性食品の摂取習慣を検討することが不可欠になる。

第8章
咬合と審美の調和

1. 治療計画と治療順序

　周知のごとく、従来の歯科治療は、う蝕と歯周病によって惹起された歯と歯列の崩壊に修復処置を行うことによって形態と機能を回復することを目的としてきた。そのため、歯科治療は生物学的治療（歯周・歯内・外科）→構造的治療（修復・補綴・矯正・インプラント）→機能的治療（咬合）の順序で実践されてきた。

　近年、国民（患者）のニーズは審美性重視へと徐々に変遷してきている。機能と審美は調和しているのが理想であるが、臨床上、咬合（機能性）と審美性は相容れない要素を有し、調和させることが困難なことが多い。著者は過去20年間、咬合と審美の融合について臨床の場で試行錯誤を重ねてきたが、咬合の安定のために適正な咬合関係を付与した時点で、期待するような審美性の達成に限界を感じることがあった。

　そのような反省をもとに、審美性を重視する症例では、治療計画段階で、審美的→機能的→構造的→生物学的、の順序で診断と評価、治療計画立案を行い、その結果から治療の流れ（術式）を組み立てるよう、発想を逆転させた（表8-1）。

　本章では、咬合（機能性）と審美性を調和させるための審美的要素の検討、およびそれにもとづく審美歯科の治療計画の手順について解説する。

1 これまでの治療計画と治療順序

　審美性を重視する患者のニーズに呼応して、歯科治療も生物学的配慮→構造的配慮→機能的配慮→審美的配慮の順序で治療計画を立案し、それに沿った治療を順序良く進めることで良好な結果が得られると考え、実際の治療に活用するようになってきた。

　事実、思い通りの結果を達成できる症例もある。しかし、多くの歯科医師が経験しているように、そうした従来型の治療計画の順序では最終的に審美性が阻害され、必ずしも患者が満足する治療結果を得られない症例に遭遇することも少なくない。

2 審美性を重視した治療計画の順序
（審美歯科の治療計画）

　これからの審美歯科の治療計画法は、審美的要素→機能（咬合）的要素→構造的要素→生物学的要素の順序で症例を検討する。従来とは逆の治療計画順序で審美性を達成するためのプランを確立することが重要である。

　そのためには、審美的要素（後述）の理解、審美

1．生物学的治療（Biological）：歯周、歯内、外科

2．構造的治療（Structural）：修復、補綴、矯正、インプラント

3．機能的治療（Functional）：咬合

4．審美的治療（Esthetic）：審美

→

1．審美的配慮（Esthetic）：審美的要素にもとづく検討

2．機能的配慮（Functional）：咬合様式の検討

3．構造的配慮（Structural）：修復法の決定

4．生物学的配慮（Biological）：歯内、歯周、外科などのイニシャルプレパレーション

表8-1：これまでの治療計画の順序と審美性を重視した治療計画の順序（審美歯科の治療計画）

性達成の可能性の把握、咬合機能の検討、修復法の決定、さらに生物学的要素の修正の可能性などを厳密に精査する必要がある。

実際には、咬合器に装着した上下顎のスタディーモデルを活用して審美的要素の改善と機能(咬合)的要素との調和の可能性を予測することが必須となる。

2. 治療計画に活用する審美的要素

1 上顎前歯のための審美的要素

(1) 上顎中切歯の切縁の位置

・上顎前歯の切縁と口唇との位置関係

F発音位を活用する。「はっぱふみふみ」などの言葉を患者にはっきりと大きな声で発音させ、きれいに発音できるかどうかから、切縁の位置が下口唇に対して適切か否かを判定する（図8-1）。

切縁がドライウェットライン（下口唇の乾いた部分と湿った部分の境界線）を刺激しすぎないよう、切縁の位置を調整する。

上顎前歯の切縁線は微笑時の下口唇線（スマイルライン）と平行な位置関係とする（図8-2）。

・切縁の露出量

安静時における切縁の適正な露出量は患者の年齢によって異なる。30歳代は3mm、60歳代は1mmかそれ以下である（図8-3, 4）。

切縁の露出量が少ない症例では、切縁の露出量は顔の形態、現在の歯冠長、対合関係などによって影響を受ける。治療計画は**表8-2**を参照。

一方、切縁の露出量が多すぎる症例では、顔の形態、現在の前歯の咬合関係などに影響を受ける。治療計画は**表8-3**を参照。

上顎中切歯の切縁の位置

上顎前歯の切縁と口唇との位置関係

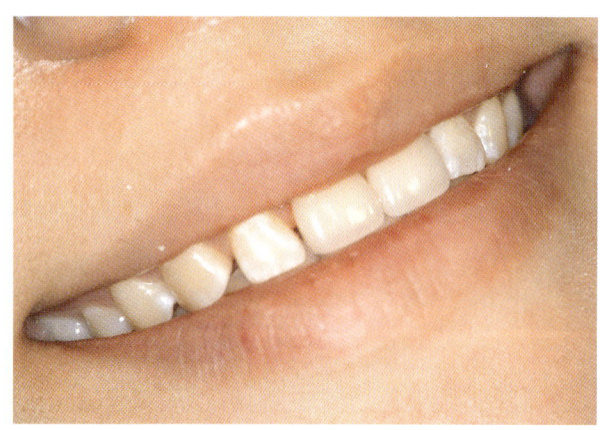

図8-1：上顎中切歯の切縁の位置。前歯切縁と口唇との位置関係。F発音位の活用。ドライウェットライン（下口唇の乾いた部分と湿った部分の境界線）を刺激しすぎない。

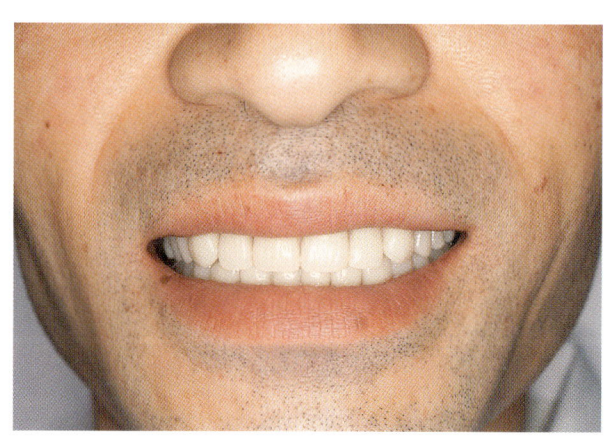

図8-2：上顎中切歯の切縁の位置。上顎前歯の切縁線は微笑時の下口唇線（スマイルライン）と平行。

切縁の露出量

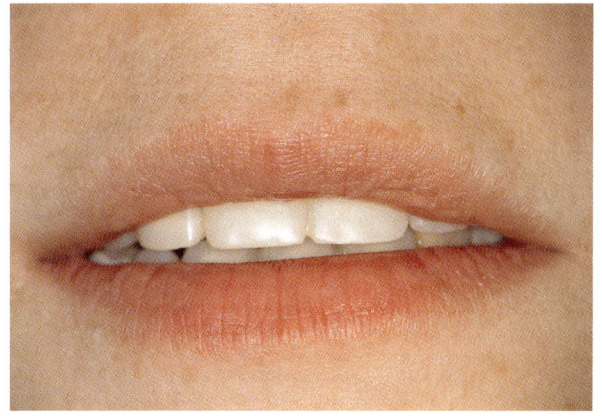

図8-3：上顎中切歯と上口唇との位置関係。安静時における切縁の適正な露出量。30歳代：3 mm。

治療計画：上顎中切歯の切縁の位置を長くする
　　　　　→補綴・修復
　　　　　→矯正（挺出法：Extrusion）
　　　　　→顎形成外科

表8-2：切縁の露出量が少ない症例の治療計画

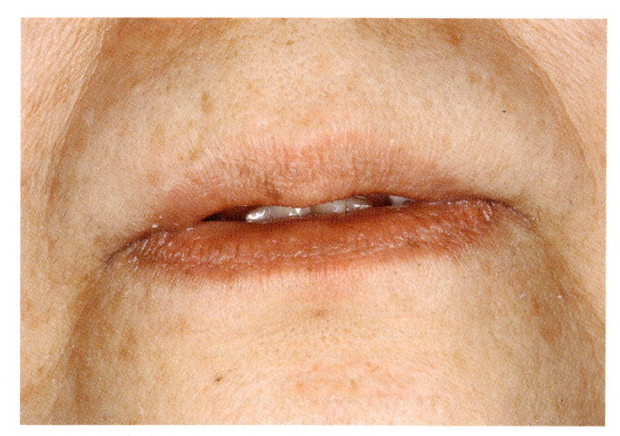

図8-4：60歳代：1 mmか、それ以下。

治療計画：上顎中切歯の切縁の位置を短くするか、
　　　　　上顎中切歯を根尖方向へ移動
　　　　　→切縁の削合
　　　　　→補綴・修復
　　　　　→矯正（圧下法：Intrusion）
　　　　　→顎形成外科

表8-3：切縁の露出量が多すぎる症例の治療計画

上顎中切歯の正中と顔の正中との位置関係

（2）上顎中切歯の正中と顔の正中との位置関係

顔の正中線と上顎中切歯の正中は位置と傾斜（方向）が一致するのが理想である。

顔面の正中線と上顎中切歯の正中の長軸が平行であれば、歯の正中の3 mm未満の左右の偏位は目立たない（図8-5）。

上顎中切歯の正中が2 mm以上傾斜していると、目立ちやすい（図8-6）。治療計画としては矯正または補綴による改善法が挙げられる。治療計画を表8-4に示す。

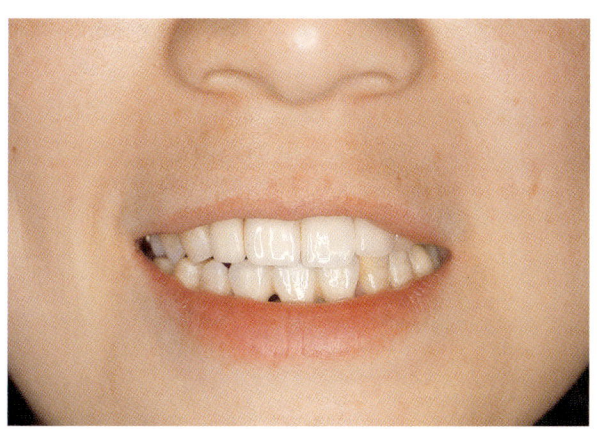

図8-5：上顎中切歯の正中と顔の正中。顔面の正中線と上顎中切歯の正中の長軸が平行であれば、歯の正中の3 mm未満の左右の偏位は目立たない。

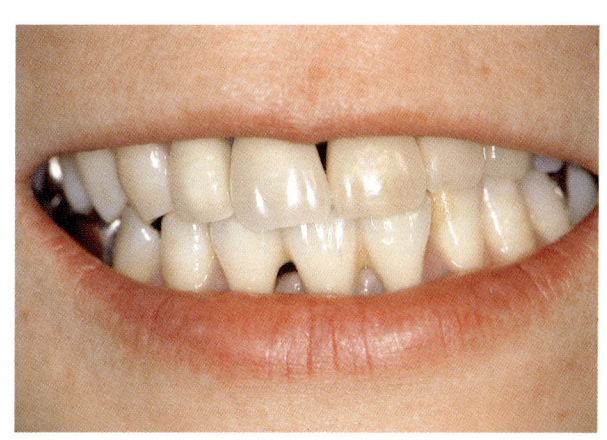

図8-6：上顎中切歯の正中が2 mm以上傾斜していると、目立ちやすい。

治療計画：→矯正
　　　　　→補綴・修復

◀表8-4：上顎中切歯と顔の正中が一致しない症例の治療計画

上顎前歯の唇舌的傾斜

(3) 上顎前歯の唇舌的傾斜

矯正学的にはセファロ写真で唇舌的傾斜を計測する（フランクフルト平面と上顎前歯歯軸の角度）。

一般的には、上顎中切歯の唇面が上顎臼歯部の咬合平面と垂直になるのを理想とする。

上顎前歯の前突（図8-7～10）または後退の症例と治療計画を表8-5に示す。

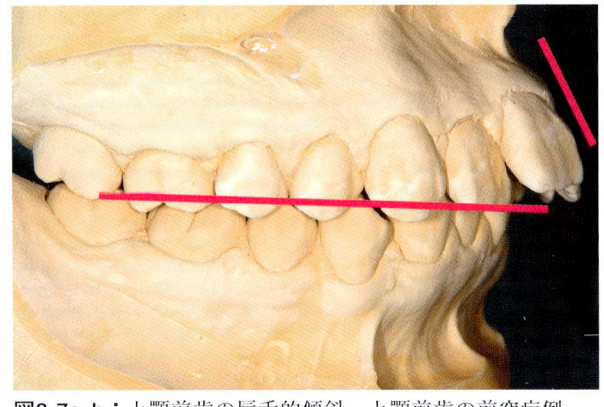

図8-7a, b：上顎前歯の唇舌的傾斜。上顎前歯の前突症例。 a|b

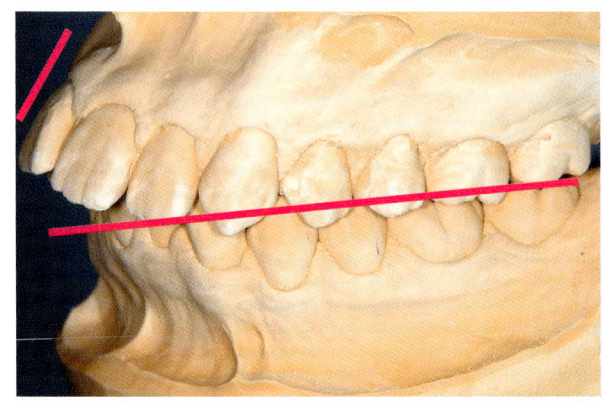

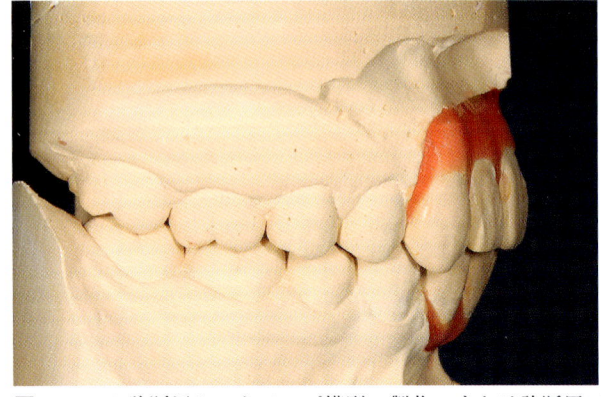

図8-8a, b：診断用セットアップ模型の製作、または診断用ワックス・アップに代わる資料はない。審美歯科の治療計画には絶対に不可欠な診断資料である。 a|b

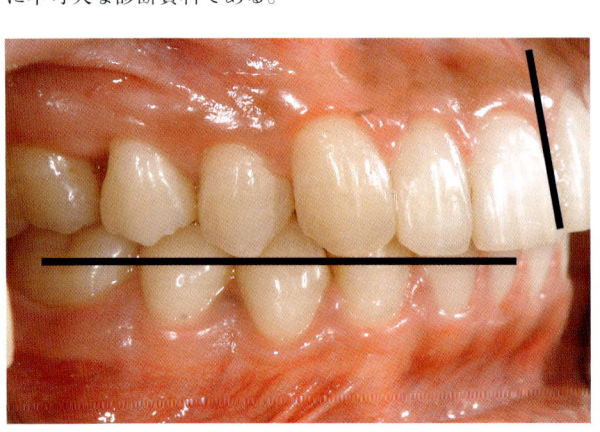

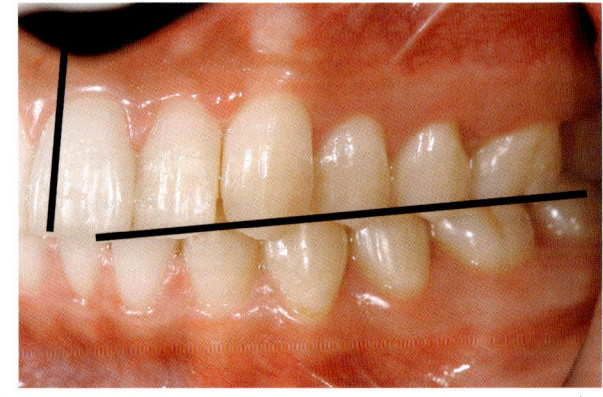

図8-9a, b：上顎中切歯の唇面が上顎臼歯部の咬合平面と垂直になるのを理想とする。 a|b

第8章　咬合と審美の調和

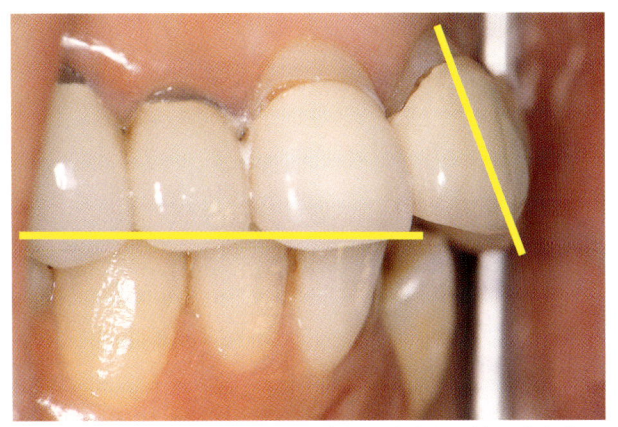

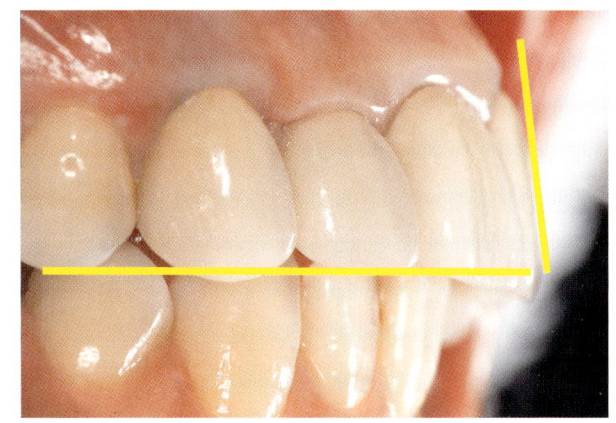

図8-10a, b：より理想的な上顎前歯の唇舌的傾斜を確立するため、歯内療法を伴う広範囲の補綴が必要なことも多い。　a|b

▶表8-5：上顎前歯の前突または後退の症例の治療計画

治療計画：→矯正
　　　　　→より理想的な上顎前歯の唇舌的傾斜を確立するため、歯内療法を伴う広範囲の補綴

上顎前歯切縁線と上顎臼歯部の咬合平面の高さ

（4）上顎前歯切縁線と上顎臼歯部の咬合平面の高さ

　上顎中切歯の切縁の位置→上顎前歯の切縁の位置→上顎臼歯部の咬合平面（頬側咬頭の位置）を評価する（図8-11a, b）。

　微笑時の下口唇の形態（スマイルライン）との審美的位置関係をみる（図8-12、13）。

　下口唇の形態（スマイルライン）が左右非対称の症例では、上顎臼歯部の咬合平面（頬側咬頭の位置）の決定には瞳孔線を活用する（図8-14a〜c）。

　上顎臼歯部の咬合平面の高さは臼歯の磨耗量、顔の垂直的プロポーション、歯槽骨の位置（高さ）などによって影響を受ける。

　上顎前歯の切縁の位置は上顎臼歯部の咬合平面の高さと同じが望ましい（図8-15a〜c）。上顎臼歯部の咬合平面が低い、上顎臼歯部の咬合平面が高いなどに注意する。治療計画を表8-6に示す。

図8-11：上顎前歯の切縁線と上顎臼歯部の咬合平面の高さ。

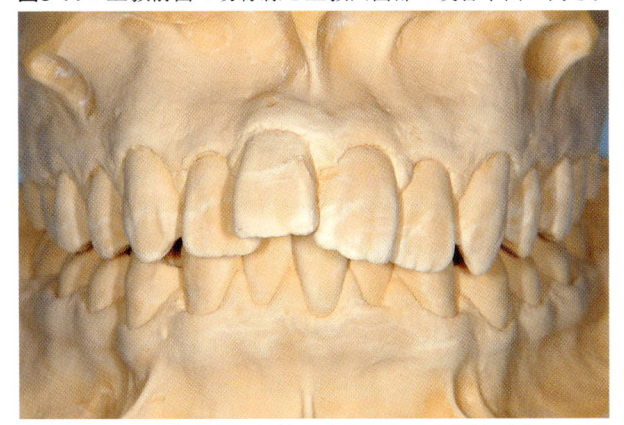

図8-11a：上顎前歯の切縁線が高位なため上顎臼歯部の咬合平面が低くみえる。

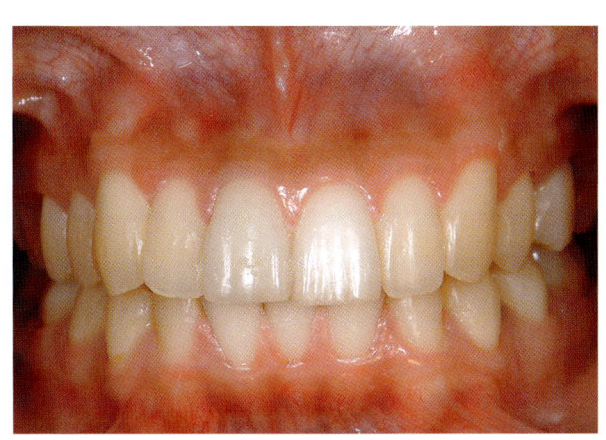

図8-11b：矯正処置後。上顎前歯切縁線は上顎臼歯部の咬合平面と同じ高さが望ましい。

111

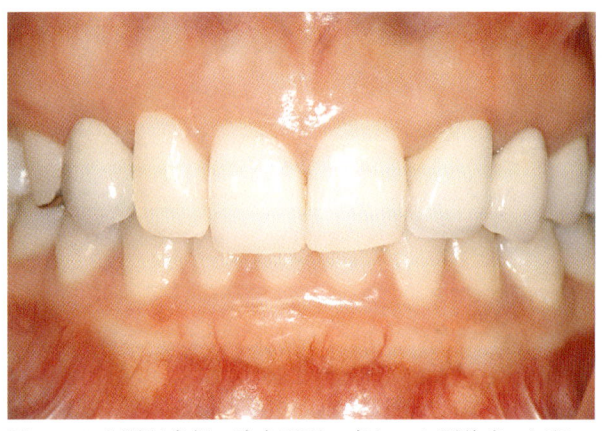

増補改訂版　日常臨床のためのオクルージョン

図8-12：上顎臼歯部の咬合平面の高さ。上顎前歯の切縁の位置と上顎臼歯部の咬合平面の高さは同じが望ましい。

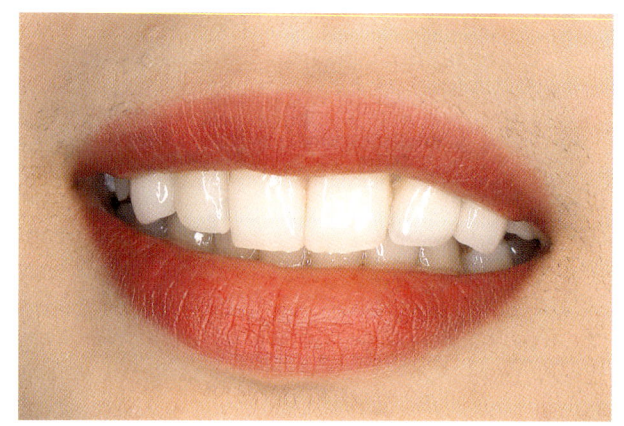

図8-13：微笑時の下口唇の形態（スマイルライン）と上顎歯列を平行にすることで、審美的位置関係を確立する。

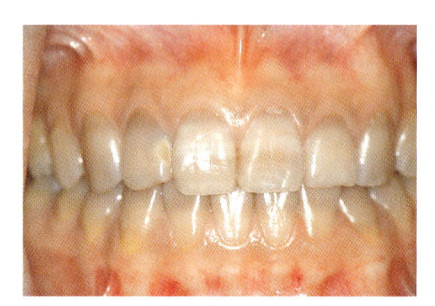

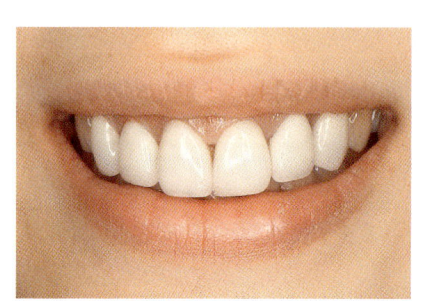

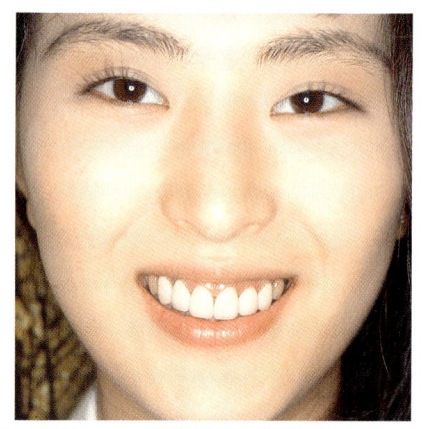

図8-14a〜c：微笑時、口角方向へ向かうにしたがって上下口唇間の距離が狭まる遠近法を活用して、微笑時の上顎歯列を美しくみせることができる。また、下口唇の形態（スマイルライン）が左右非対称の症例では、上顎臼歯部の咬合平面（頬側咬頭の位置）の決定には瞳孔線（両側の瞳孔を結ぶ仮想水平線）を活用すると良い。
a｜b｜c

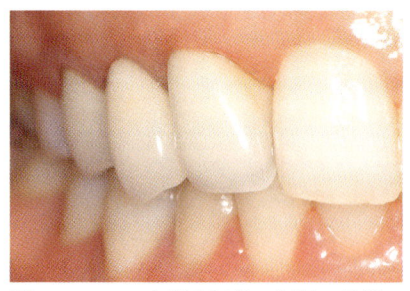

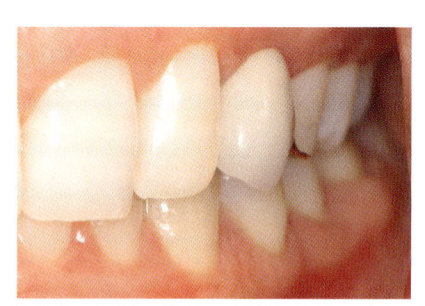

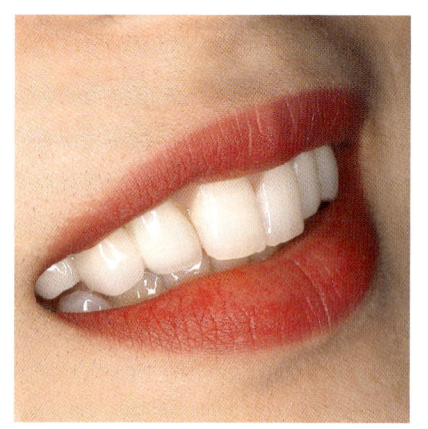

図8-15a〜c：上顎中切歯の切縁の位置→上顎前歯の切縁の位置→上顎臼歯部の咬合平面（頬側咬頭の位置）を同じ高さに揃える。
a｜b｜c

治療計画：→補綴
　　　　　→矯正
　　　　　→顎形成外科

◀表8-6：上顎前歯の切縁線と上顎臼歯部の咬合平面の高さのための治療計画

上顎前歯の歯肉縁の高さの決定

(5) 上顎前歯の歯肉縁の高さの決定

歯肉縁の高さは上顎前歯の切縁の位置と審美的相関がある（図8-16a, b）。また理想的な歯肉縁の高さは次の4つの因子に影響を受ける。

①審美的な歯の大きさ：上顎前歯の審美的歯冠長の目安（表8-7）と上顎前歯の歯冠幅／歯冠長の適正な比率（図8-17a, b）
②生物学的幅：歯槽骨縁の高さと歯肉縁の高さには相関がある（図8-18, 19）
③好ましいと考えられる歯肉の露出量
④上顎歯列弓の左右の対称性

歯肉縁の高さの決定要素としては、歯肉溝、歯槽骨とセメントエナメル境界との位置関係、残存歯質量、歯冠／歯根比率、歯根の形態を考慮する。

上顎前歯の歯肉縁を揃えたい症例では、歯肉縁を切縁方向または根尖方向へ移動する（図8-20a～e）。治療計画を表8-8に示す。

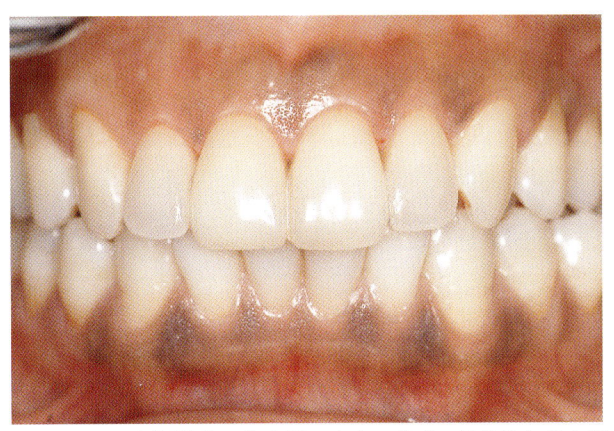

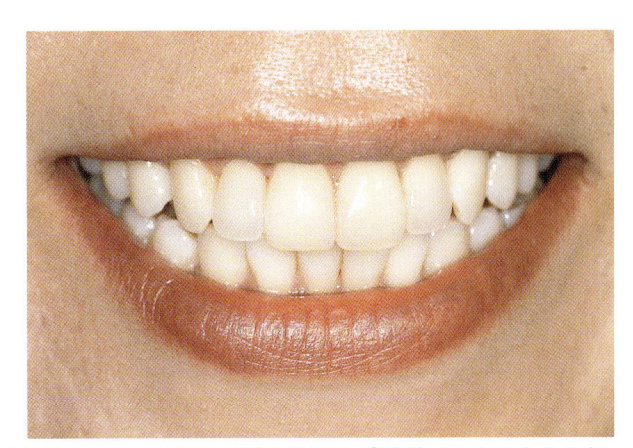

図8-16a, b：上顎前歯の歯肉縁の高さの決定。理想的な歯肉縁の高さは次の4つの因子に影響を受ける。①審美的な歯の大きさ（上顎前歯の歯冠幅／歯冠長の適正な比率）、②生物学的幅、③好ましいと考えられる歯肉の露出量、④上顎歯列弓の左右の対称性。

a｜b

	中切歯	側切歯	犬歯
平均値（mm）	10.2	8.2	10.4
範囲（mm）	8.2～12.7	6.6～10.8	8.3～13.2

表8-7：上顎前歯の審美的歯冠長の目安

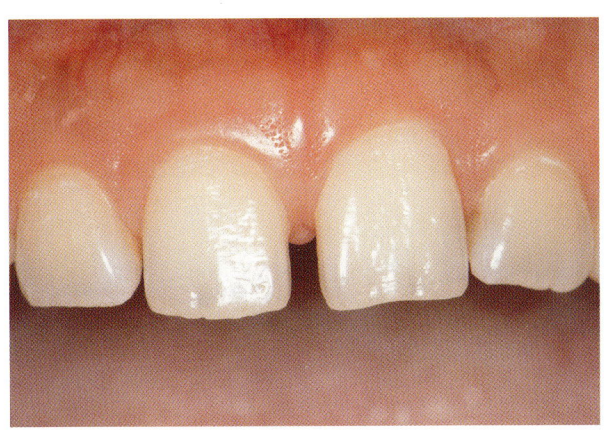

図8-17a：正中離開症例。上顎前歯の歯冠幅／歯冠長の適正な比率（審美的な歯の大きさ）を再現することが大切。歯肉縁の高さから上顎前歯の切縁の位置を決めるのは得策ではない。

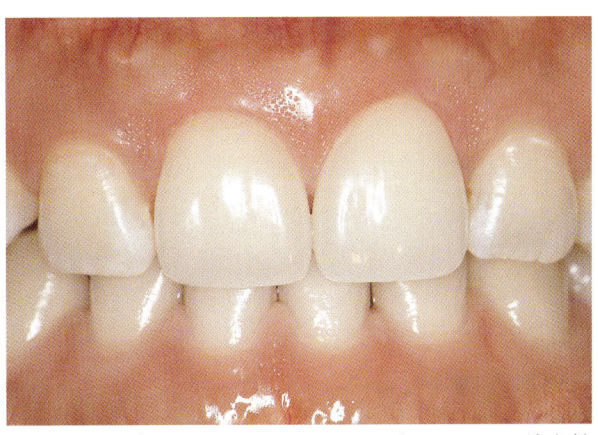

図8-17b：歯肉整形とポーセレン・ラミネートベニア法を併用して歯の適切な長さと幅を再現。

a｜b

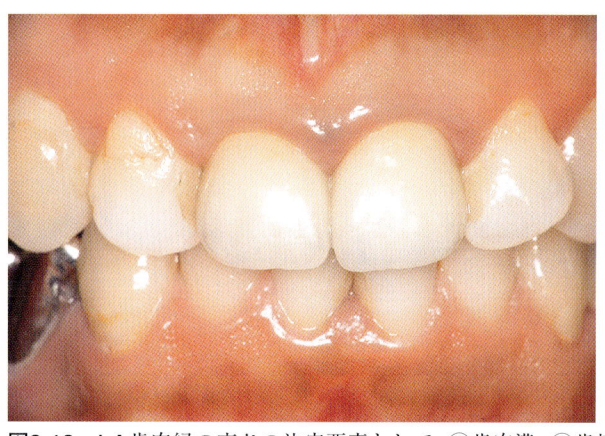

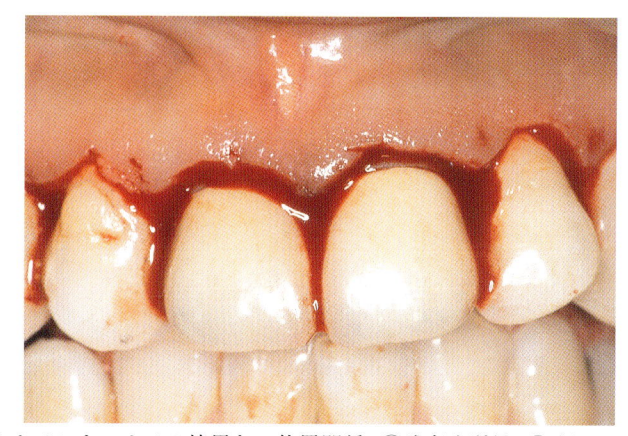

図8-18a, b：歯肉縁の高さの決定要素として、①歯肉溝、②歯槽骨とセメントエナメル境界との位置関係、③残存歯質量、④歯冠／歯根比率、⑤歯根の形態などが挙げられる。

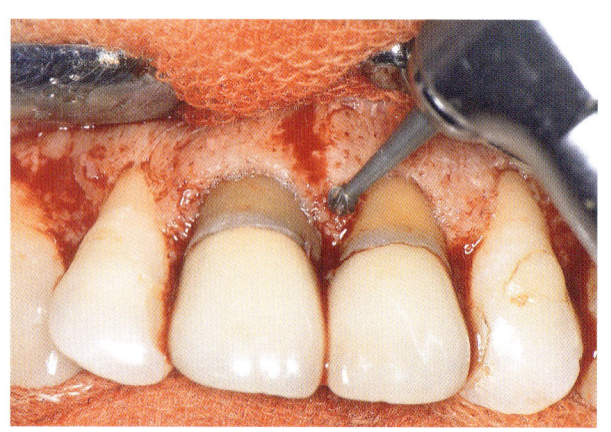

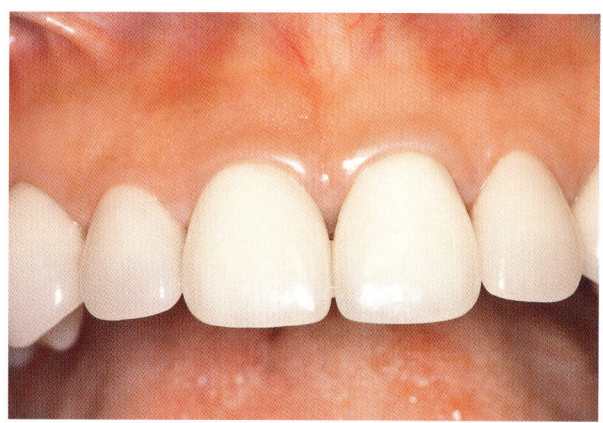

図8-19a, b：歯周形成外科と審美補綴では、審美的な歯冠長と歯槽骨の位置を良く把握して、治癒の予知性を高める。

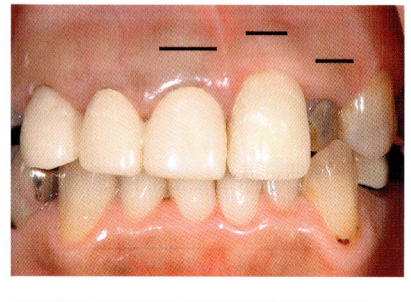

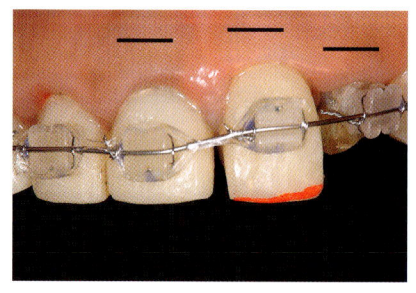

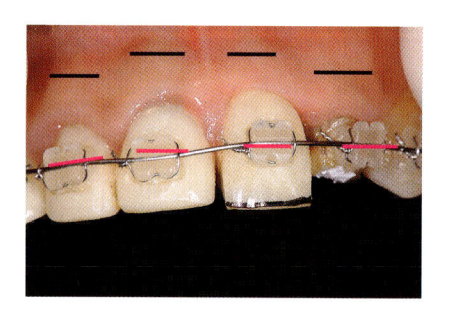

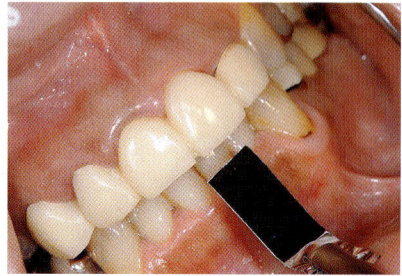

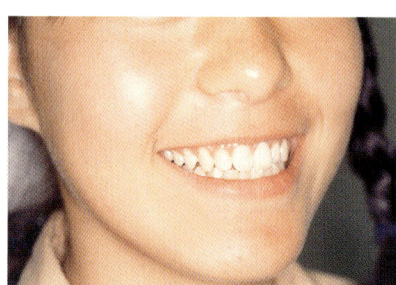

◀**図8-20a〜e**：上顎前歯の歯肉縁を揃えたい症例では、歯肉縁を切縁方向または根尖方向へ移動。本症例では、左側中切歯の挺出と側切歯の唇側移動および挺出を行い、その後に補綴処置へと移行。

治療計画：→歯肉整形または歯槽骨整形
　　　　　→挺出矯正または圧下矯正
　　　　　→挺出矯正または圧下矯正と補綴との併用

◀表8-8：上顎前歯の歯肉縁を揃えたい症例の治療計画

上顎前歯の歯間乳頭の高さ

(6) 上顎前歯の歯間乳頭の高さ（上顎中切歯の臨床的歯冠長との関係）

歯間乳頭の高さは以下の要素で決定される。
①歯間部の付着の高さ（位置）→歯槽骨縁の高さ（図8-21）
②歯間鼓形空隙の大きさ（容積）
　a）歯の形態（図8-22、23）
　b）隣接面コンタクトの位置（高さ）と長さ
　c）歯冠と歯根の位置と傾斜角度

隣接面コンタクトと歯間乳頭の関連性（図8-24a～d）には次の3点がある。
①隣接面コンタクトの高さ：歯間乳頭の高さ＝50％：50％
②隣接面コンタクトの高さ：歯間乳頭の高さ＝30％：70％→中等度または重度の切縁の磨耗
③隣接面コンタクトの高さ：歯間乳頭の高さ＝70％：30％→平坦な歯肉縁の形態（Flat）

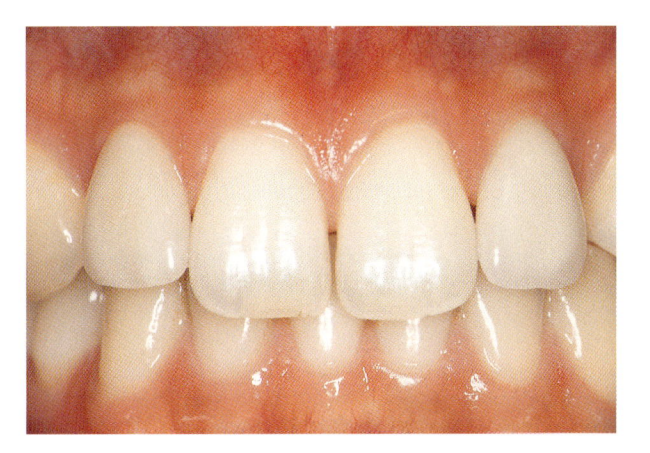

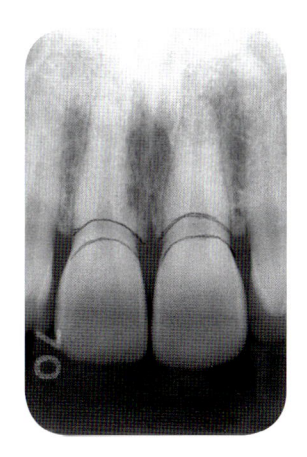

▶図8-21a, b：上顎前歯の歯間乳頭の高さの決定要素。歯間乳頭の高さ（位置）と歯槽骨縁の高さの差は4～5mmが正常。

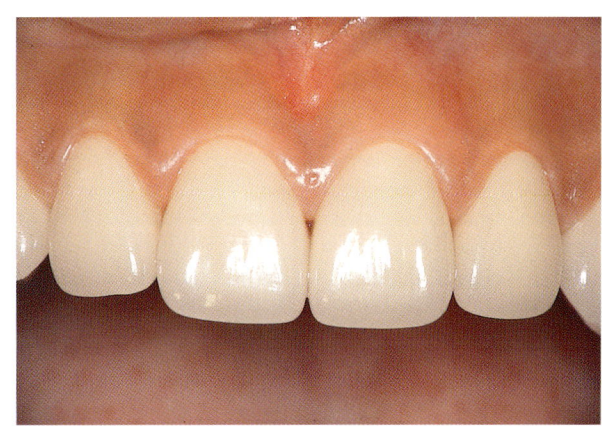

▶図8-22：下部歯間鼓形空隙の大きさ（容積）は歯の形態が四角いか、歯頸部が細い三角形かで異なる。歯の形態が三角形だと下部歯間鼓形空隙の容積が大きくなり、歯間乳頭で満たしにくい。

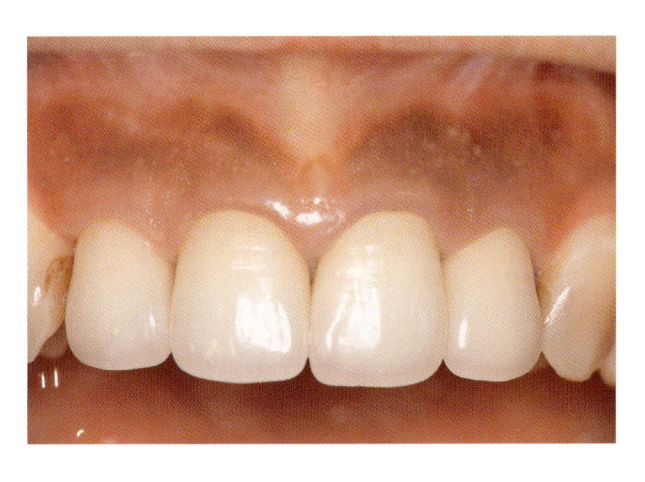

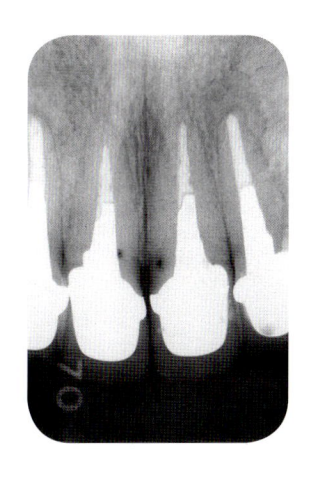

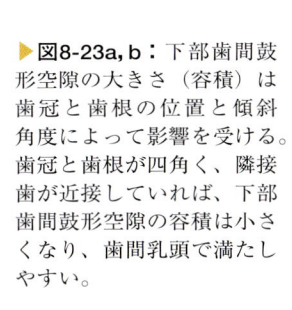

▶図8-23a, b：下部歯間鼓形空隙の大きさ（容積）は歯冠と歯根の位置と傾斜角度によって影響を受ける。歯冠と歯根が四角く、隣接歯が近接していれば、下部歯間鼓形空隙の容積は小さくなり、歯間乳頭で満たしやすい。

図8-24：歯間乳頭の高さと隣接面コンタクトの高さ

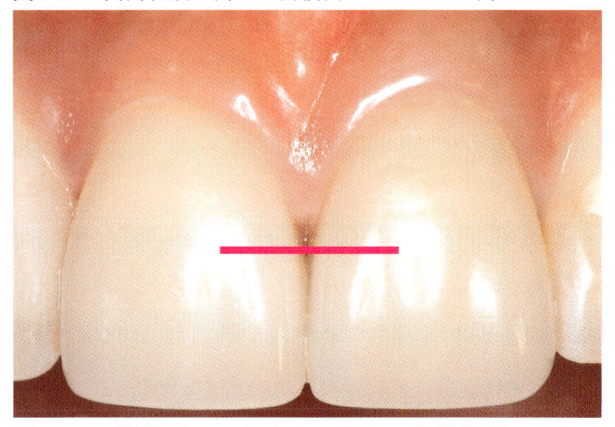

図8-24a：隣接面コンタクトの高さ：歯間乳頭の高さ＝50％：50％。

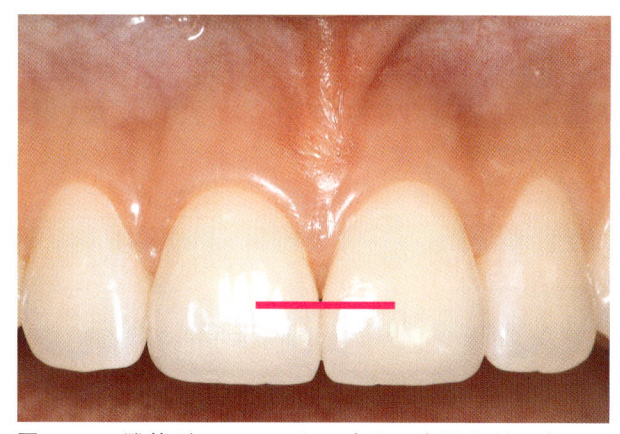

図8-24b：隣接面コンタクトの高さ：歯間乳頭の高さ＝30％：70％。→中等度または重度の切縁の磨耗。

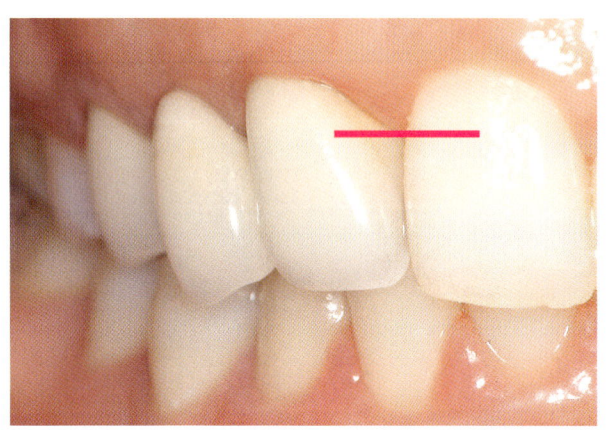

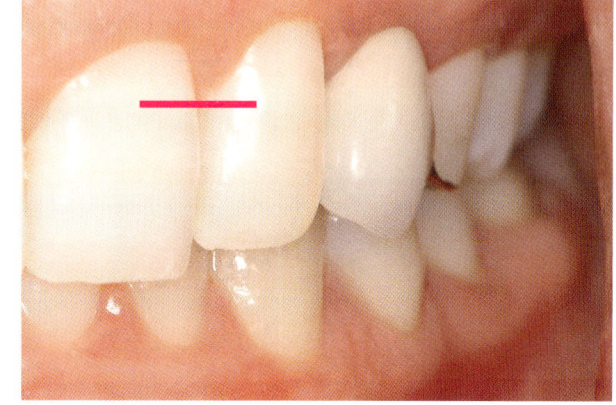

図8-24c, d：隣接面コンタクトの高さ：歯間乳頭の高さ＝70％：30％→平坦な歯肉縁の形態（Flat）。

c│d

上顎前歯の配列

（7）上顎前歯の配列

診断用ワックス・アップにもとづいて決定する（図8-25a～i）。治療計画を表8-9 に示す。

図8-25：上顎前歯の配列。診断用ワックス・アップにもとづいて矯正、顎整形、補綴などの治療法を検討し、その可能性と限界を良く把握したうえで治療計画を患者に説明。治療法の選択は患者に委ねる。

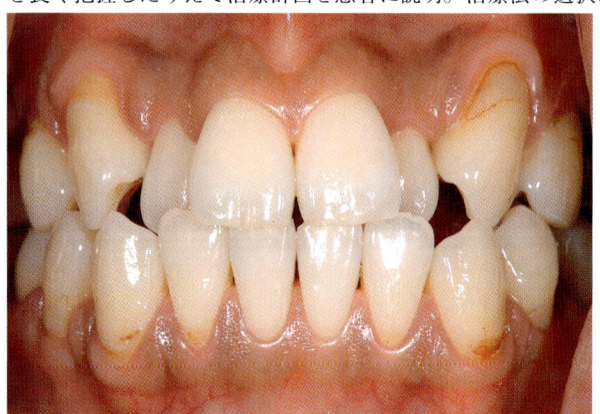

図8-25a：術前の前方面観。上顎前歯の審美改善が主訴。

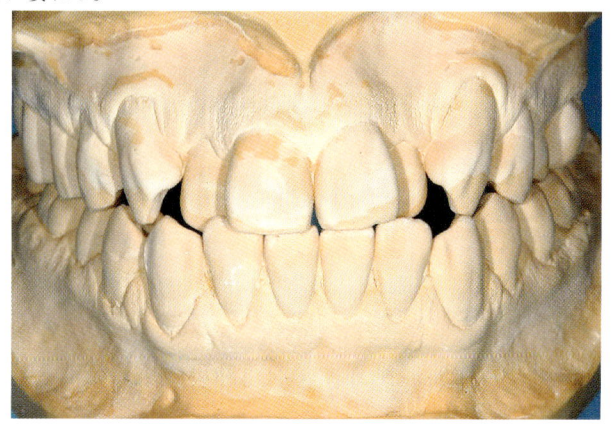

図8-25b：スタディーモデルの咬合器装着。

116

第 8 章　咬合と審美の調和

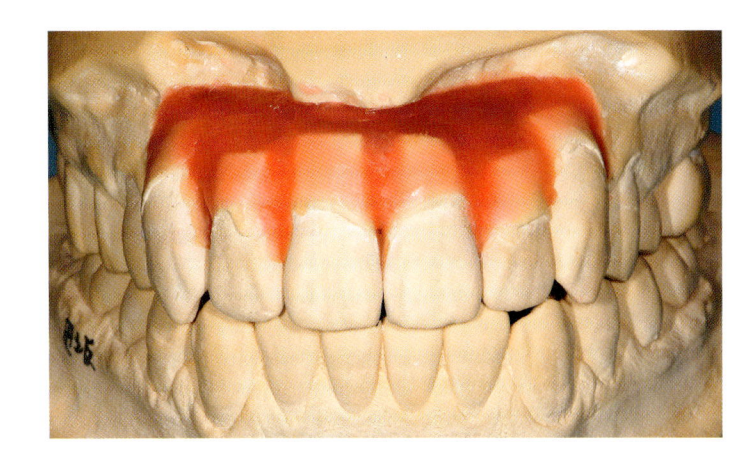

▶図8-25c：診断用セットアップ模型。前方面観。

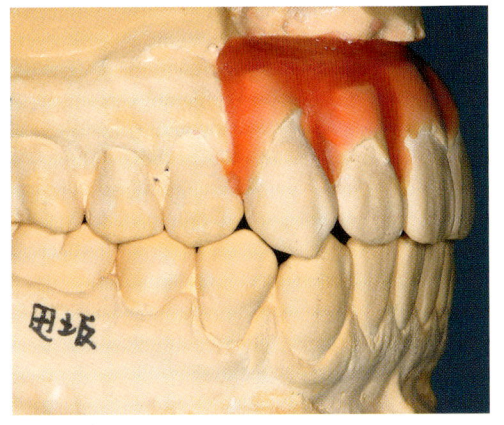

図8-25d：同右側面観。

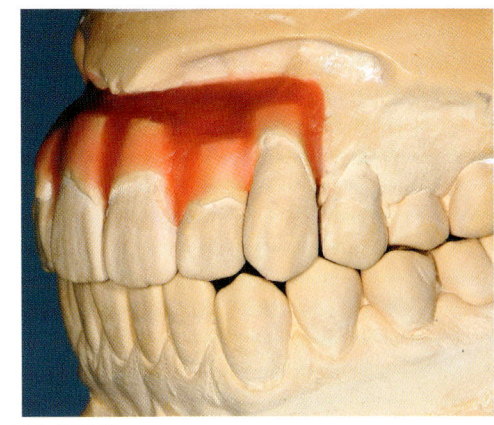

図8-25e：同左側面観。

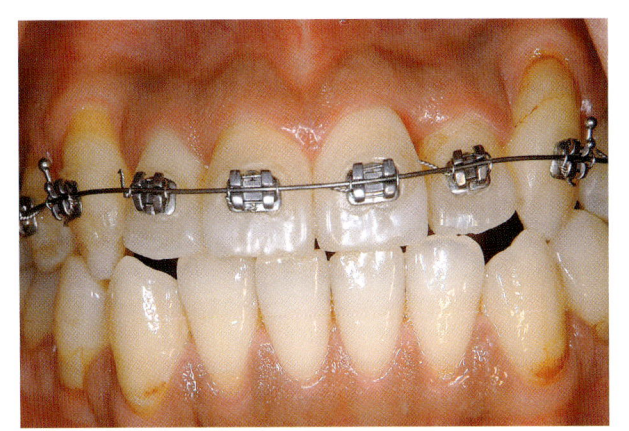

図8-25f：矯正処置による改善を選択。

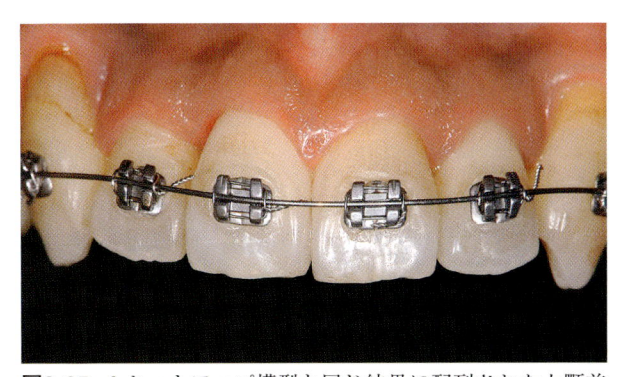

図8-25g：セットアップ模型と同じ結果に配列された上顎前歯。

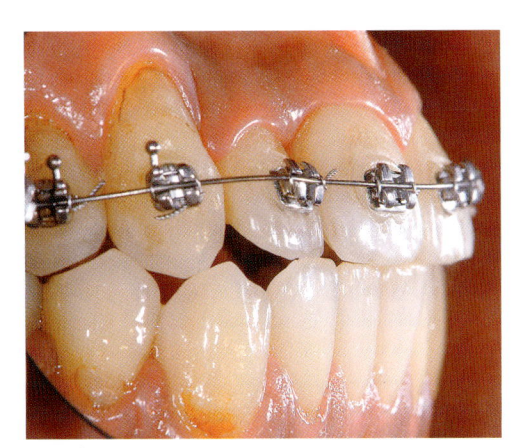

図8-25h：右側面観。

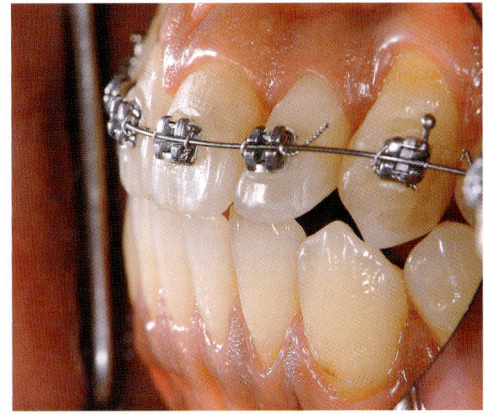

図8-25i：左側面観。

117

治療計画：→補綴
　　　　　→矯正
　　　　　→矯正と補綴

◀表8-9：上顎前歯の配列の治療計画

上顎前歯の形態、カンツァー、シェード

（8）上顎前歯の形態、カンツァー、シェード
　図8-26a〜eに示したようにデジタル機器の記録をもとに行う。

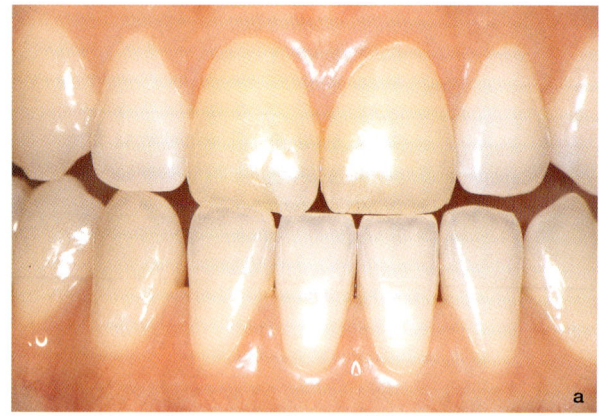

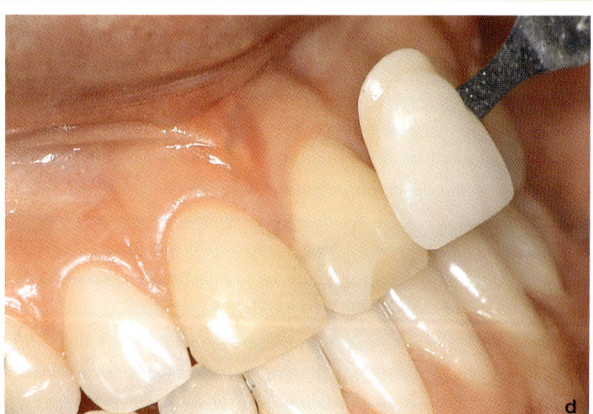

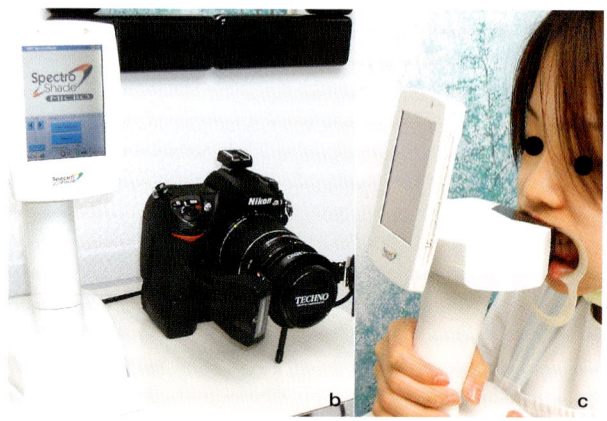

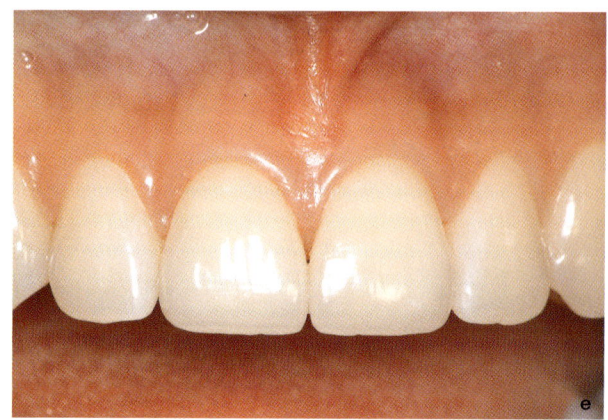

図8-26a〜e：上顎前歯のシェードはデジタル機器で記録するとセラミスト（技工士）とのコミュニケーションをとりやすい。また、形態に関する情報はデジタルカメラで記録しておくと良い。b, c：シェード採得用スペクトロシェードとシェードおよび形態の記録用デジタルカメラ。

2 下顎前歯のための審美的要素

（1）下顎前歯の切縁の位置
①安静時における下顎前歯の切縁の位置は下口唇から上方へ1〜2mm露出する（無麻酔下）（図8-27a, b）。
②S発音位の活用。「さいた、さいた、さくらがさいた」のような言葉を、患者に大きな声ではっきりと発音させて、S音が正しく発声できることを確認する（Closest Speaking Space）。これで下顎前歯の切縁の位置の機能的な良否を判定する。治療計画を表8-10に示す。

（2）下顎前歯の切縁線と臼歯部の咬合平面との位置関係
①同じ高さが理想的である。
②高さが異なる場合の咬合平面の決定基準（図8-28a, b）としては、両側臼後三角の1/2〜1/3の高さと下顎切歯の切縁によって形成される平面を基準にする。治療計画を表8-11に示す。

（3）下顎前歯の唇舌的傾斜
①上顎前歯との咬合関係が関与する。
②下顎前歯の唇舌的傾斜の改善は矯正処置で行うのが最善（図8-29, 30）である。
③通常は、機能的（咬合関係）または構造的（矯正・補綴の可能性）に決めることが多い（図8-31a〜c）。

第8章　咬合と審美の調和

下顎前歯の切縁の位置

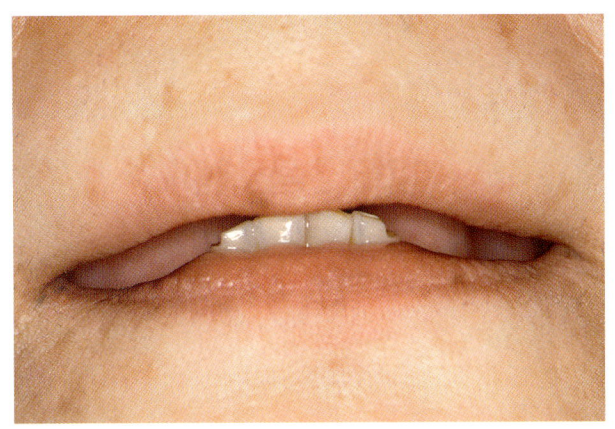

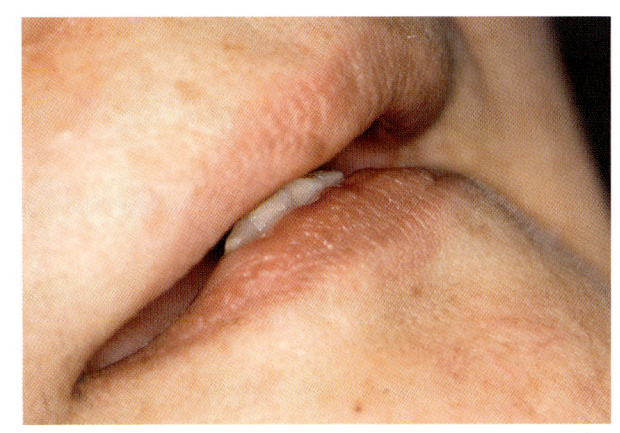

図8-27a, b：下顎前歯の切縁の位置。安静時に切縁は下口唇から上方へ1〜2mm露出する。　　a|b

治療計画：
　①露出量が多すぎる→圧下矯正、削合、補綴
　②露出量が少なすぎる→挺出矯正、補綴

▶表8-10：下顎前歯切縁の位置の審美的治療計画

下顎前歯の切縁線と臼歯部の咬合平面との位置関係

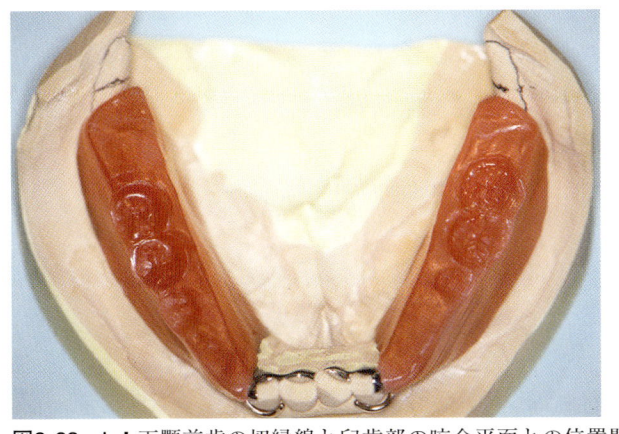

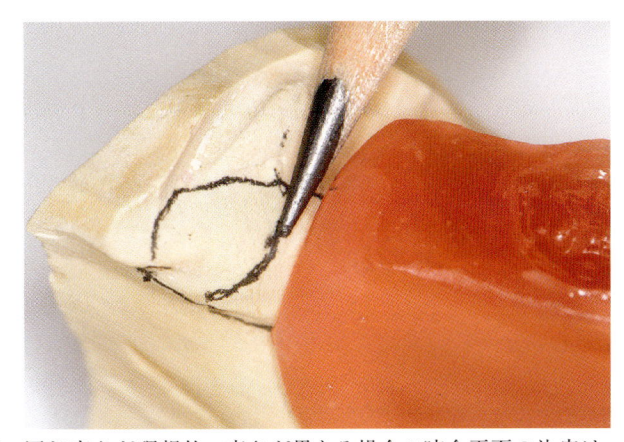

図8-28a, b：下顎前歯の切縁線と臼歯部の咬合平面との位置関係。同じ高さが理想的。高さが異なる場合の咬合平面の決定は、両側臼後三角の1/2〜1/3の高さと下顎切歯の切縁によって形成される平面を基準にする。　　a|b

治療計画：→矯正
　　　　　→削合
　　　　　→補綴

▶表8-11：下顎前歯の切縁線と臼歯部の咬合平面のための治療計画

下顎前歯の唇舌的傾斜

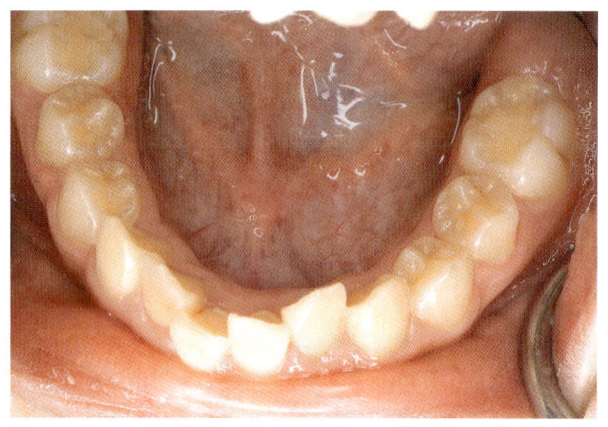

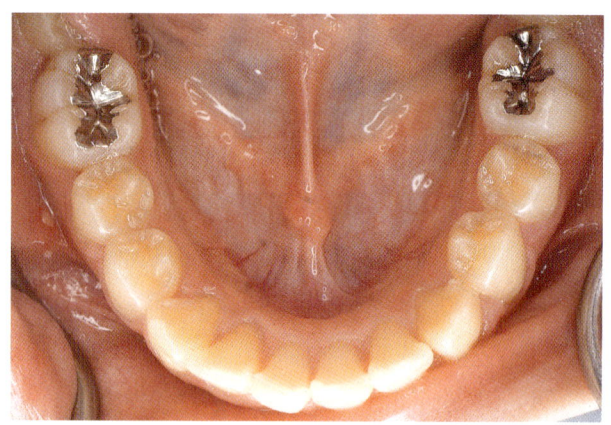

図8-29a, b：下顎前歯の唇舌的傾斜。下顎前歯の唇舌的傾斜の改善は矯正処置で行うのが最善。a：術前、b：矯正後。

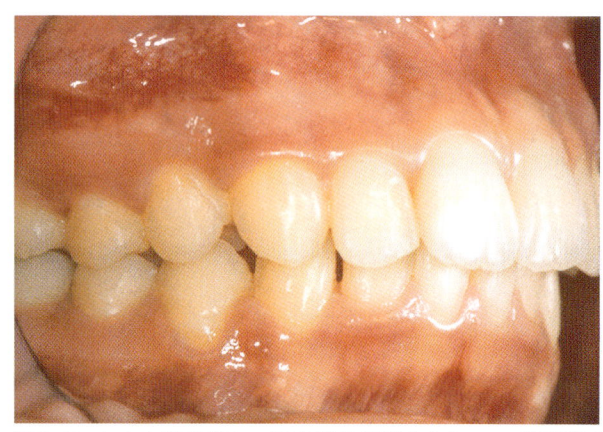

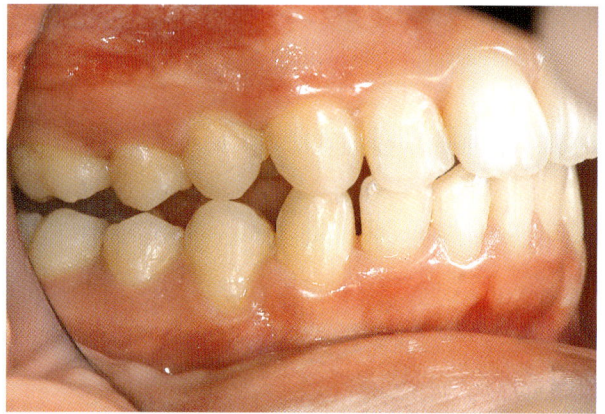

図8-30a, b：上顎前歯との咬合関係が関与する。a：咬頭嵌合位、b：アンテリア・ガイダンスとディスクルージョン。

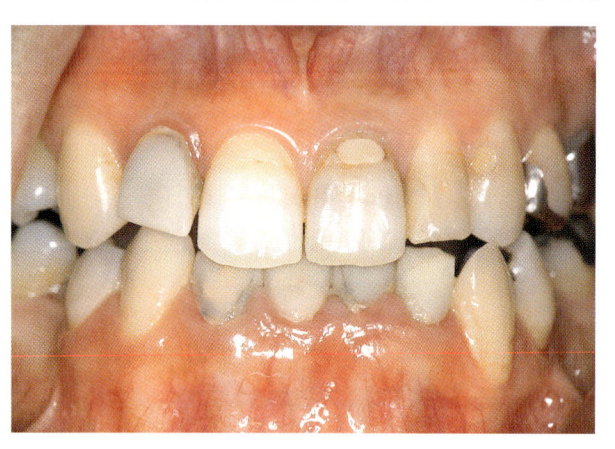

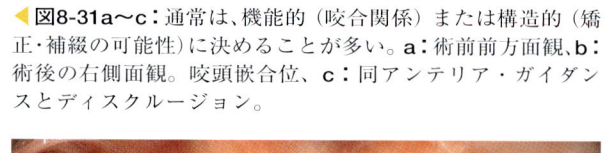

◀図8-31a〜c：通常は、機能的（咬合関係）または構造的（矯正・補綴の可能性）に決めることが多い。a：術前前方面観、b：術後の右側面観。咬頭嵌合位、c：同アンテリア・ガイダンスとディスクルージョン。

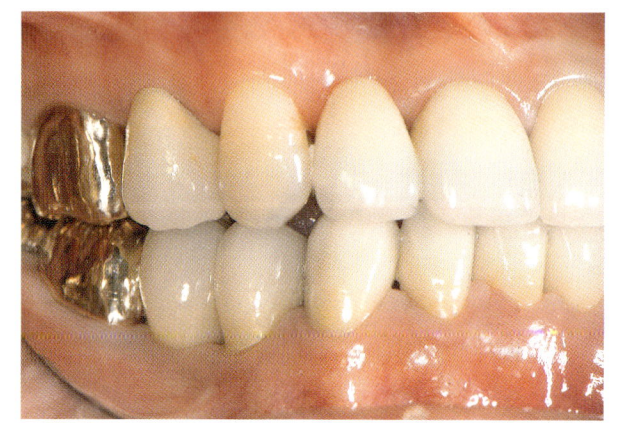

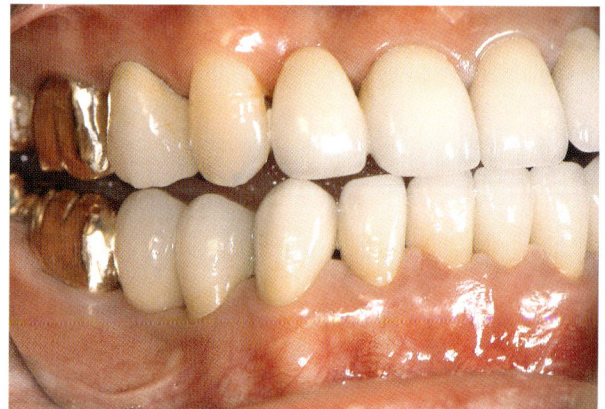

第 8 章　咬合と審美の調和

下顎前歯の歯肉縁の高さ

(4) 下顎前歯の歯肉縁の高さ
①歯肉縁の高さは歯の位置しだいで変わるため、高さを改善したいときには矯正処置を活用する。たとえば、矯正治療で歯をゆっくりと挺出させて歯周組織の挺出を行い、併行して歯肉縁の高さも切縁方向へ挺出させる術式は、最も頻繁に臨床で用いられている。

逆に、圧下矯正では歯をよりゆっくり時間をかけて根尖方向へ圧下し、同時に歯周組織の圧下をして、歯肉の高さも根尖方向へ移動させる。
②補綴による咬合平面の修正では、多くの場合、歯周外科（骨整形を伴う）による歯肉の高さの改善を同時に行うことになる（図8-32a〜d）。

(5) 下顎前歯の配列、カンツァー、シェード
　上顎の場合と同様に行う（前掲図8-26a〜e参照）。

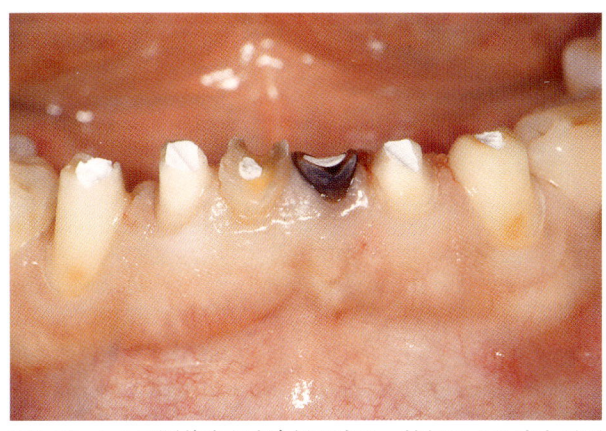

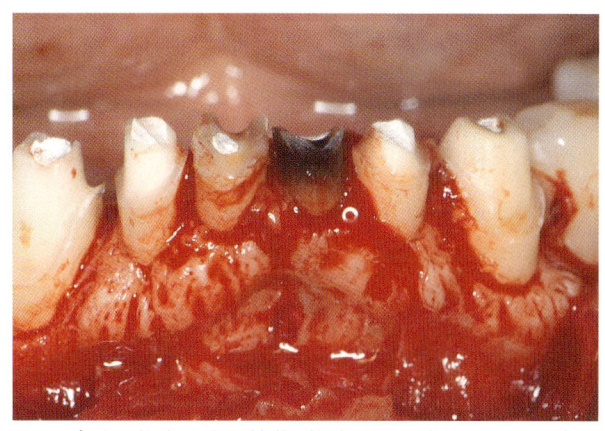

図8-32a, b：下顎前歯の歯肉縁の高さ。補綴による咬合平面の修正では、多くの場合、歯周外科（骨整形を伴う）による歯肉の高さの改善を同時に行うことになる。a：術前、b：歯槽骨整形を行い、臨床的歯冠長を延長、1|1 は抜歯。　　a|b

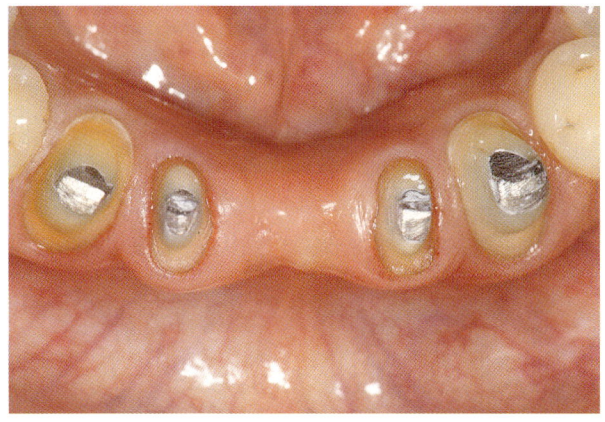

図8-32c, d：歯冠長の延長術と歯冠補綴を行った下顎前歯部の術後。　　c|d

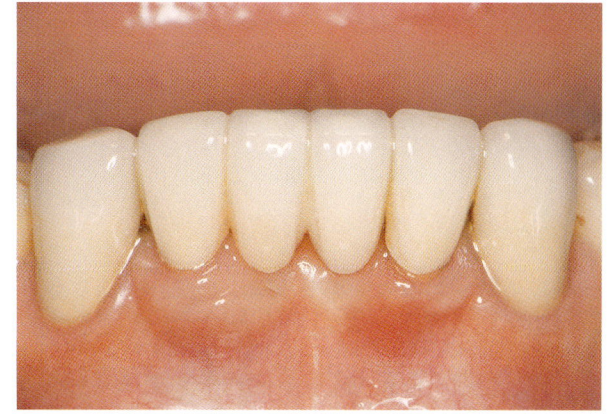

3. 審美歯科の治療計画—臨床ステップ—

STEP 1　顎関節と筋肉の評価

　顎関節症の自覚症状の有無の問診、他覚症状の診査、診断を行う（第7章「顎関節症の診断と治療」参照）。

①顎関節症の症状がない症例では、現在の咬頭嵌合位の顎位を維持しつつ、審美歯科治療の可能性を評価する。
②顎関節症の症状が疑われる症例では、まず医科性か、歯科性かの鑑別診断を実施する。

③医科性顎関節症と診断された症例では顎関節症の治療を優先し、一般医科への転医を患者に勧める。
④歯科性顎関節症と診断された症例では、さらに診査を勧め、
　a）筋肉性か、顎内性（炎症性）か、顎関節性（非炎症性：噛み癖）かを鑑別し、スプリントなどによる改善法を実施する。
　b）顎関節症の症状が改善・解消された後に、審美歯科治療の可能性を考慮する。
　c）このような症例では「中心位でスタディーモデルを咬合器にマウント」するのが診断の鍵である。咬合器装着した模型上で、前述の審美的要素の診査・診断と治療計画立案を行う。

2 STEP 2　審美的要素の検討

（1）現存する咬合位(咬頭嵌合位)で審美的治療計画を実現できる症例

顎関節症の症状がなく、現在の咬頭嵌合位で審美性を実現できる症例は、咬合器に咬頭嵌合位で装着したスタディーモデル上で審美的要素（前述）の実現の可能性を探る。

（2）現在の咬頭嵌合位では審美性を実現できない症例

中心位で咬合器に装着したスタディーモデル上で審美性達成の可能性を探る。
①スタディーモデル上で審美的要素（前述）を検討する。
②矯正治療または補綴治療で適正な咬合関係を付与できるか。
③咬合平面の再構築および上下前歯の咬合関係の再編成が不可欠な症例が多いため、垂直顎間距離の変更の可能性も配慮に入れておく。
④咬合平面の再構築を行う症例では、上下顎対向関係の見直しと咬合様式の再編成を実施することがほとんどであるため、矯正または顎形成外科の両術式の併用が必要になることもある。

3 STEP 3　修復法
　　　　（機能的要素と構造的要素）の決定

矯正治療または補綴治療による改善の可能性を探る。
①機能的要素の検討—適正な咬合関係を付与または維持できるか。
　a）臼歯の中心位咬合または咬頭嵌合位
　b）前歯のアンテリア・カップリング
　c）アンテリア・ディスクルージョン
　d）長期的な咬合の安定（支持）
②構造的要素の検討—修復法のオプションの模索
修復法のオプションの決定因子として次の事柄を考慮する。
　a）支台築造の可能性
　1．臨床的歯冠長
　2．審美目的で変更した歯肉の高さと歯冠長
　3．Ferrule（帯冠効果）の量
　4．築造のための量（スペース）
　5．歯冠長（歯質量）確保のための臨床的歯冠長の延長と審美性
　b）修復物の種類と保持法
　1．固定式—従来型の保存修復、クラウン・ブリッジ
　2．患者可撤式—従来型のパーシャルデンチャー、フルデンチャー
　3．術者可撤式—インプラント補綴
　c）欠損部の補綴法

4 STEP 4　生物学的要素
　　　　（イニシャルプレパレーション）の検討

適正な形態と位置に硬軟両組織の良好な環境を確立する目的で実施。耐久性、組織の保存、審美性の維持に直接関係するため、きわめて大切な臨床ステップとなる。
①口腔衛生管理
②スケーリングとルートプレーニング
③歯内療法
④歯周外科治療
⑤矯正治療
⑥顎形成外科
など、良好な口腔環境の確立を主旨とした治療計画を立案する。

5 STEP 5　治療術式の確立

Step 1～4の審美歯科のための治療計画をもとに、治療術式の順序を決定していく。

第 9 章
咬合の危機管理と対策

1. 咬合診断の重要性
―咬合のストレスまたは不安定な咬合の診断―

咬合の不安定あるいは異常機能圧（咬合のストレス）による悪影響のために咬合の不調和が続くと、顎口腔系のいくつかの部位に咬合由来の病変の兆候や症状が現れることがある。日常臨床で散見する主な兆候と症状を挙げると次のようになる。
① 歯の過度の磨耗（著しいファセット形成）
② 知覚過敏または歯髄炎様の疼痛
③ 歯根膜炎様の疼痛
④ 歯の動揺または歯の移動
⑤ 歯槽骨の垂直性吸収
⑥ 咀嚼筋や顔面周囲筋の痙れん（スパズム）または疼痛
⑦ 下顎の開口障害または運動不全
⑧ 顎関節またはその周辺部の疼痛

歯髄や歯周組織に炎症がないにもかかわらず、以上の症状のいずれかを患者が訴える症例では、咬合力（外傷）による悪影響が疑われるため、咬合診断を実施すべきであろう。問診、口腔内診査、エックス線写真診査などの一般的な診査を経た後、スタディーモデルを用いた咬合診断を行う。

また、筋肉の疼痛や下顎運動障害の症状を訴える患者に対しては、負荷テストと筋触診法を併用することで鑑別診断が容易になることもある（第7章「顎関節症の診断と治療」参照）。

2. スタディーモデルの製作法

咬合治療は咬合に由来する症状がある場合のみに実施する。咬合診断の結果、原因が判然としない症例では咬合治療に手をつけてはならない。

咬合に由来する症状がある場合には、以下の手順で咬合診断を実施する。

① スタディーモデルの製作（図9-1a〜v）
② スタディーモデルの咬合器装着
③ 模型上での咬合診断
④ 咬合治療のオプションの考察

前準備

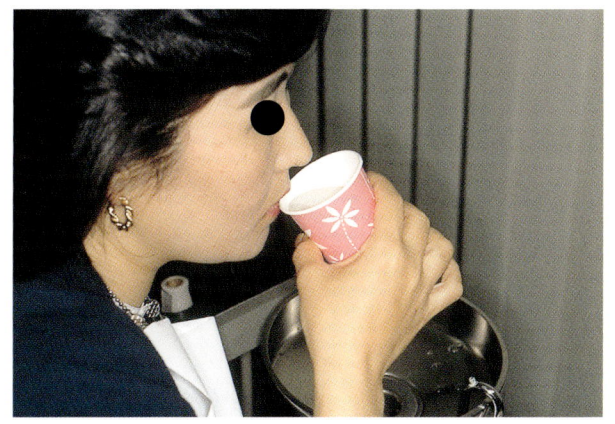

図9-1a：印象採得に先立ち、口腔内の清掃を行う。含漱剤で粘液性唾液や食物残渣を除去する。

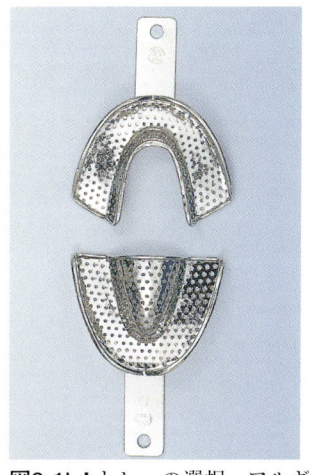

図9-1b：トレーの選択。アルギン酸印象では堅牢なリムロック式メタルトレーを使用する。印象材の保持力に優れたトレーが良い。

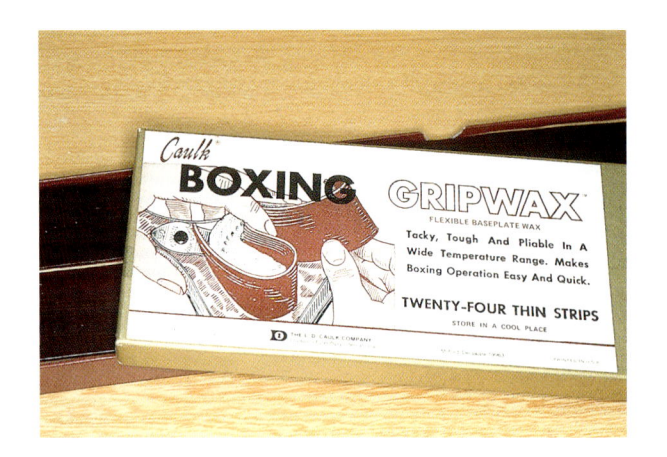

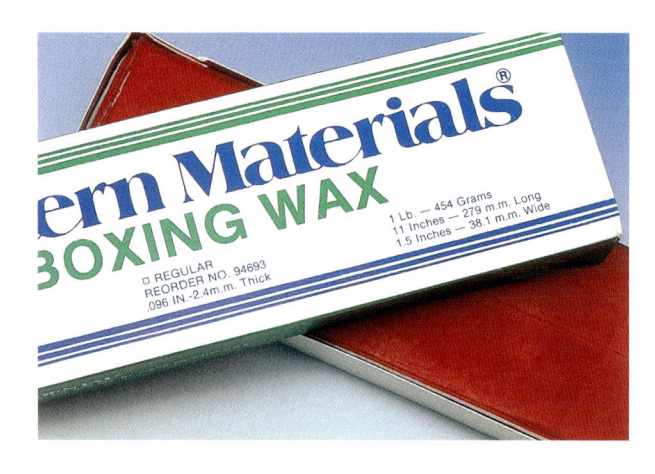

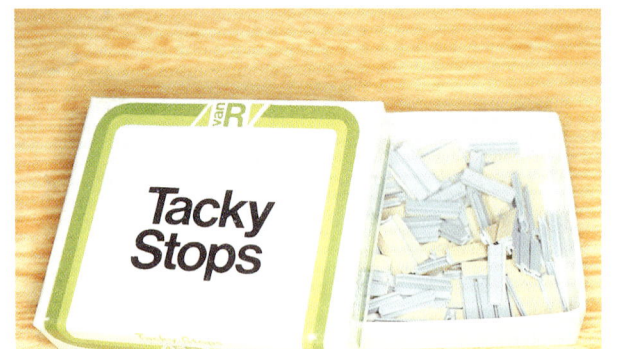

増補改訂版　日常臨床のためのオクルージョン

◀図9-1c〜e：既製トレーを使う場合はストッパーが不可欠である。ボクシングワックス（Boxing Wax）とタッキーストップ（Tacky Stops）を活用する。

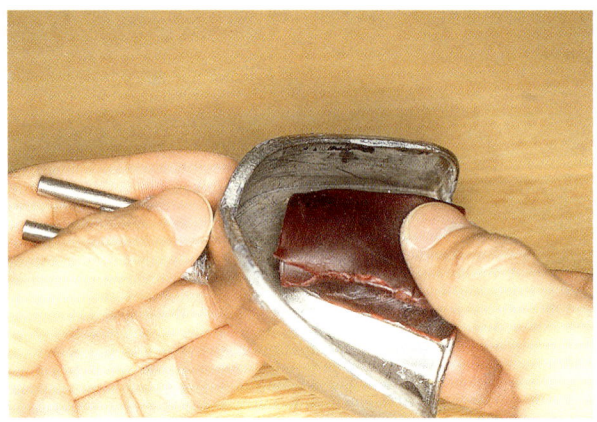

図9-1f：上顎トレーでは口蓋部にボクシングワックスが当たってストッパーになる。

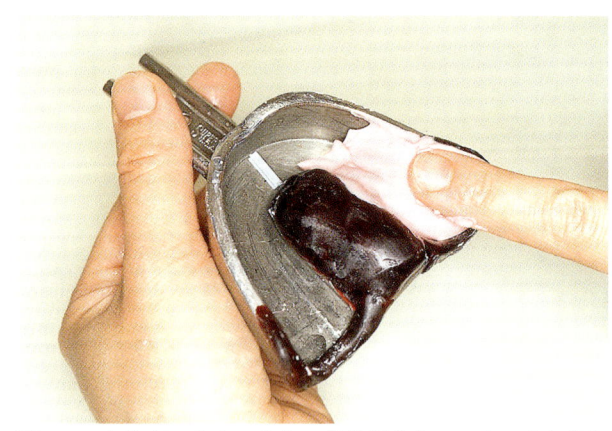

図9-1g：気泡ができないよう、印象材をトレー内にすり込む。

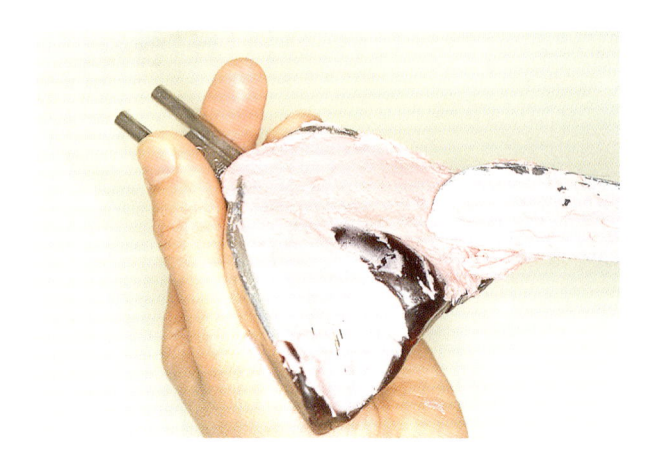

◀図9-1h：口蓋部には印象材を盛らない。口蓋垂の方へ印象材が流れすぎないよう配慮する。

第 9 章　咬合の危機管理と対策

印象採得

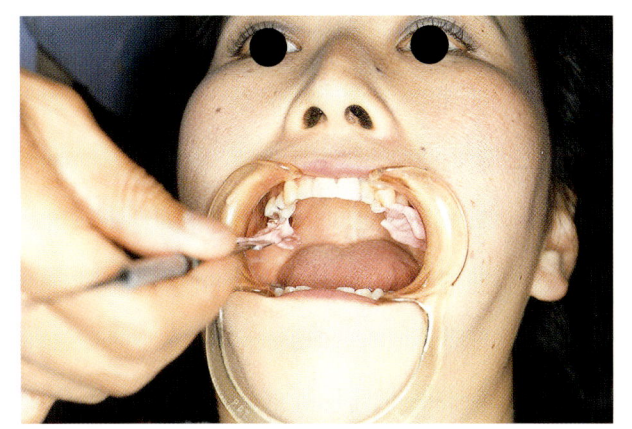

図9-1i：咬合面と前歯舌面に印象材をすり込む。

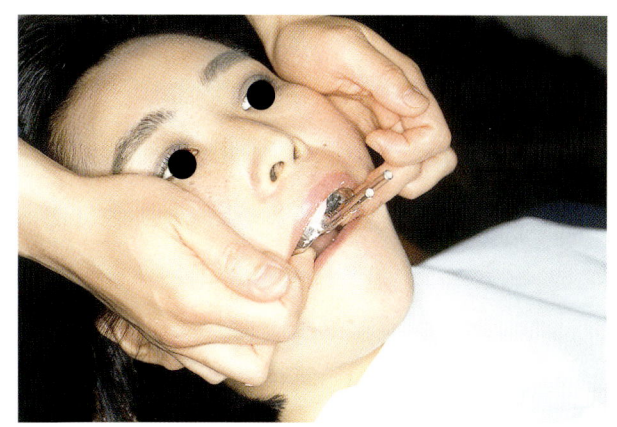

図9-1j：可能ならば、上顎トレーは術者またはアシスタントが保持する。

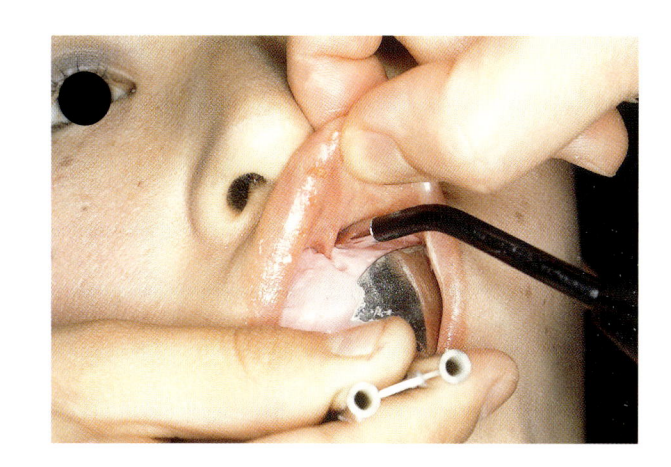

▶図9-1k：3分間の硬化時間の後、トレーを撤去する。エアーシリンジを用い、上唇小帯とトレーの隙間にエアーを入れて陰圧を解除するとともに、一気にトレーを撤去する。

印象の変形防止と保管法

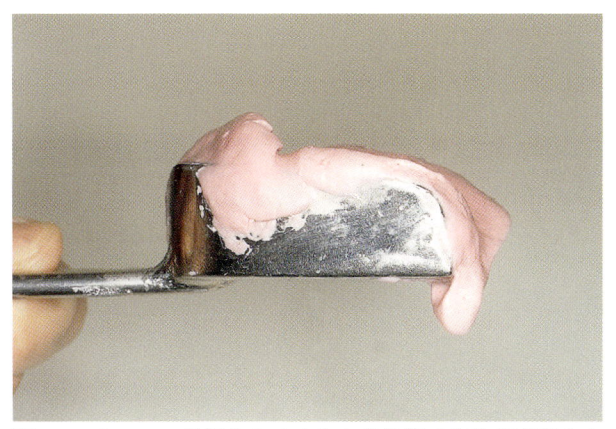

図9-1l：トレーの後縁からはみ出た印象材は印象が変形する原因になる。

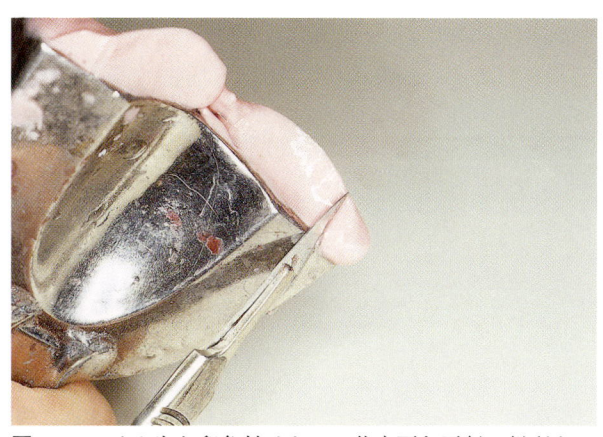

図9-1m：はみ出た印象材はトレー基底面と平行に鋭利なナイフで除去。

127

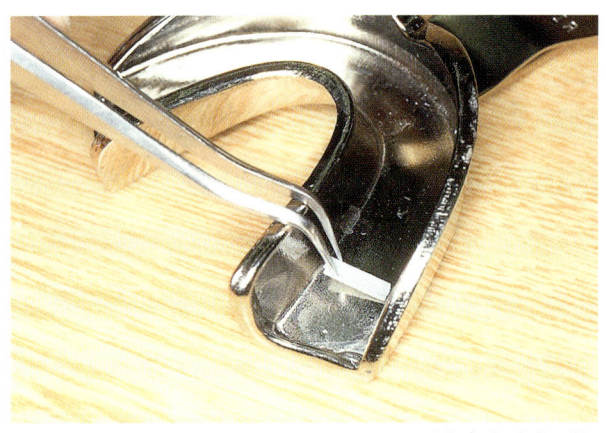

増補改訂版　日常臨床のためのオクルージョン

図9-1n：下顎トレーではタッキーストップを左右咬合面部と前歯切縁部の3ヵ所に設置してストッパーにする。

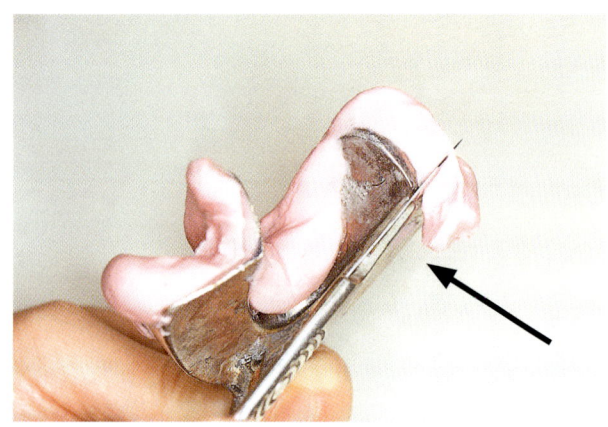

図9-1o：トレー後縁にはみ出た印象材はナイフで切り取っておく。

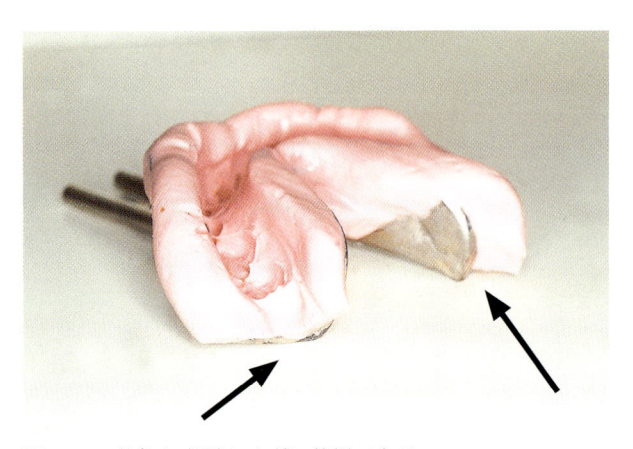

図9-1p：印象を変形させずに静置できる。

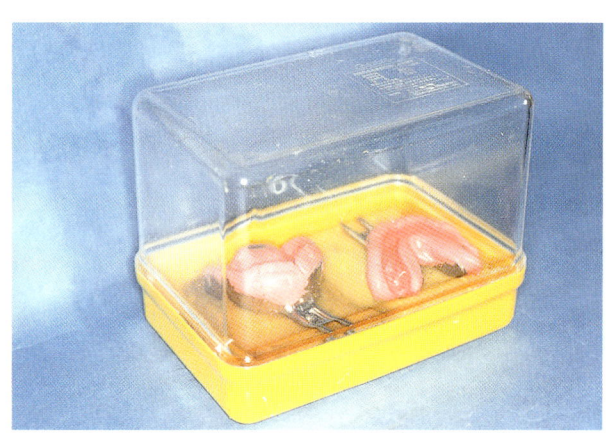

図9-1q：採得したアルギン酸印象は専用湿箱内で保管する。蓋つきの食パンケース内に水を浸したスポンジを置けば、相対湿度100％の湿箱ができあがる。

石膏注入と模型の完成

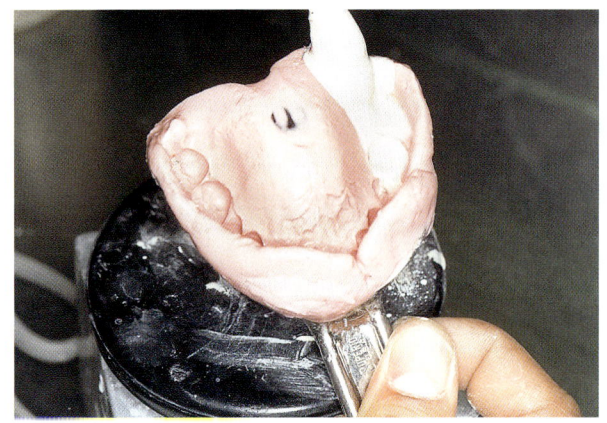

図9-1r：所定の石膏を真空攪拌したら、バイブレーター上で小筆かスパチュラを用いて石膏を印象の咬合面に流し込む。

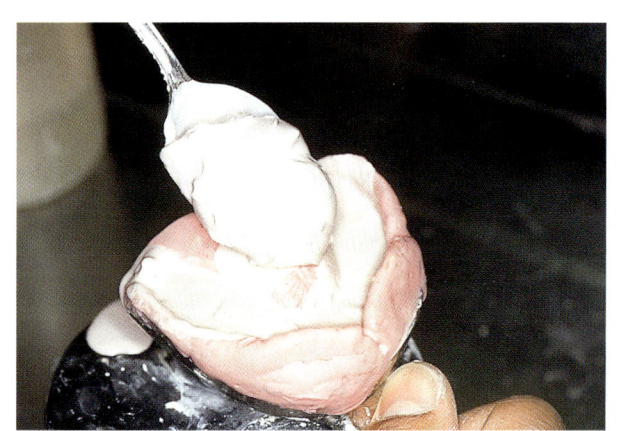

図9-1s：続いて、印象全体に石膏を盛る。

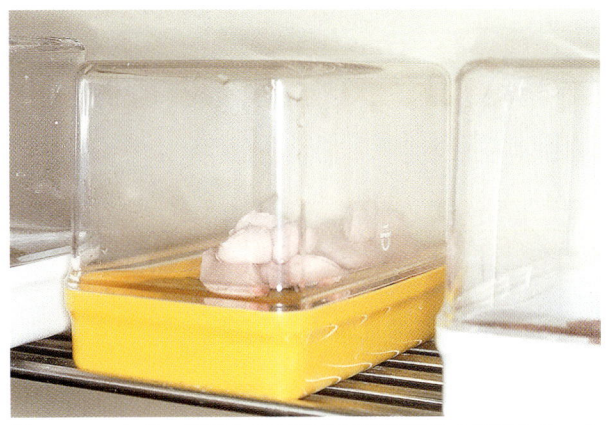

図9-1t：アルギン酸印象と石膏は専用湿箱内で保管する。これで一晩の保存が可能になる。

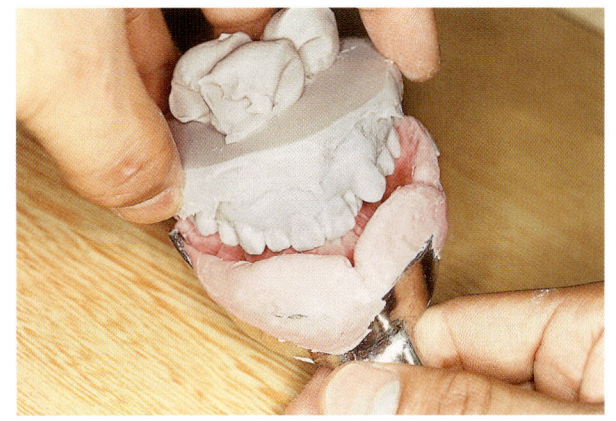

図9-1u：硬化の完了した模型を印象から分離する。

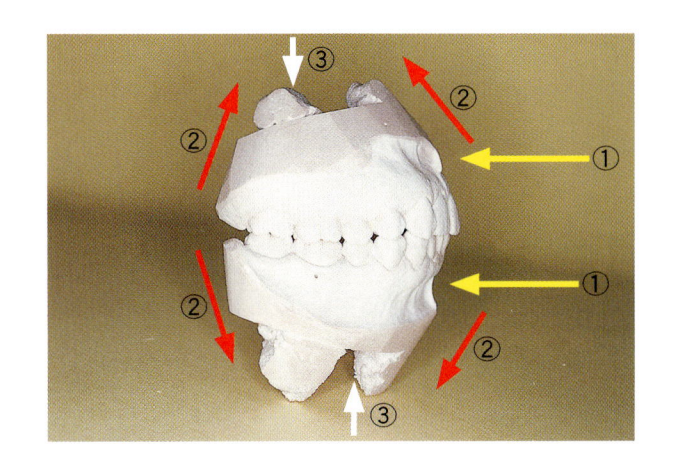

▶**図9-1v**：模型のトリミング。①歯肉頬移行部は残す。②基底部に向って先細り。③基底面に咬合器装着のための保持用突起をつくっておく。

3. 模型上での咬合診断

スタディーモデル上で診査する主な内容は臼歯の中心位咬合と前歯のアンテリア・カップリングおよびアンテリア・ディスクルージョンの状態を評価することで、改善の可能性を検討することになる（図9-2a〜o）。その目的は咬合の安定と咬合力による負担の分散と軽減にある。

1 スタディーモデルの咬合器装着

歯列印象の採得、石膏スタディーモデルの製作、フェースボウ・トランスファー、セントリック・バイトの採得、そして、歯列模型の咬合器装着を行う。このなかで、最もクリティカルなステップはセントリック・バイトの採得である。リーフゲージ法またはアンテリア・ジグ法を用いて中心位を咬合採得する（第2章「原則1 臼歯の中心位咬合」参照）。

2 臼歯の中心位咬合と前歯のアンテリア・カップリングの評価

中心位でマウントされたスタディーモデル上で咬合調整を実施し、臼歯の中心位咬合とアンテリア・カップリングを付与していく。オクルーザル・レジストレーションストリップスで早期接触部位を確認し、咬合紙で印記したら、技工用ナイフまたはラウンドバーで少しずつ削除する。

まず、左右両側で臼歯が中心位咬合するまで咬合調整する。続いて、前歯がアンテリア・カップリングするまで咬合調整する。この段階で大切なことは、どの歯を、どの程度の量、調整（削除）しなければならないかということである。このことが、治療法を考慮する際の決め手のひとつになる。

増補改訂版　日常臨床のためのオクルージョン

スタディーモデルの咬合器装着

図9-2：右側の大臼歯部、筋肉、顎関節周辺に疼痛を訴えて来院した症例。

図9-2a：咬頭嵌合位。右側大臼歯部に歯髄炎様の痛みを訴えるが、う蝕や歯髄炎、根尖性病変は一切認められない。

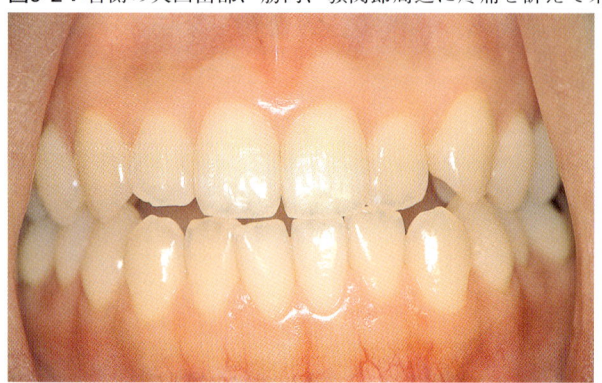

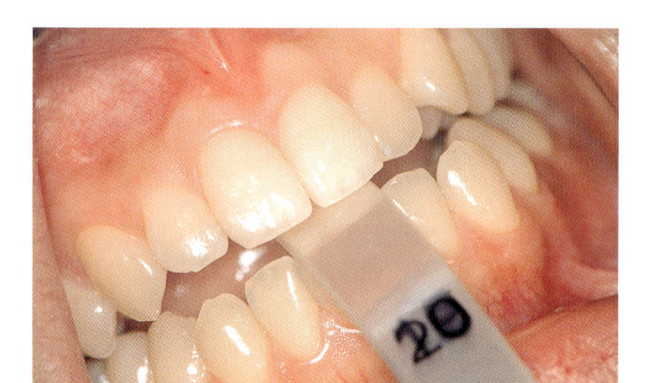

図9-2b：リーフゲージを前歯部で軽く咬ませ、前後運動によるエクササイズを実施。

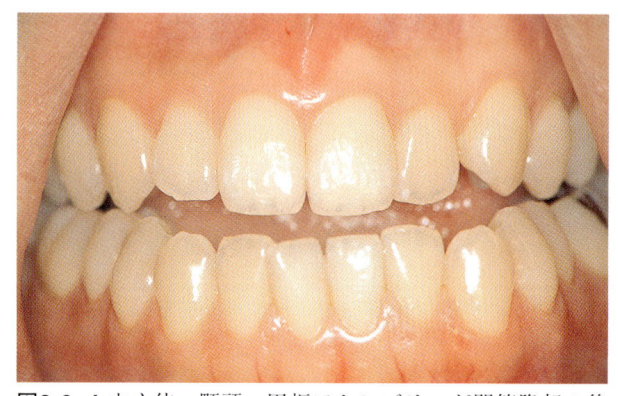

図9-2c：中心位。顆頭―円板アセンブリーが関節隆起の後壁にシートした状態で、大臼歯部だけが咬合している。

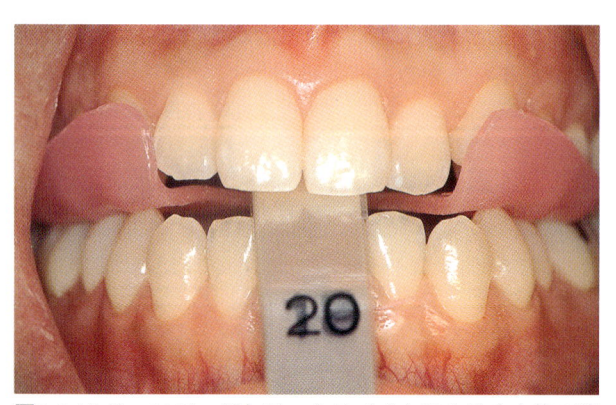

図9-2d：リーフゲージとワックスバイトによる中心位の咬合採得。咬合診断のための下顎位。

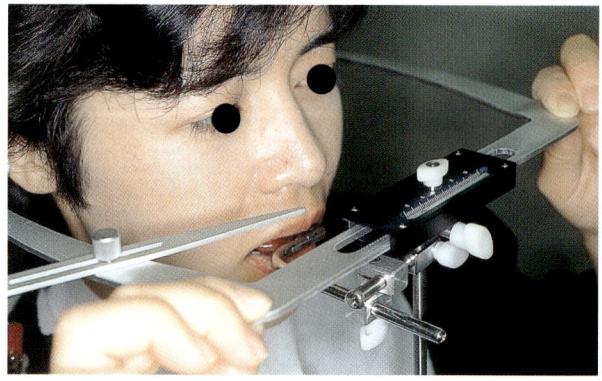

図9-2e：フェースボウ・トランスファー。

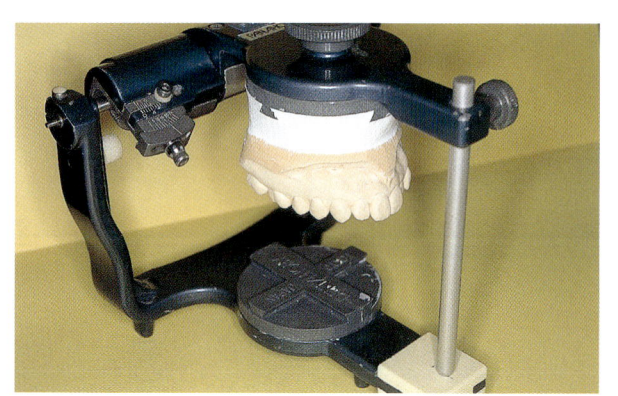

図9-2f：上顎模型の咬合器装着。

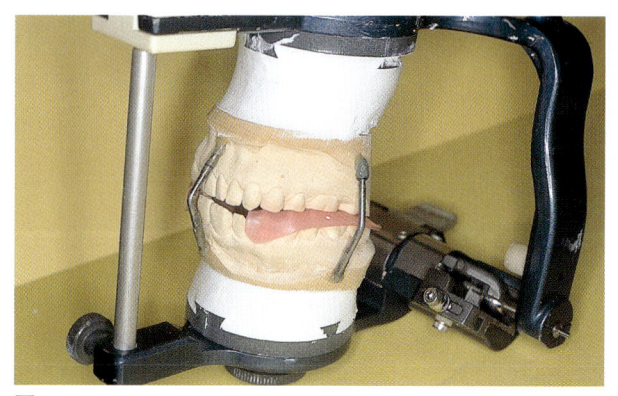

図9-2g：セントリック・バイトによる下顎模型の咬合器装着。

第9章 咬合の危機管理と対策

臼歯の中心位咬合と前歯のアンテリア・カップリングの評価

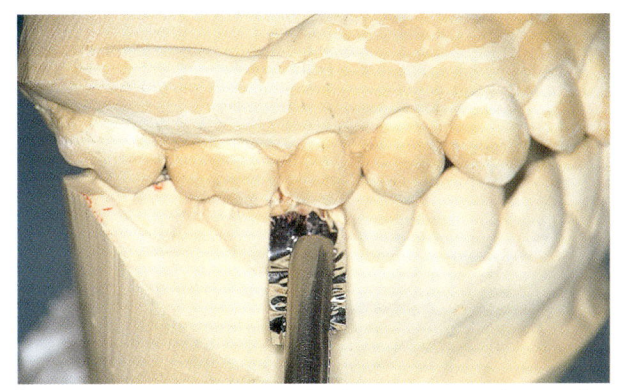

図9-2h：オクルーザル・レジストレーションストリップスによる早期接触部の確認。

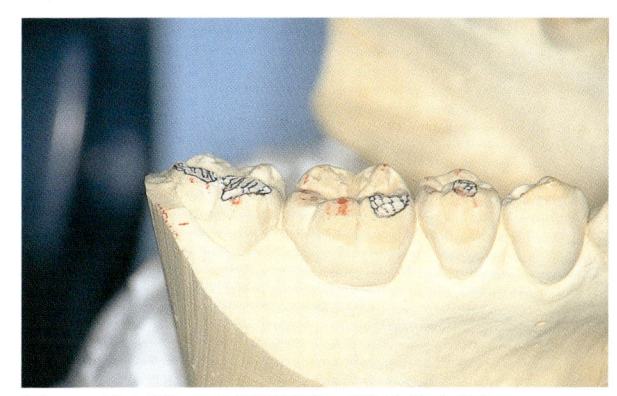

図9-2i：咬合紙による早期接触の印記と咬合調整。

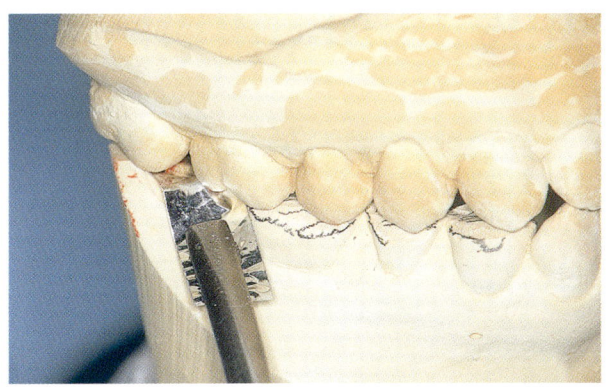

図9-2j：臼歯の中心位咬合を確立する高さへ、咬合調整。

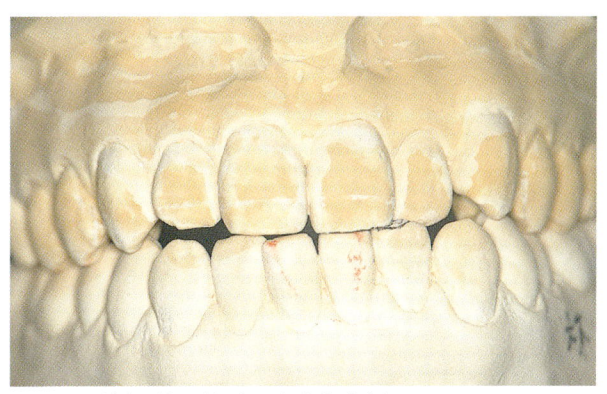

図9-2k：前方面観（臼歯の中心位咬合）。

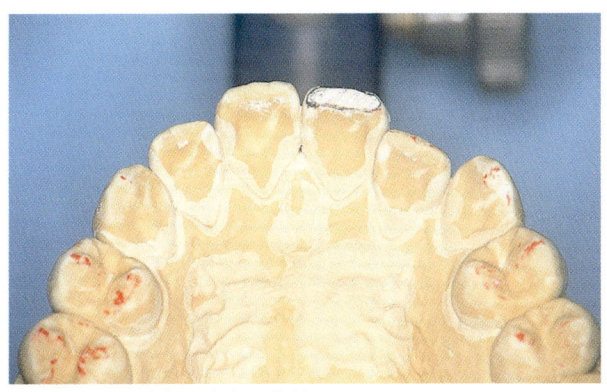

図9-2l：上顎前歯の咬合調整量。

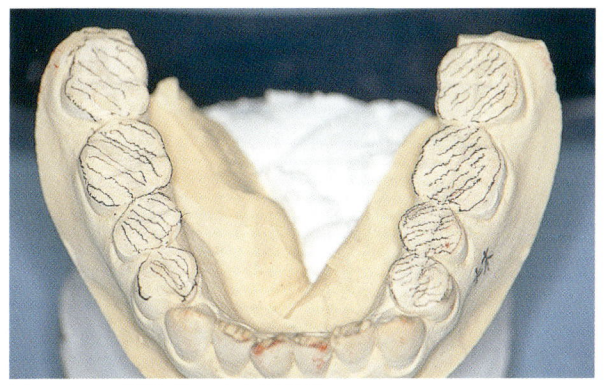

図9-2m：下顎臼歯の咬合調整量。

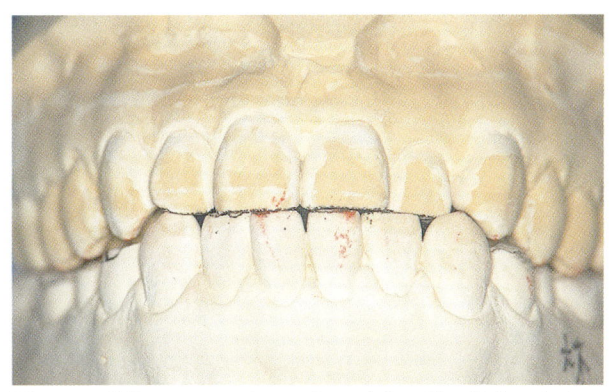

図9-2n：前歯のアンテリア・カップリングの確立のための咬合調整。

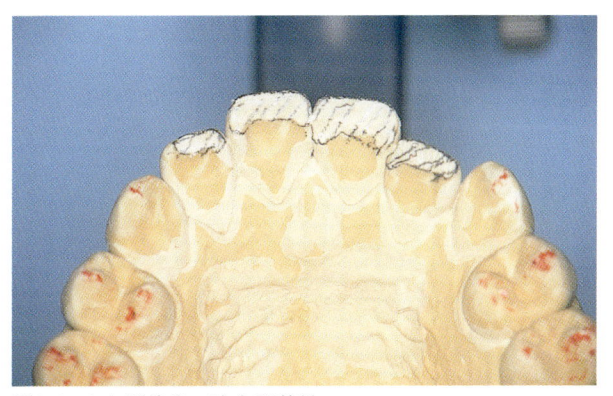

図9-2o：上顎前歯の咬合調整量。

131

アンテリア・ディスクルージョンの付与

3 アンテリア・ディスクルージョンの付与

下顎が前方または左右側方へ移動するときに、前歯がガイドして、臼歯が咬頭干渉しないアンテリア・ディスクルージョンの確立の可能性を検討する。

具体的には、臼歯の中心位咬合と前歯のアンテリア・カップリングを保存しつつ、臼歯部の咬頭干渉部位だけを削除していくことが多い（図9-3a～c）。

図9-3：同症例におけるアンテリア・ディスクルージョンの付与。

◀**図9-3a**：偏心運動中に生じる臼歯部咬頭干渉をすべて調整（削除）する。

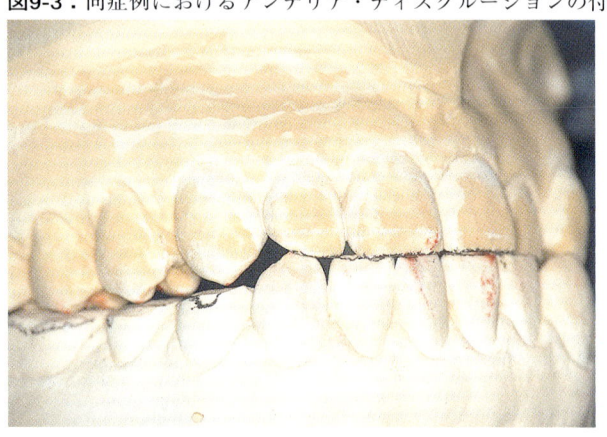

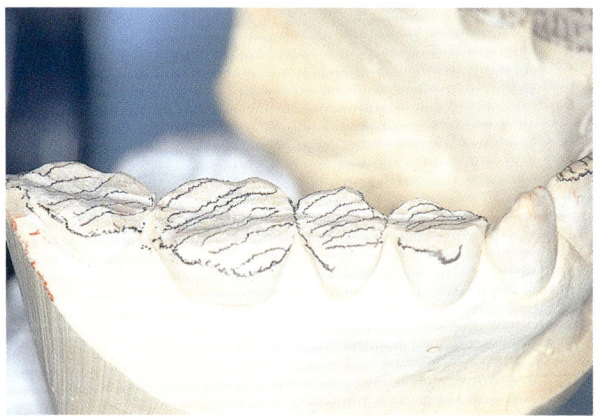

図9-3b：アンテリア・ディスクルージョンを確立した時点での右側咬合面の削除量（下顎）。

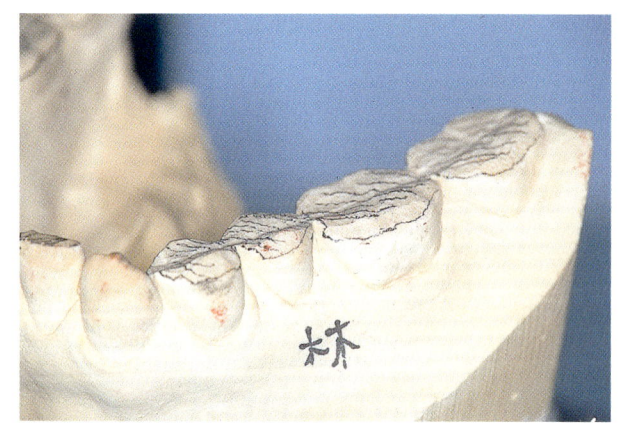

図9-3c：同左側咬合面（下顎）。以上の模型上での咬合調整により、咬合の安定を得るための治療方針が立つ。

4. 咬合治療のオプションの考察

中心位の咬合診断	咬合診断と咬合治療のための下顎位 ――中心位の選択基準――
①臼歯の中心位咬合の診断 ②前歯のアンテリア・カップリングの診断 ＋ アンテリア・ディスクルージョンの可能性の診断	①咬合病の兆候または症状がある。 ②中心位による診断結果と治療目標を患者が理解する。 ③中心位による治療の結果（恩恵）と治療費の釣り合いを患者が承諾する。

表9-1：咬合診断の概要（模型上）と中心位の選択基準

模型上での咬合診断をもとに、治療計画を立案し、患者に治療法のオプション（選択肢）をわかりやすく説明する（**表9-1**）。

咬合調整量（歯質削除量の大小）と歯の移動量を基準にして、治療法を考慮する。咬合面と切縁の咬合調整（エナメル質内削除）だけで治療できる症例もある。一方、歯冠補綴が必要で、健全な歯質を犠牲にして咬合再構成せねば咬合の安定と症状の改善が得られないという診断にたどりつくこともある。

また、矯正治療や顎形成外科といった大規模な咬合修復が必要との診断に落ち着くこともまれにある。おおまかな、オプションの選定基準を**表9-2**に示し、実際の症例を**図9-4〜7**に列挙する。

模型上咬合診断	咬合面削除量 エナメル質内 （1mm以内）	咬合面削除量 1mm以上	咬合高径挙上 または 臨床的歯冠長延長	不正咬合改善 歯軸方向 歯体移動 顎間関係
治療計画	・咬合調整 ・スプリント療法（症状の一時的改善） ・歯冠補綴	・歯内療法＋歯冠補綴 ・スプリント療法（症状の一時的改善）	・歯周治療＋歯内療法＋歯冠補綴 ・スプリント療法（症状の一時的改善）	・矯正治療（＋歯周治療＋歯内療法＋歯冠補綴） ・顎形成外科（＋矯正治療） ・スプリント療法（症状の一時的改善）

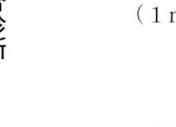

表9-2：咬合診断と治療法のオプション

スプリント療法を選択した症例

図9-4：治療法のオプション（Ⅰ）。図9-2、3と同症例。スタディーモデル上の咬合調整の結果、臼歯の中心位咬合、前歯のアンテリア・カップリング、アンテリア・ディスクルージョンの3原則を満たすには切縁と咬合面の1mm以上の削除が必要となった。この症例では患者の希望によりアンテリアシグメンタル・スプリントの夜間装着によるスプリント療法を採用。筋肉活動の改善による歯髄炎様症状と筋肉痛の症状の解消を目指した。

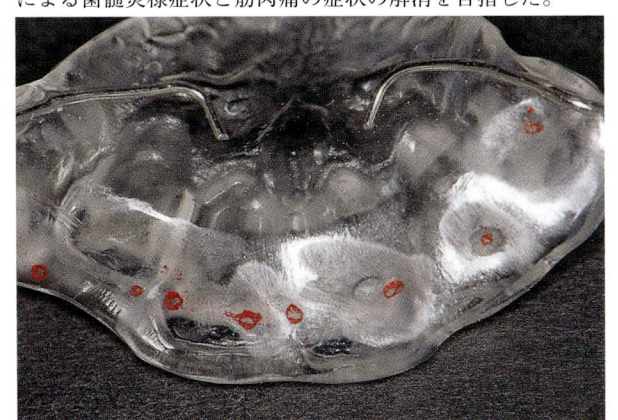

図9-4a：アンテリアシグメンタル・スプリント。外傷性咬合や筋肉症状の改善に有効。

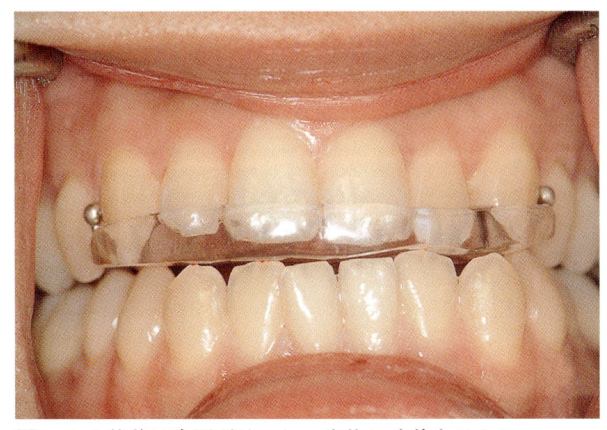

図9-4b：装着は夜間だけにし、症状の改善をはかる。

増補改訂版　日常臨床のためのオクルージョン

歯内療法と歯冠補綴による咬合再構成を採用した症例

|術前|

図9-5：治療法のオプション（Ⅱ）。咬合平面の乱れの改善、咬合高径の挙上が必要な症例。歯内療法、歯周治療、インプラント補綴および歯冠補綴を患者に呈示。中心位での治療に患者が理解と承諾を示した。

図9-5a〜d：術前観とエックス線写真。

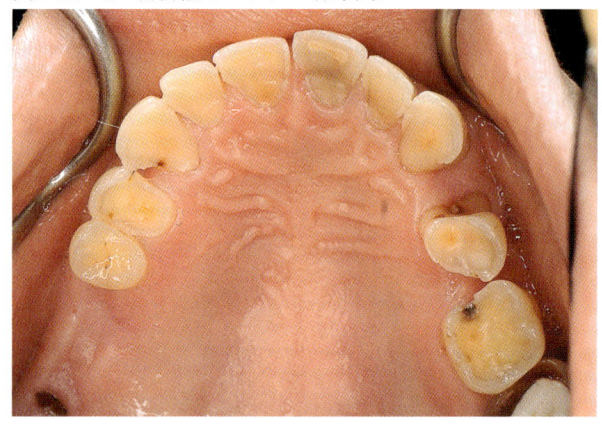

◀図9-5a：上顎咬合面観。上顎前歯舌面と臼歯咬合面の磨耗が著しい。

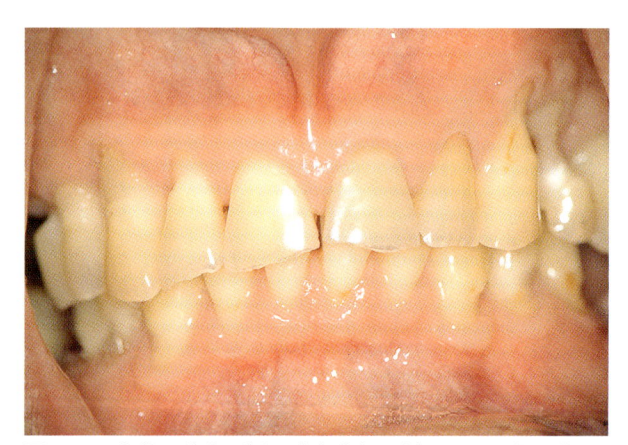

図9-5b：術前の前方面観。咬合高径の低下、下顎位の後退、咬合平面の乱れが著しい。

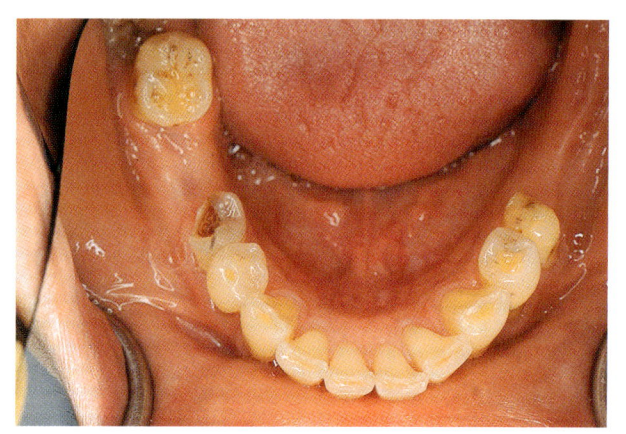

図9-5c：下顎咬合面観。う蝕と臼歯欠損のため、咬合高径は低下している。

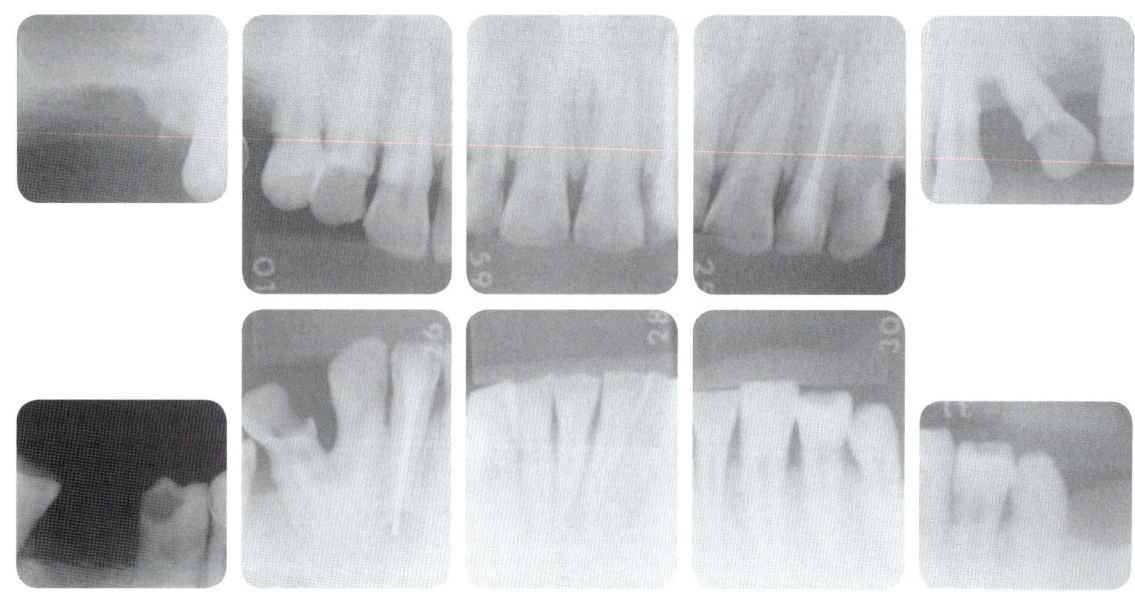

図9-5d：術前のエックス線写真。

第 9 章　咬合の危機管理と対策

診断用ワックス・アップ

▶図9-5e：術前スタディーモデルの咬合器装着。

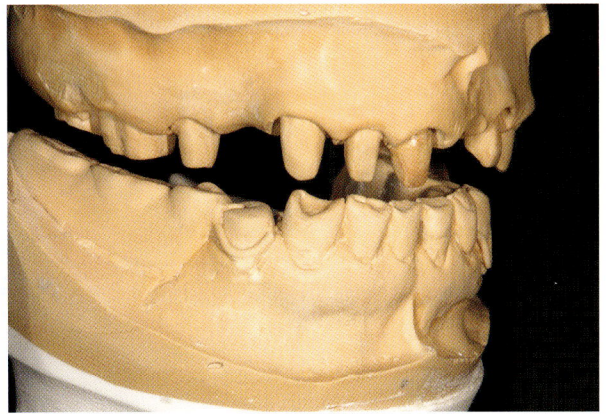

図9-5f：上顎の診断用支台歯形成。

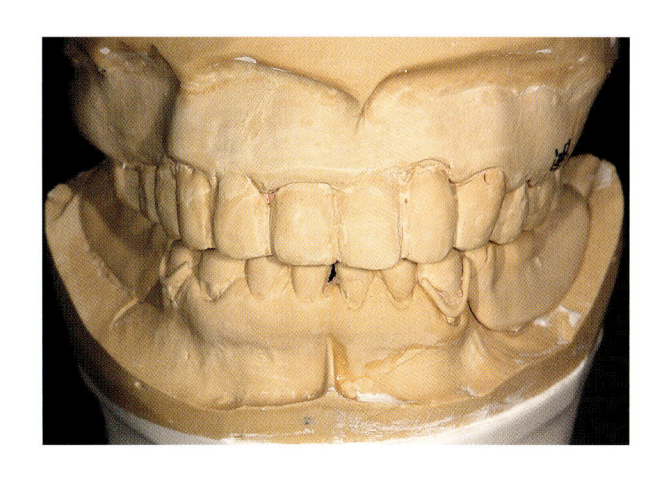

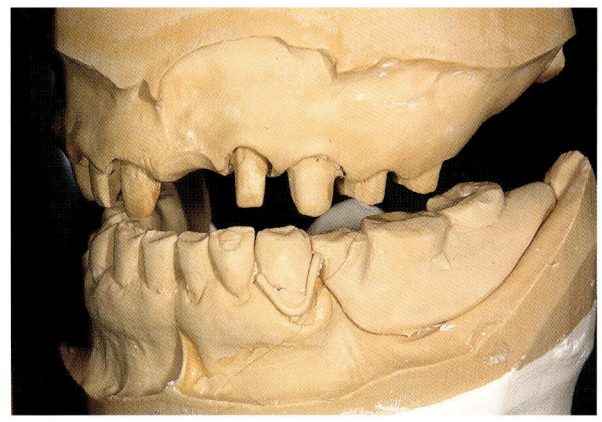

図9-5g：同左側面観。

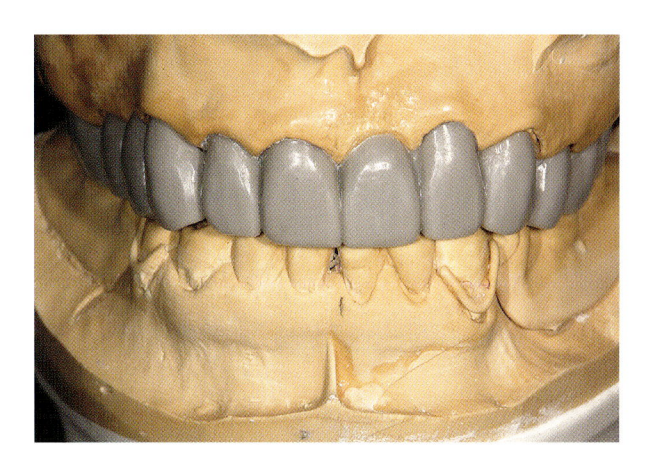

▶図9-5h：診断用ワックス・アップの前方面観。

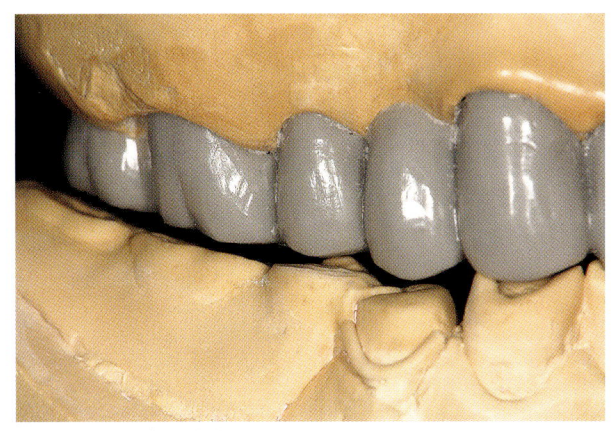

図9-5i：右側方運動時のディスクルージョン。

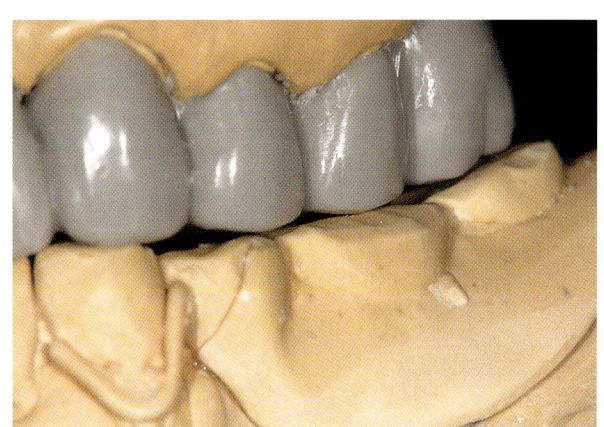

図9-5j：左側方運動時のディスクルージョン。

135

増補改訂版　日常臨床のためのオクルージョン

術直後

図9-5k〜n：術直後観とエックス線写真

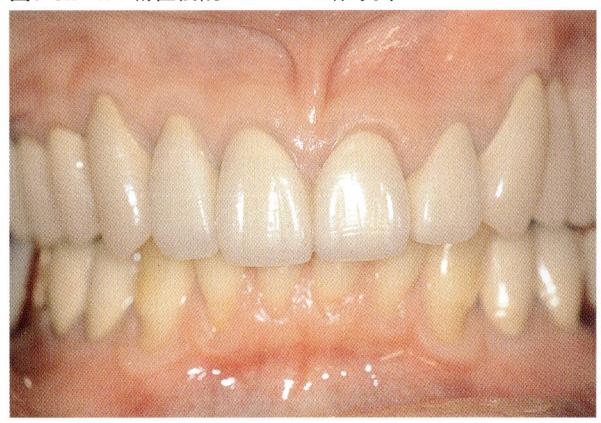

◀ 図9-5k：術後の前方面観。咬合高径の挙上とともに、咬合平面の平坦化をはかった。咬合の安定の目的で、臼歯の中心位咬合、前歯のアンテリア・カップリング、およびアンテリア・ディスクルージョンを達成。

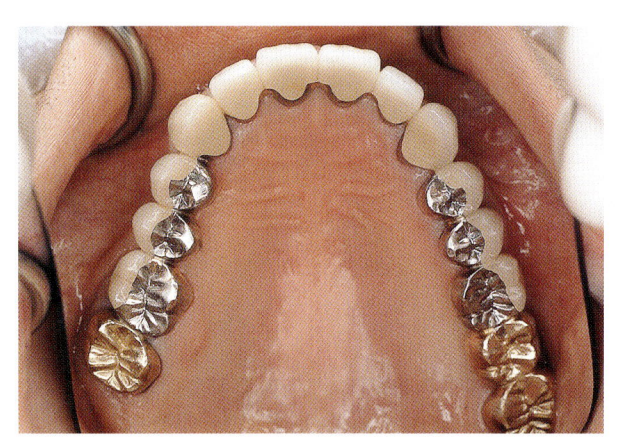

図9-5l：術後の上顎咬合面観。

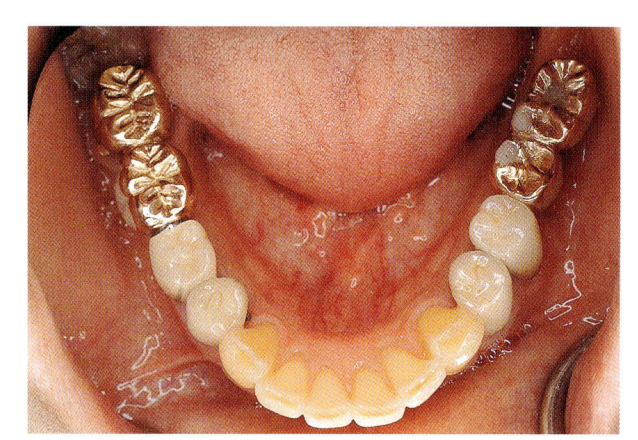

図9-5m：術後の下顎咬合面観。

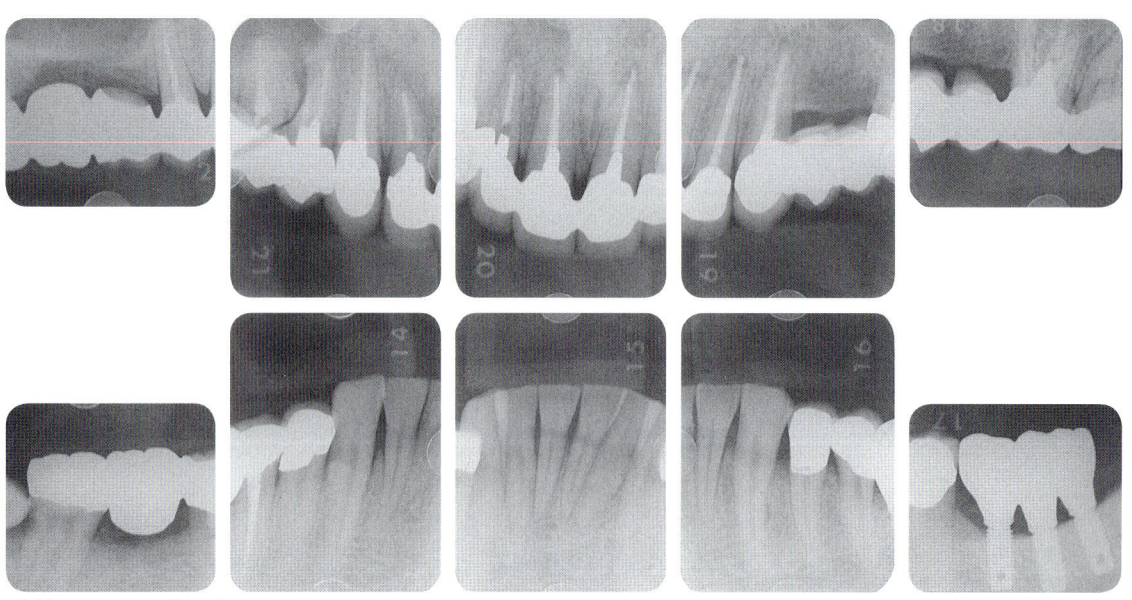

図9-5n：術後のエックス線写真。

136

第 9 章 咬合の危機管理と対策

長期経過

図9-5o〜t：術後10年経過時とエックス線写真。咬合の安定が保たれている。

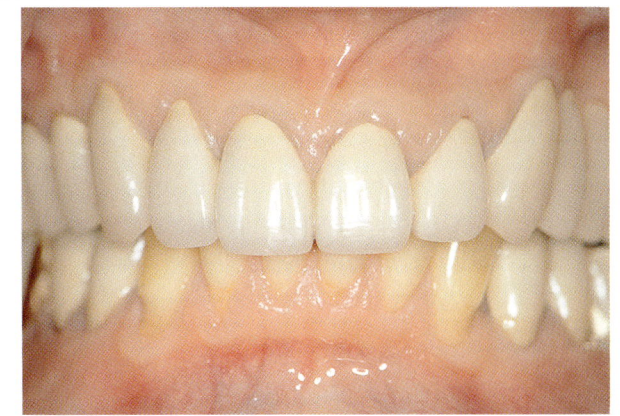

▶図9-5o：前方面観。歯ブラシ磨耗による歯頸部歯肉退縮はあるが、歯周組織と咬合はよくメインテナンスされている。

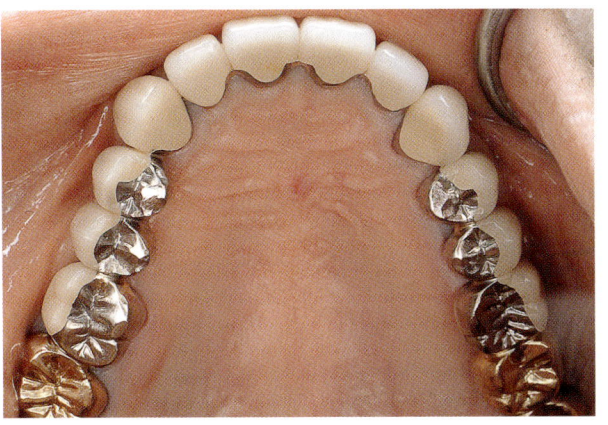

図9-5p：上顎咬合面観。

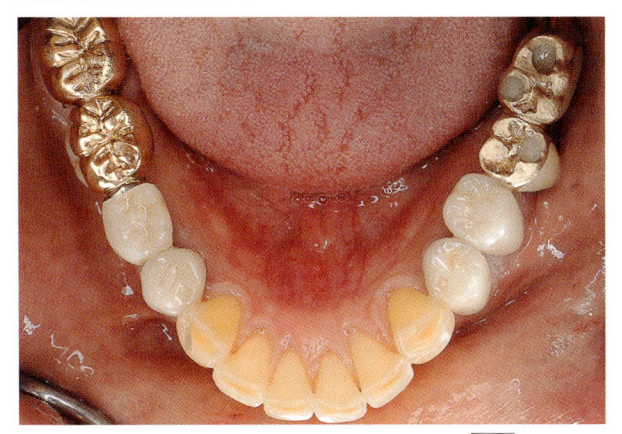

図9-5q：下顎咬合面観。インプラント補綴部 6 7 の上部構造を再製作した。

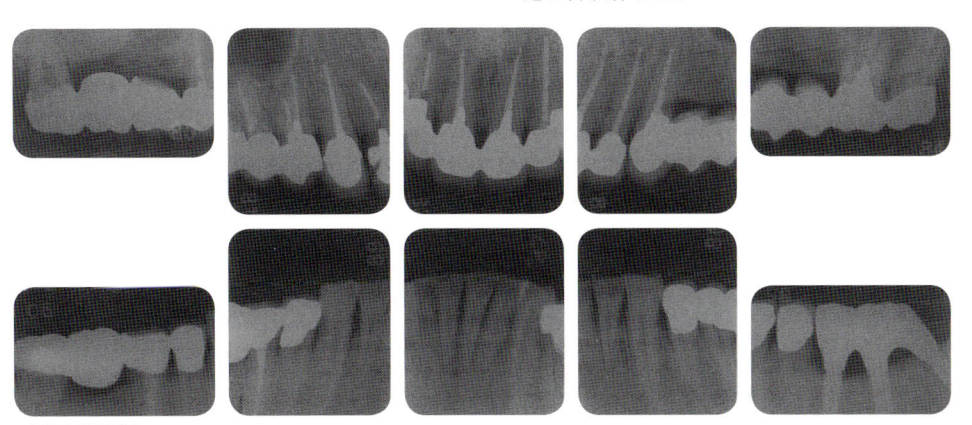

図9-5r：エックス線写真評価。

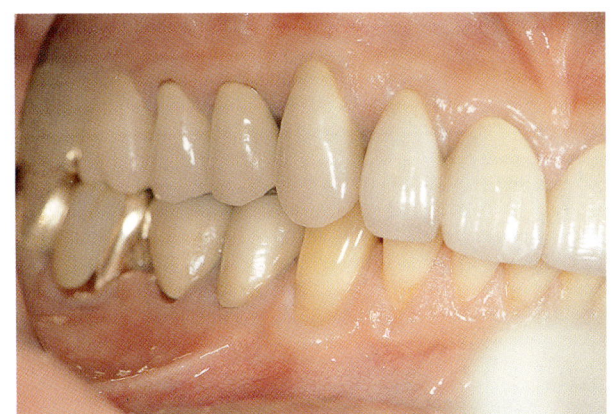

図9-5s：右側面観。

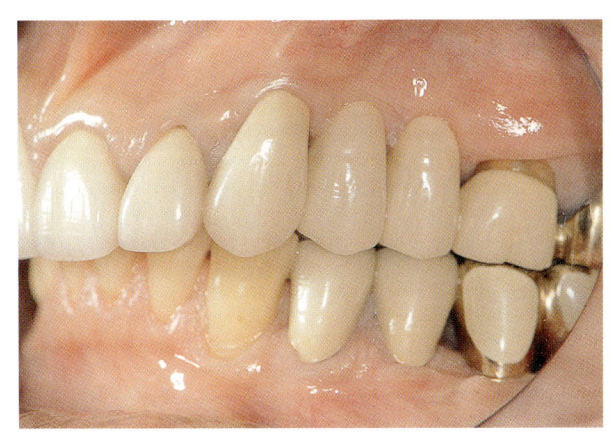

図9-5t：左側面観。

137

咬合再構成とスプリント療法を併用した症例

図9-6：治療法のオプション（Ⅲ）。前歯部のアングルⅡ級1類（開咬）症例。矯正処置が必要だったが、患者の希望により補綴処置を選択。中心位での治療に理解と承諾を得た。術後はスプリントによるアンテリア・ディスクルージョンの付与を実施。

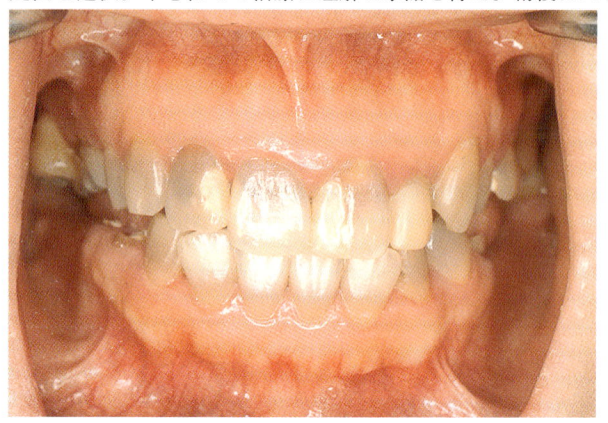

◀**図9-6a**：術前の前方面観。臼歯で咬合が安定しないため、絶えず前歯でクレンチングを繰り返している。

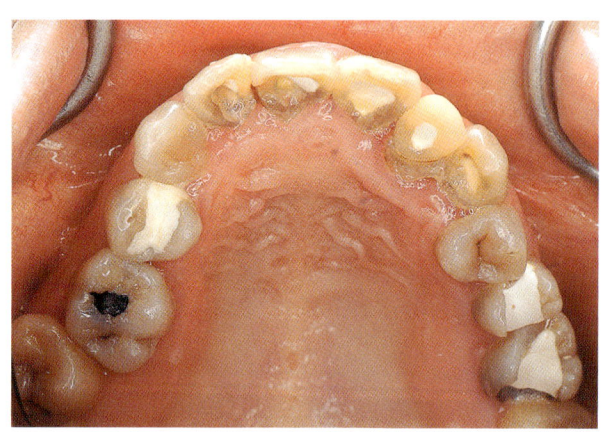

図9-6b：術前の上顎咬合面観。

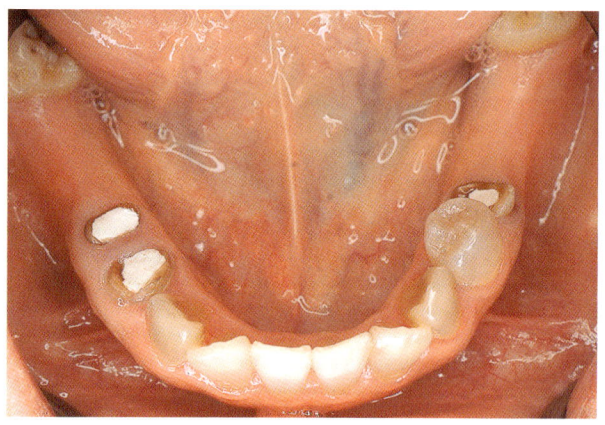

図9-6c：術前の下顎咬合面観。

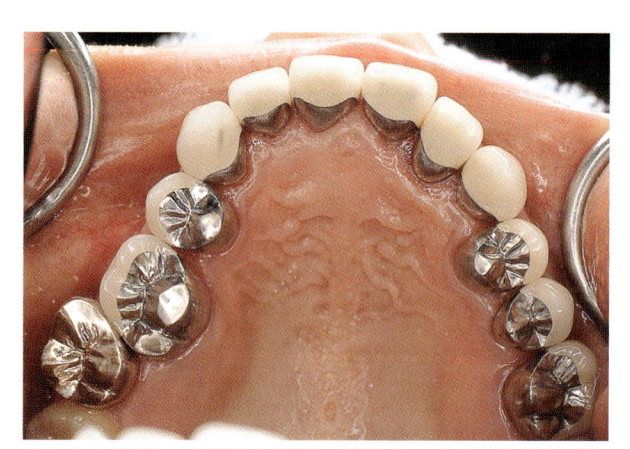

図9-6d：術後の上顎咬合面観。昼間はスプリントを装着しない。パラファンクションの予防は夜間のスプリント装着によって達成。

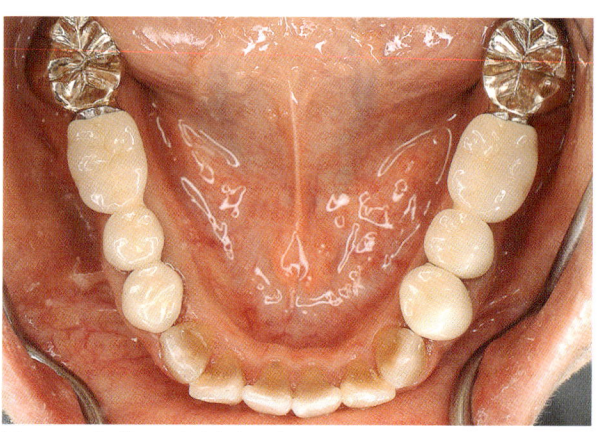

図9-6e：術後の下顎咬合面観。臼歯の中心位咬合は確立しておく。

第9章　咬合の危機管理と対策

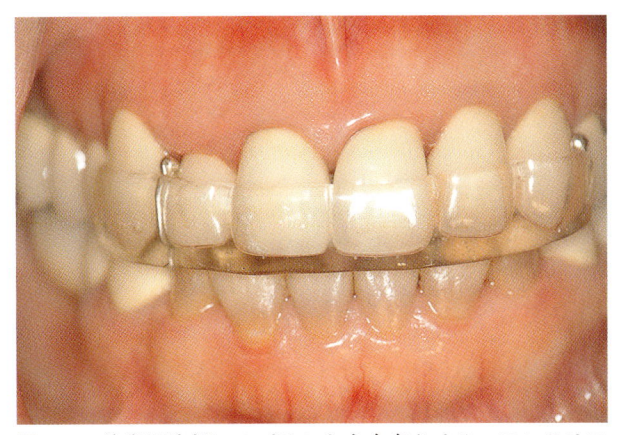

図9-6f：前歯開咬部にスプリントを介在させる。アンテリアシグメンタル・スプリントの夜間装着を義務づけて、前歯開咬の欠点を回避する。

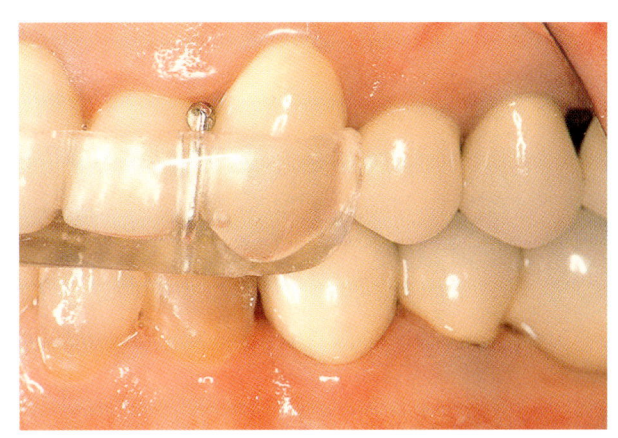

図9-6g：同側方面観。アンテリアシグメンタル・スプリントを装着した状態で臼歯の中心位咬合と前歯のアンテリア・カップリングを付与。

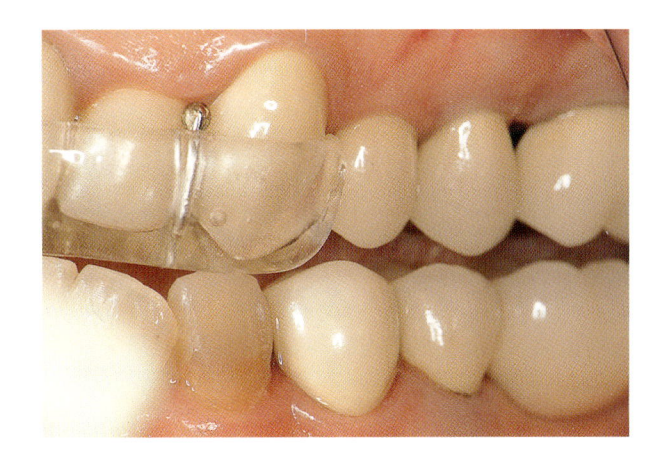

▶**図9-6h**：同アンテリア・ディスクルージョンの状態。

臨床的歯冠長延長と歯周・歯内・補綴を併用した症例

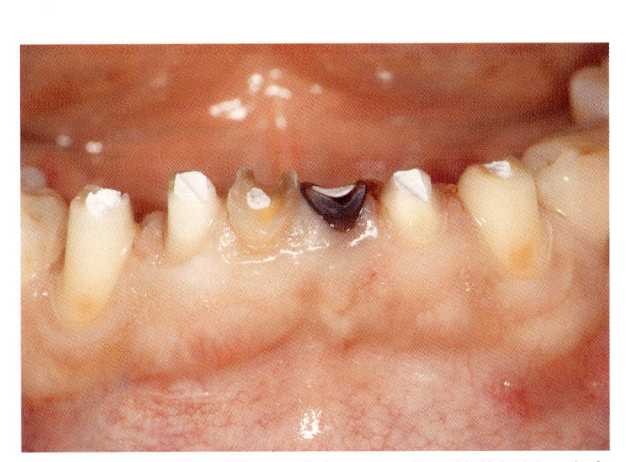

図9-7a：下顎前歯の術前の前方面観。歯周外科処置、歯内療法、抜歯の後に歯冠補綴を行う。

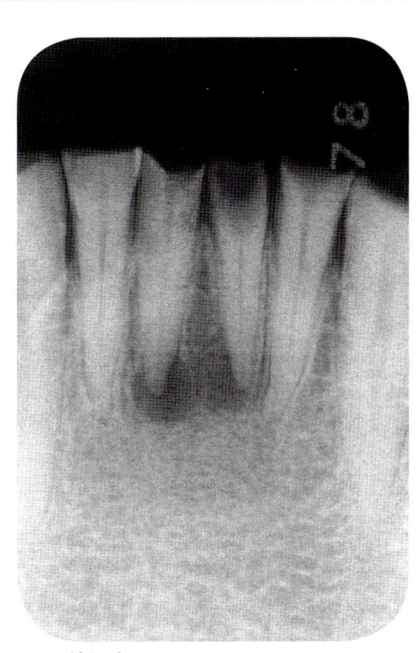

図9-7b：術前のエックス線写真。

139

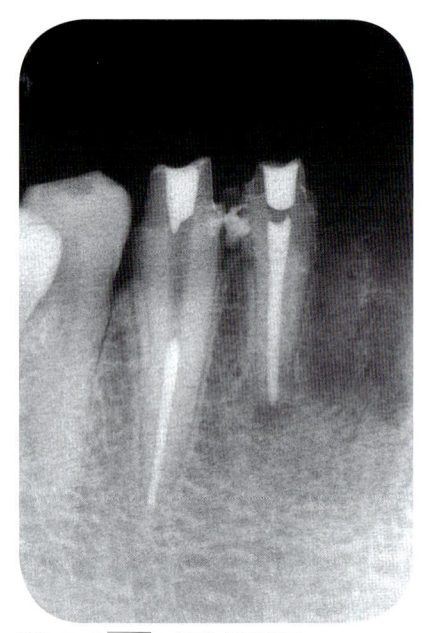

増補改訂版　日常臨床のためのオクルージョン

図9-7c：32̄の根管充填完了。

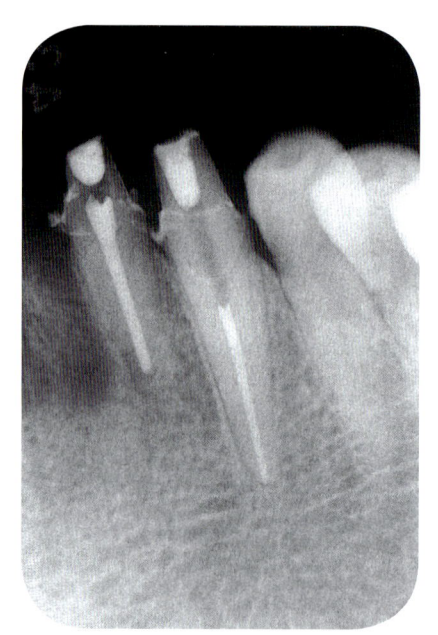

図9-7d：2̄3の根管充填完了。

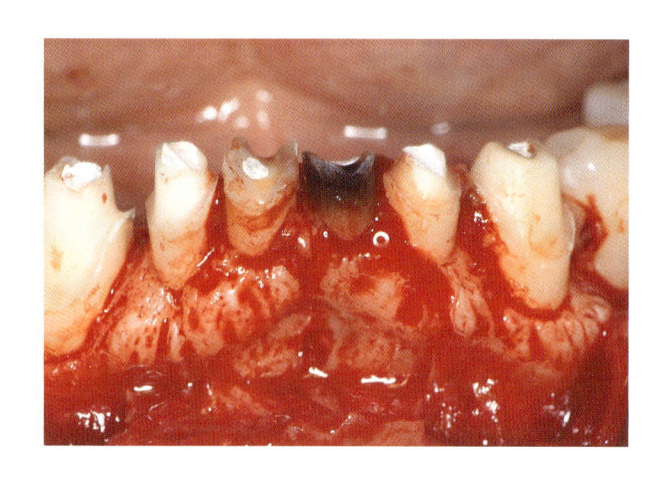

◀図9-7e：歯内療法が完了した後、歯周外科手術による歯冠長延長と1|1の抜歯を実施した。

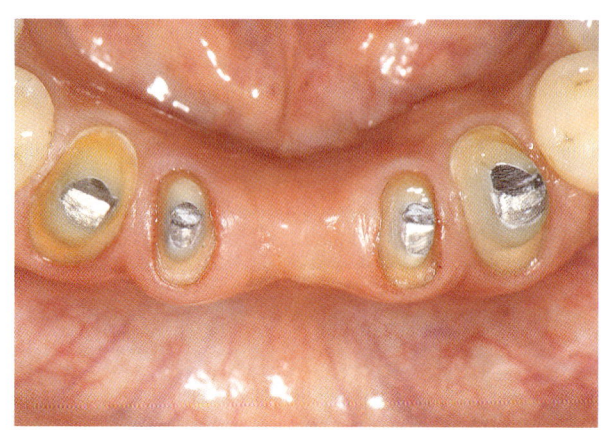

図9-7f：歯周外科後、3ヶ月経過した状態。

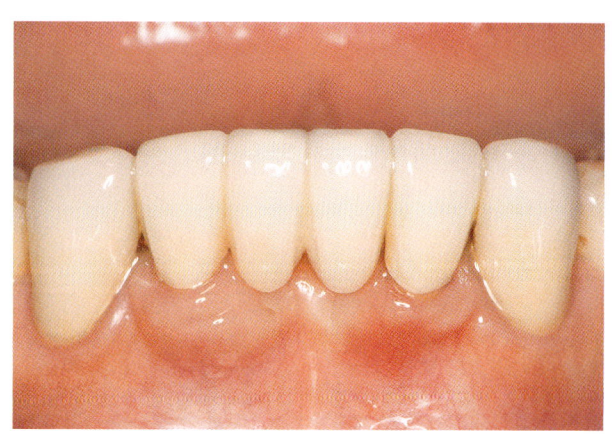

図9-7g：補綴物装着。

140

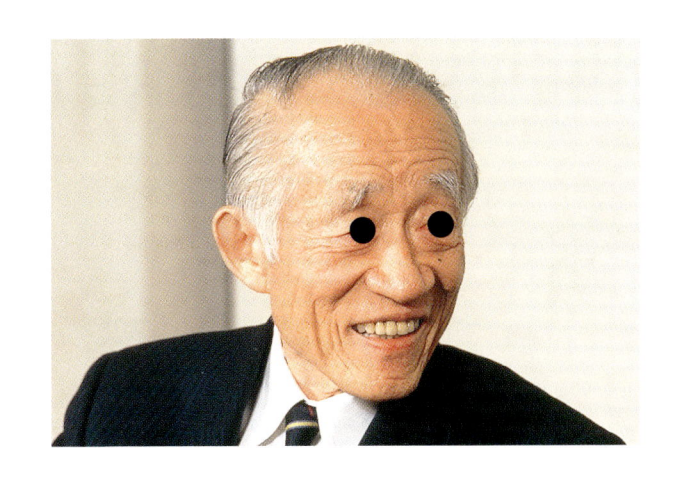

▶図9-7h：患者の術後の表情。

5. フェースボウ・トランスファーの意義

　現在、歯科治療で用いられている顔面の主な仮想基準平面を列挙すると次のようになる（図9-8a、b）。
①瞳孔線：Eye line（Interpupillary line）
②咬合平面：Occlusal plane
③終末蝶番軸（ターミナル・ヒンジアキシス）：Terminal hinge axis
④外聴道：Ear hole axis
⑤鼻聴道線（カンペル平面）：Camper's plane
⑥フランクフルト平面：Frankfurt horizontal plane
⑦正中線：Midsaggital line

　このなかで、顔貌の審美性と直接的な関係を有するのは、瞳孔線、鼻聴道線、および正中線である。従来のフェースボウ・トランスファーは終末蝶番軸（または外聴道）と咬合平面との立体的位置関係を伝達（上顎三角のトランスファー）してきたが、審美的基準面については有効な情報をもたらさなかった（図9-9〜12）。

顔面の主な仮想基準平面

図9-8：基準平面。

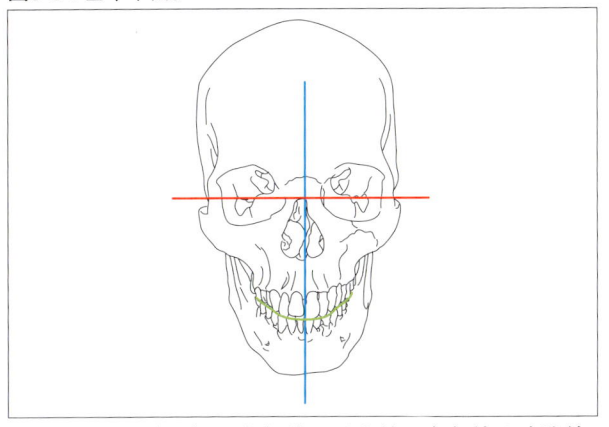

図9-8a：頭蓋前面観。青色線は正中線。赤色線は瞳孔線。緑色線は咬合平面（切縁線）。

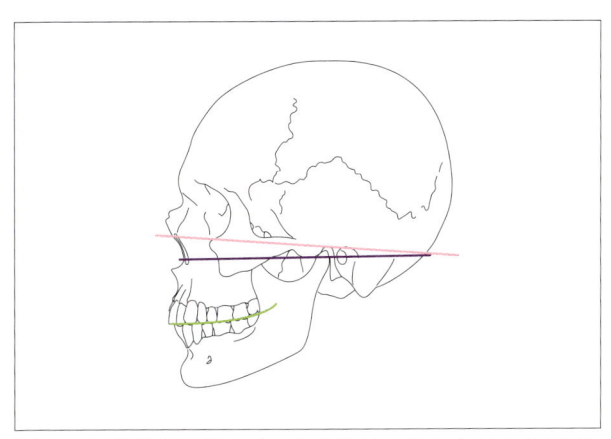

図9-8b：頭蓋側面観。ピンク色線はフランクフルト平面。紫色線は鼻聴道線（カンペル平面）。緑色線は咬合平面。

従来のフェースボウの課題

図9-9：従来のフェースボウ・トランスファー。

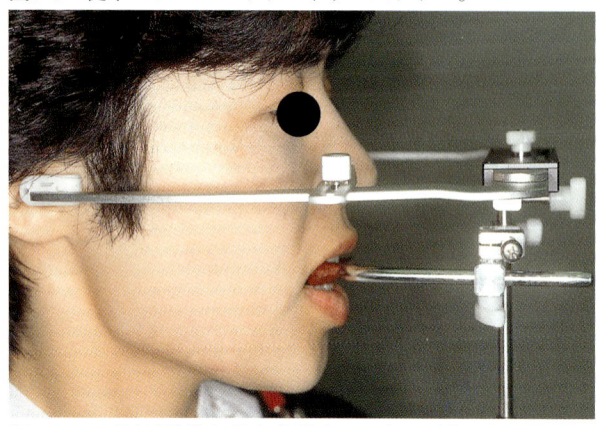

図9-9a：両側外聴道と前方基準点の3点で形成された仮想基準平面と上顎歯列との立体的位置関係を記録できるフェースボウ。

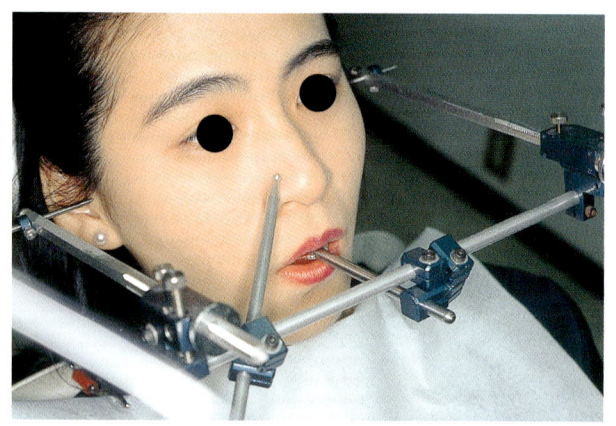

図9-9b：終末蝶番軸（ターミナル・ヒンジアキシス）と前方基準点で形成された基準平面と上顎歯列の位置関係をトランスファできるフェースボウ。

図9-10：従来のフェースボウ・トランスファーの限界と問題点。

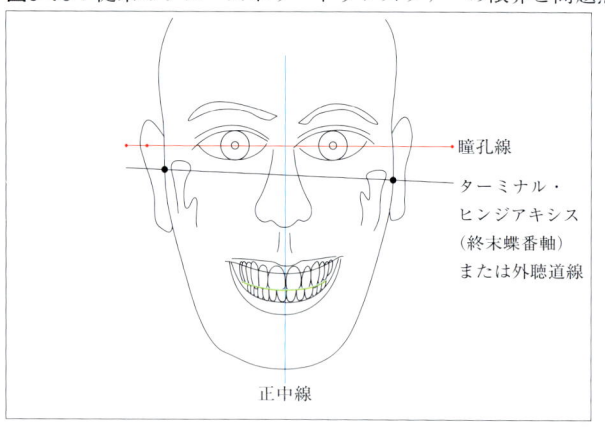

◀図9-10：従来のフェースボウ・トランスファーでは顔面の正中や瞳孔線などの審美的基準面を記録できないため、咬合器へマウントされた模型上では患者の審美的要素を確定できない。審美的要素（第8章参照）についての技工サイドの情報として、切縁線（緑色線）と瞳孔線（赤色線）または正中線（青色線）の関係が大切になる。

図9-11：従来のフェースボウを用いて製作した前歯補綴物の1例。

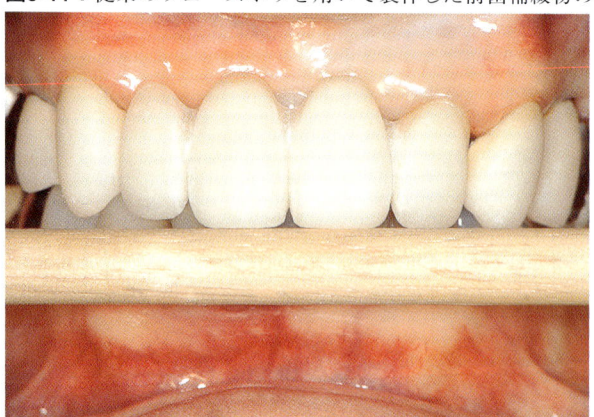

図9-11a：従来のフェースボウ・トランスファーでは瞳孔線と切縁線の平行性を伝達できない。咬合器上で推測でつくられた本症例の前歯は、口腔内では瞳孔線（木棒）に対して左下りに切縁線がつくられている。

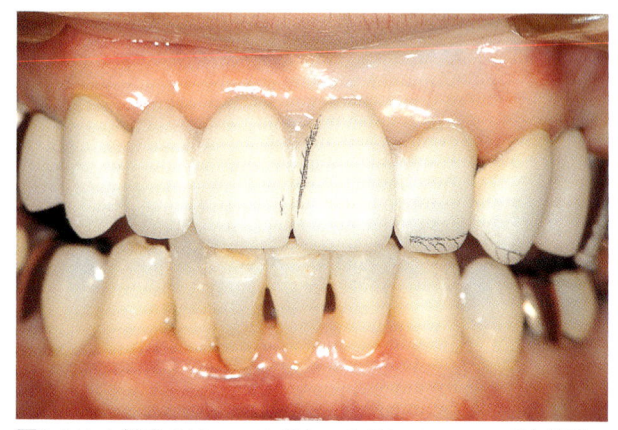

図9-11b：従来のフェースボウ・トランスファーでは顔面の正中線を咬合器上へ伝達できない。そのため、咬合器上でつくられた前歯の正中は顔面の正中線とも方向が一致していない。その結果、口腔内試適をして、歯軸の方向と切縁線の傾斜の修正が不可欠になる。

顔面の審美的仮想平面

図9-12：審美的基準平面。

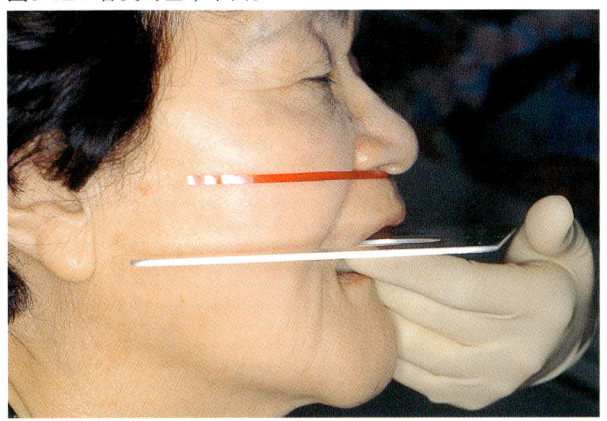

図9-12a：顔貌との調和を配慮するならば、矢状面では咬合平面はカンペル平面（鼻聴道線：赤色テープ）と平行にする。

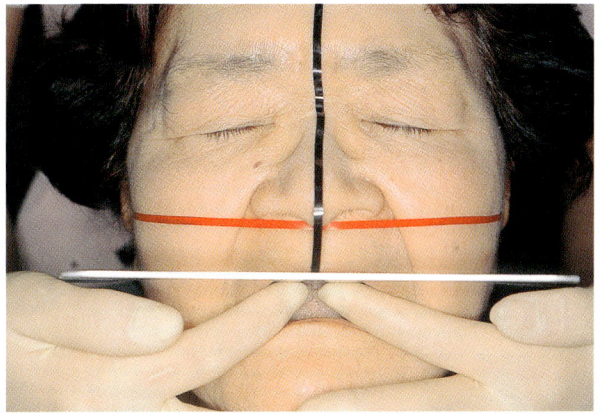

図9-12b：前方面観では、切縁線を瞳孔線と平行、または正中線（黒色テープ）と直交するようにデザインする。瞳孔線と正中線のいずれを採用するかは、患者の顔貌と口元の形状で判断する。

阿部式フェースボウ

　従来の水平基準面に正中矢状面の伝達機構を付加したのが阿部式フェースボウである。従来のフェースボウの機能に加え、正中矢状面を咬合器上に再現できる（図9-13a、b）。患者の顔貌が左右対称で、正中線が明確で、審美的に使用しやすい場合に用いると良い。

1 特徴

①患者の正中矢状面を記録できる
②咬合器上に正中矢状面を伝達できる
③正中に垂直な前歯切縁線を咬合器上で正確に再現できる

2 構造

①顔弓（フレーム）部
②正中長軸指示弓
③トランスファーピン
④バイトフォーク

特徴と構造

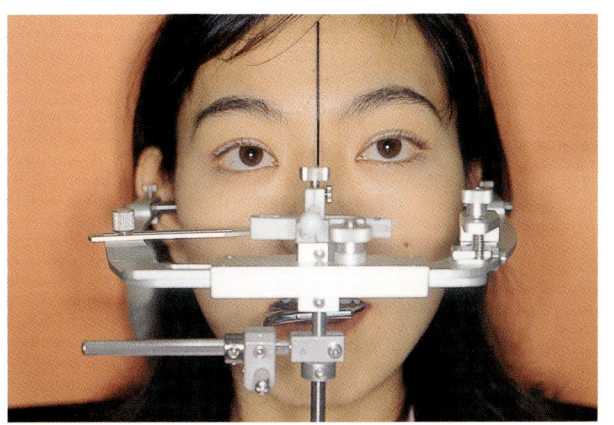

図9-13a：正中線とカンペル平面のトランスファーができる最初のフェースボウ。

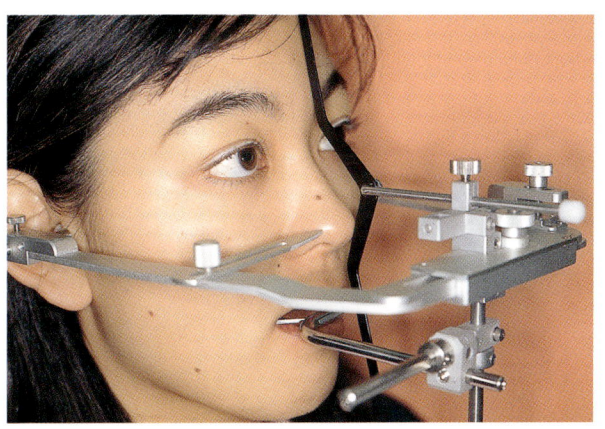

図9-13b：審美的基準平面（正中線）と咬合平面との立体的位置関係を咬合器上にトランスファーできるため、技工操作上、きわめて有益である。

3 使用法 （図9-14a〜e）

①バイトフォークの装着
②フェースボウの装着
③顔面正中線のトランスファー
④咬合平面板のセット
⑤正中線の咬合器へのトランスファー
⑥上顎模型の咬合器装着
⑦下顎模型の咬合器装着

使用法

図9-14：阿部式フェースボウ（エステティックフェイスボウ：ハーマンズ）の使用法。

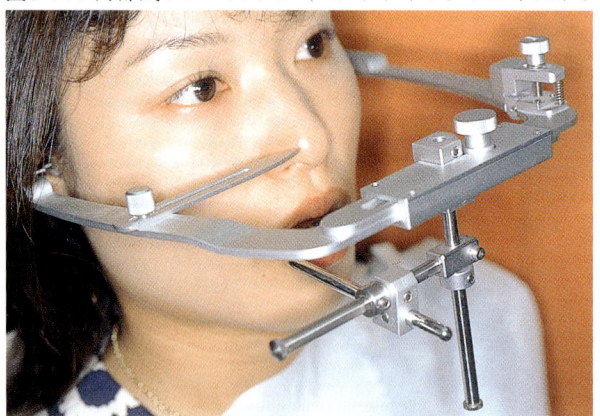

図9-14a：フェースボウ装着。

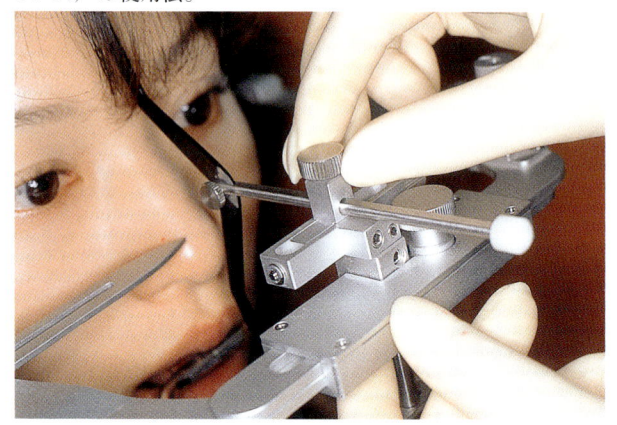

図9-14b：顔面正中長軸支持弓の取り付け。

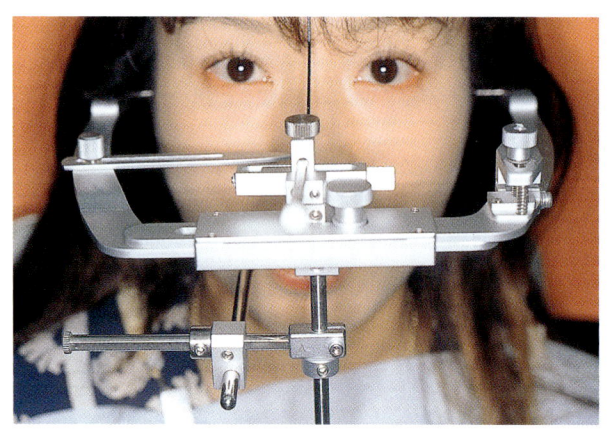

図9-14c：正中線のトランスファー。

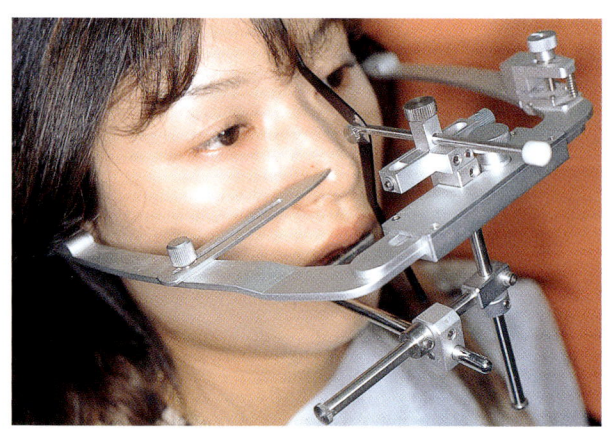

図9-14d：フェースボウ・トランスファー完了。

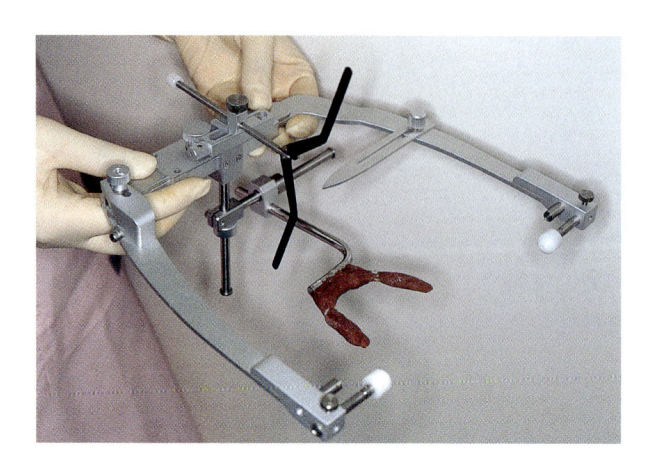

◀図9-14e：顔面正中を咬合器正中と一致させて上顎模型をマウントできる。

瞳孔線トランスファーと前歯補綴

症例によっては顔貌、特に正中が左右いずれかへ偏位または弯曲し、正中線を前歯の切縁線を決定する基準面として使えない場合もある。このような症例の審美的基準面として瞳孔線（Eye line, Interpupillary line）をフェースボウで記録して用いる方法は、前歯補綴に有効である。

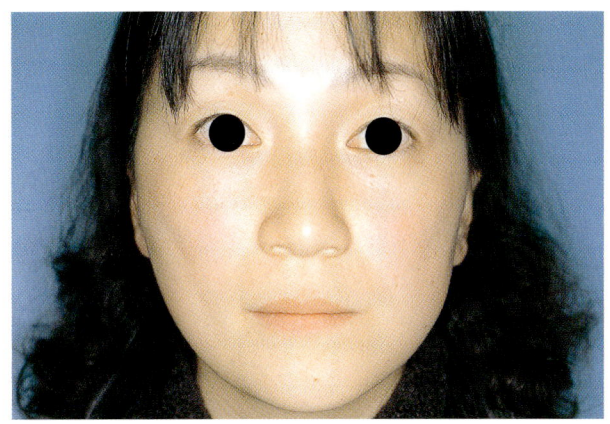

図9-15a：術前の顔貌。患者の正中線が左方向へ弯曲している。

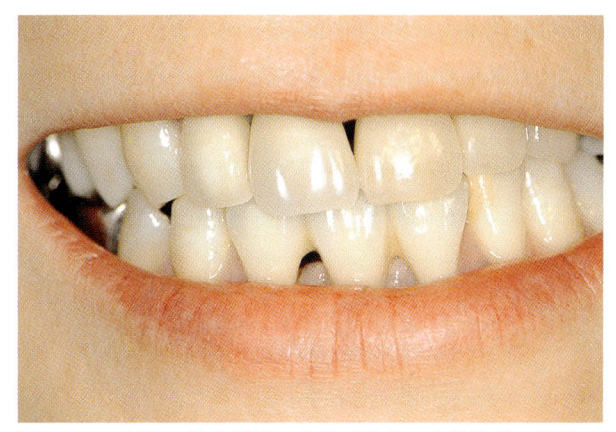

図9-15b：術前の前方面観。主訴は前歯の審美改善。顔貌の歪みに合わせて歯軸がつくられていた。

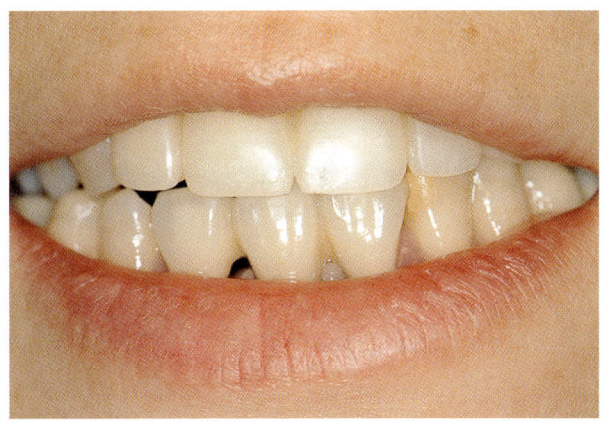

図9-15c：プロビジョナル・レストレーションで審美性を徐々に改善。まず上顎前歯部だけを調整。

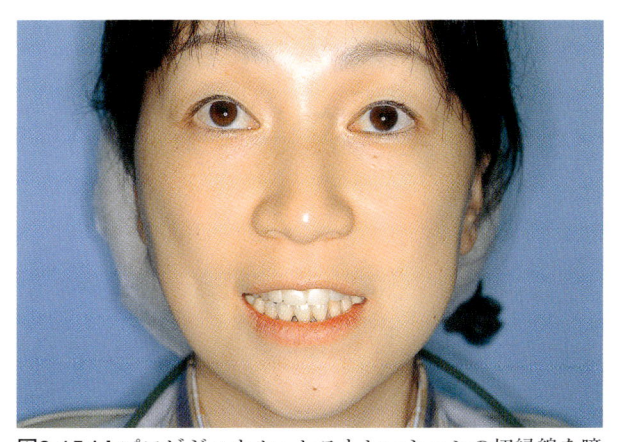

図9-15d：プロビジョナル・レストレーションの切縁線を瞳孔線と平行になるように修正。

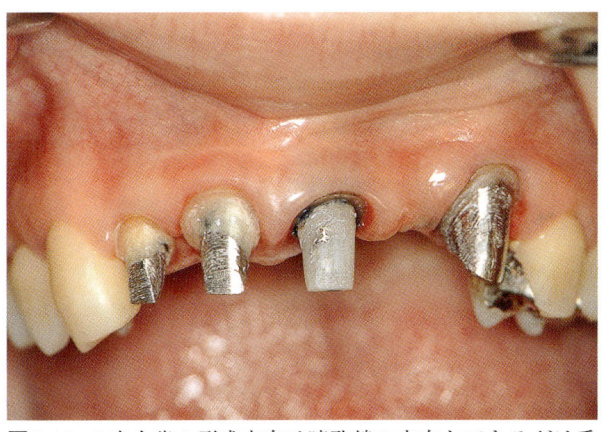

図9-15e：支台歯の形成方向は瞳孔線の方向とできるだけ垂直になるように心がけると良い。このことは、技工操作時に有益である。

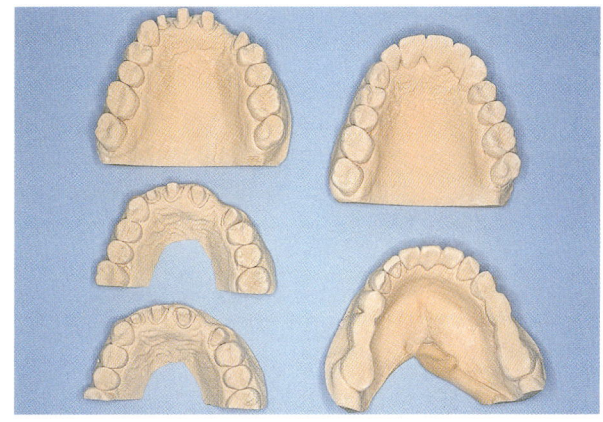

図9-15f：作業模型（歯列用とダイ用2個）、プロビジョナル模型、および対合歯列模型。

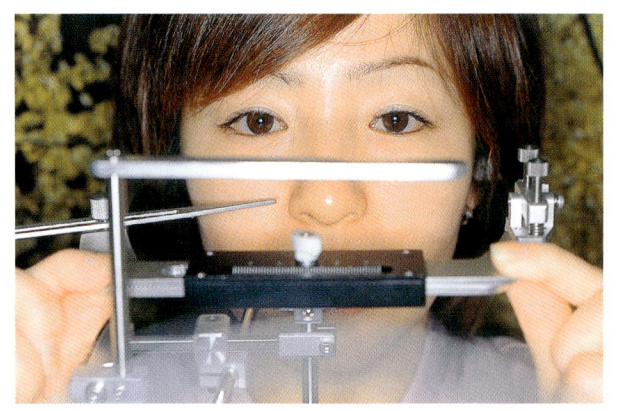

増補改訂版　日常臨床のためのオクルージョン

図9-15g：瞳孔線を記録できるフェースボウ。

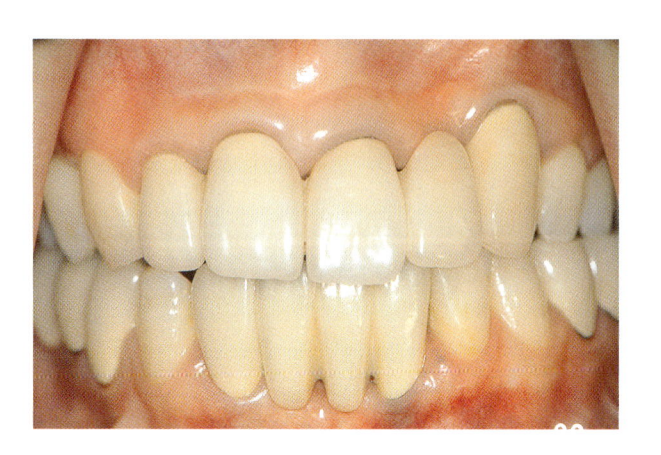

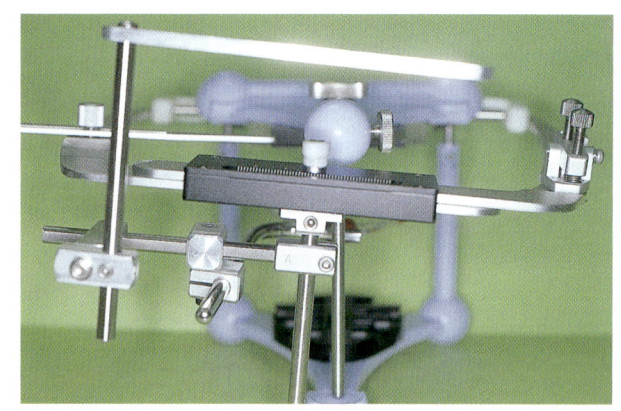

図9-15h：咬合器上にトランスファーすると、瞳孔線と咬合器の水平面が著しく異なることがわかる。

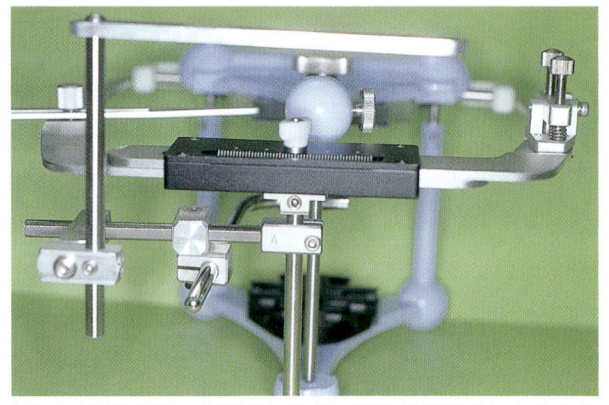

図9-15i：咬合器の水平面と患者の瞳孔線が平行になるようにしておくと、技工操作の予知性が高まる。

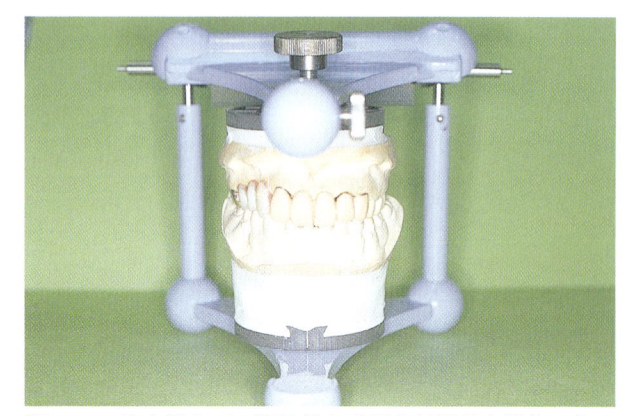

図9-15j：咬合器上で、瞳孔線と平行な切縁線を製作できることになる。

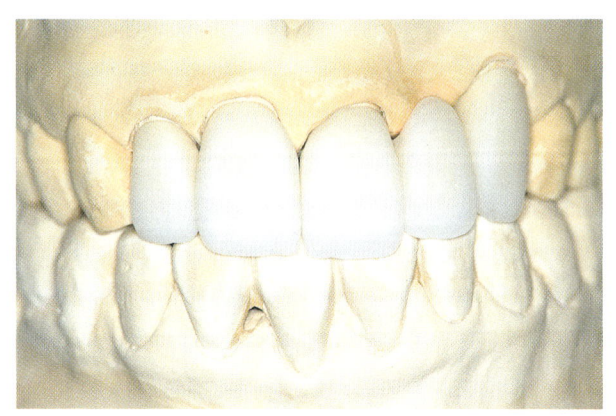

図9-15k：ビスケットベークのセラモメタル・レストレーション。技工士は推測することなく、予知性をもって前歯の審美性を再現できる。

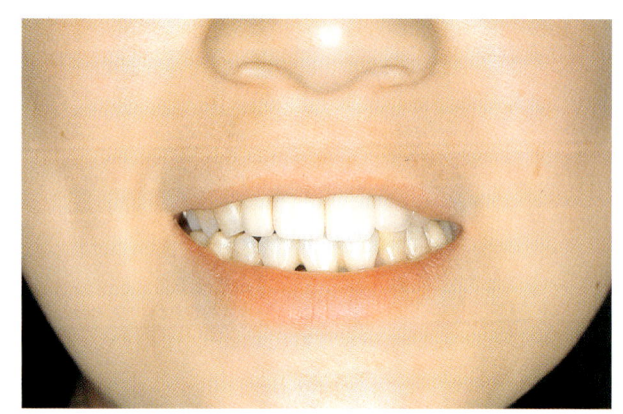

図9-15l：上顎前歯だけを修復。

◀図9-15m：下顎前歯を修復。

6. 垂直顎間距離と顔貌

1 垂直顎間距離の決定基準の見解[9,39]

垂直顎間距離（咬合高径）の決定基準に関する見解を要約すると次のとおりである。
①最大咬合力は正確な基準にならない。
②安静位は安定した（再現性の高い）参照位ではない。
③適正な（安定した）顆頭位を維持した状態での垂直顎間距離の変化は顎関節のリモデリングによって適応できる。
④安静位を侵害しない範囲での垂直顎間距離の挙上に対しては、神経筋機構が適応しやすい。
⑤垂直顎間距離の減少は前歯に咬合性外傷として作用する。
⑥垂直顎間距離の決定には顔貌の分析が有効。

無歯顎症例

図9-16：無歯顎症例の垂直顎間距離と顔貌。

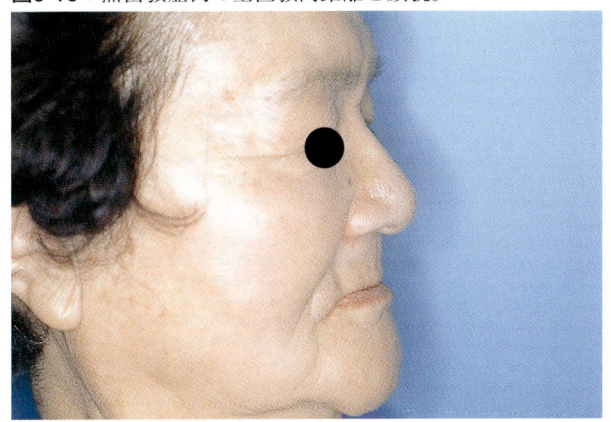

図9-16a：咬合高径が低位すぎる状態の顔貌。上口唇の変形、下顎前突様顔貌などに注目。

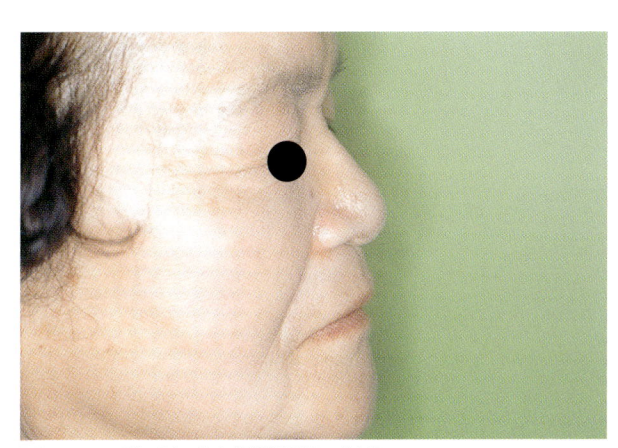

図9-16b：適正な垂直顎間距離の顔貌。

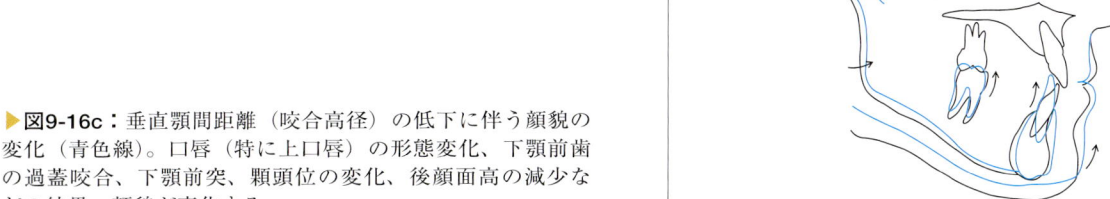

▶図9-16c：垂直顎間距離（咬合高径）の低下に伴う顔貌の変化（青色線）。口唇（特に上口唇）の形態変化、下顎前歯の過蓋咬合、下顎前突、顆頭位の変化、後顔面高の減少などの結果、顔貌が変化する。

2 咬合治療を行う諸条件

以上のことから、補綴処置または矯正処置によって垂直顎間距離を挙上して咬合治療を行う場合には、次のいくつかの条件を満たすことが大切である。
①安定した顆頭位で、顆頭が回転するだけの挙上量にとどめる。
②閉口筋群の長さを大きく変えない挙上、つまり後顔面高の高さを維持する範囲の挙上は患者が適応しやすい。
③挙上後は両側臼歯が均等な中心位咬合をし、咬合が安定していること。
④アンテリアガイダンスは快適で、前歯に外傷性の咬合圧が作用しないこと。

筆者は垂直顎間距離の再構成が必要な症例に対しては、プロビジョナル・レストレーションによる検討と顔貌による評価を併用している（図9-16、17）。

有歯顎症例

図9-17：有歯顎症例の垂直顎間距離と顔貌。

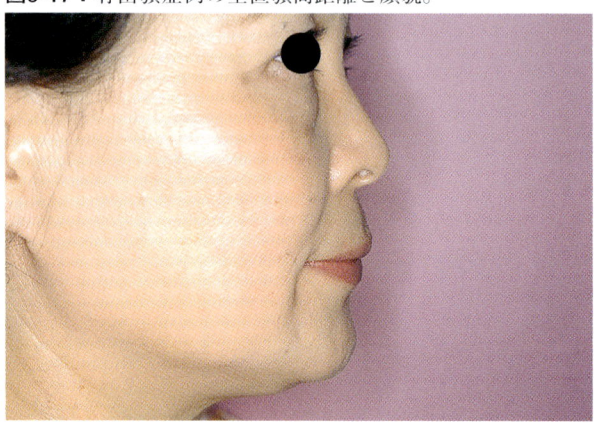

図9-17a：適正な垂直顎間距離の顔貌。

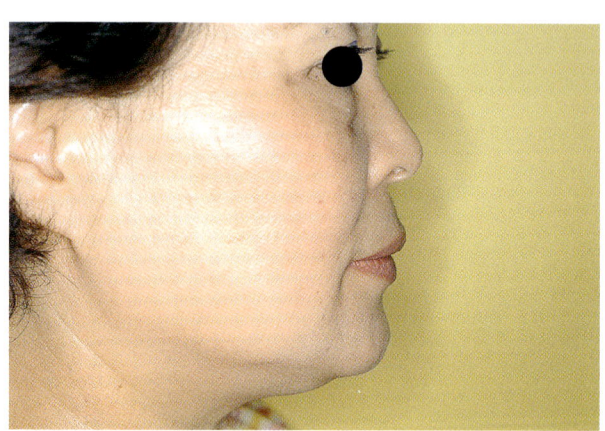

図9-17b：1.5mm挙上。上口唇が翻転しつつあるが、この下顎位は適応範囲と考えられる。

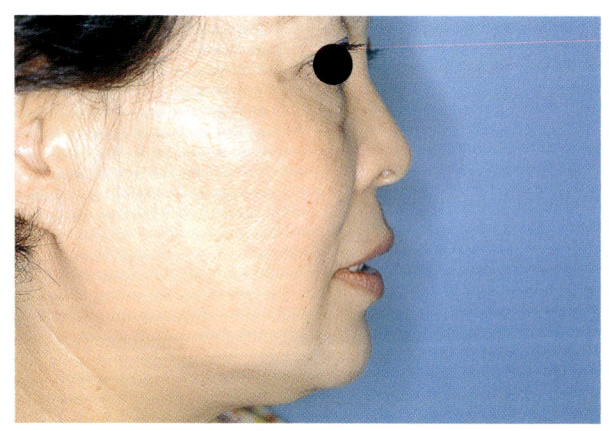

図9-17c：3.0mm挙上。安静域を超えているため、口唇が開口状態になっている。顆頭の滑走と後顔面高の増大があり、この下顎位は不適切である。顔貌からも判断できる。

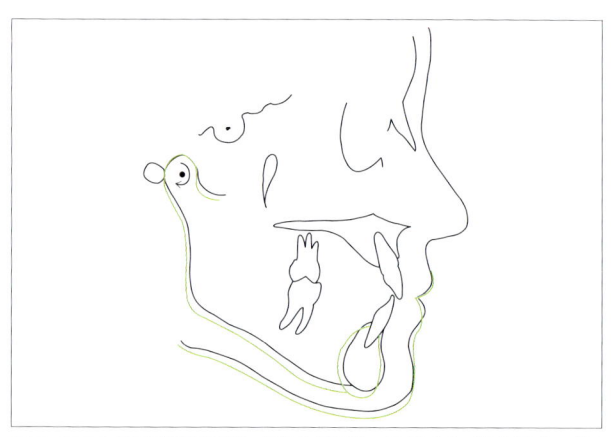

図9-17d：垂直顎間距離（咬合高径）の挙上に伴う変化（緑色線）。顆頭が回転するだけの範囲。後顔面高がほとんど変化しない程度の挙上は患者が容易に適応できるし、顔貌の変化も少ない。

第 9 章　咬合の危機管理と対策

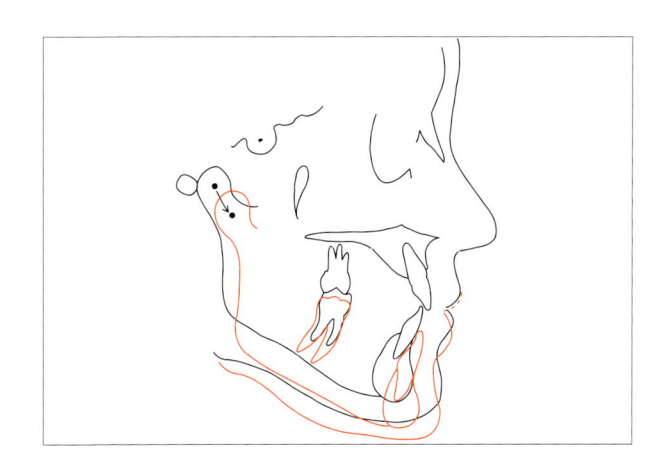

▶**図9-17e**：著しい咬合挙上は顔貌に変化を及ぼす。顆頭位の滑走による不安定化、後顔面高の増大、口唇形態の変化、安静域の侵害など患者の適応がむずかしい。

第10章
インプラント補綴の咬合様式

1. インプラント補綴における咬合の意義

　インプラント補綴の予知性は、インプラント特有のバイオメカニクス（生体力学）、咬合、ペリインプラント（インプラント周囲組織）、および審美性などの要素によって左右される。前歯部、特に上顎前歯部のインプラント補綴では審美性はきわめて重要視される。そして、インプラント補綴の長期的耐久性（寿命）を考慮するならば、適切なバイオメカニクスと咬合様式および健全なペリインプラント軟組織の要素は不可欠である。

　そのうちで、外傷力の回避、すなわち咬合力のコントロールは支持骨吸収の予防、およびオッセオインテグレーション維持のための大切な要素になる。このことはすべてのインプラント補綴に共通の配慮事項である。

　バイオメカニクスについては、外科と補綴の両処置を通じて、骨質の影響、フィクスチャーへの緩圧システム、フィクスチャー自体の応力負担能力（表面積、長さ、歯冠／歯根比率、配置、植立方向）、さらに上部構造の精密な適合などの要件について検討をしておくべきである。外科手術時におけるコルチカル・サポート（皮質骨による支持）の獲得と骨質の判定、さらに解剖学的条件が許す限り長いフィクスチャーを適切な位置に配置し、しかも植立方向を配慮するなど、注意点は多い。そして、それらを踏まえたうえでの補綴処置も大切で、バイオメカニクスに十分な配慮をせずに無理なデザインの補綴物を設計することは、インプラント補綴の失敗につながる。たとえば延長ポンティック、幅の広すぎる咬合面などはリスクの高いデザインといえる。

　また、確固たるバイオメカニクスにもとづいていたとしても、咬合様式に無理があると、やはりインプラント補綴の失敗を生じる。天然歯列の咬合様式を模倣するのは一法である。ただし、インプラント歯列では骨質の評価、神経筋系による自己感覚受容器がもたらす咬合圧のコントロールの相違など、天然歯列とは決定的に異なる条件があり、咬合力が外傷力としてフィクスチャーに作用しないよう咬合様式を補正するほうが得策である。

　各症例ごとに、臼歯の中心位咬合、前歯のアンテリア・カップリング、アンテリア・ディスクルージョン、および長期的な咬合の安定（支持）を検討し、適正な咬合様式を付与することで（第1章「咬合治療の基本原則」参照）、インプラント補綴の予知性を高めていくことができよう。

2. 天然歯列とインプラント歯列

　天然歯の咬合治療の基本原則については既に述べた（第1章～第5章参照）。顎関節、筋肉、歯列の解剖学的位置関係を配慮するならば、インプラント補綴においても天然歯の場合と同様の力学が通用するため、同じ咬合様式を付与しても良いことになる。すなわち、
①臼歯部の中心位咬合
②前歯部のアンテリア・カップリング
③アンテリア・ディスクルージョン
④長期的な咬合の安定（支持）
が基本原則になると考えられる（表10-1）。

　一方、天然歯には歯根膜があり、咬合力に対して防御反応する自己感覚受容器として機能している。つまり、過度な力や不利な方向の咬合圧に対して制御機構として働いている。ところが、インプラント体は骨とオッセオインテグレーションし、歯根膜の代用組織としての自己感覚受容器が欠如している。したがって、天然歯とインプラント補綴物が共存す

る歯列では咬合圧をコントロールするための配慮が必要で、咬合様式を補正して、この問題を解消しておくことが、現在のところ最も現実的な処方になる。また、インプラント補綴では、インプラント体の長さ、植立位置、本数などのバイオメカニクス（生体力学）的要素が咬合圧の分散に関与することも事実である。そのため、天然歯の咬合様式とは異なるインプラント補綴の咬合様式が不可欠になろう。

1 共通点と相違点（表10-2）

(1) 共通点（図10-1）

顎関節と筋肉の機能は天然歯列、インプラント歯列のいずれにおいても共通している。また、顎関節―筋肉―歯列の解剖学的位置関係も変わらない。そのため、顎口腔系において下顎がⅢ級のテコを形成している力学的関係は同じで、インプラント歯列の咬合力の負担と分散については天然歯列と同様の咬合原則を用いても良いことになる。

(2) 相違点（図10-2）

天然歯では歯根面と歯槽骨面との間に歯根膜が介在し、感覚受容をつかさどることで咬合圧のコントロールを可能にしている。インプラント体と骨との境界面には臨床的に有効な自己感覚受容器は存在していない。このため、骨面には咬合力が直接的に作用すると考えて良いであろう。

力学的にみれば、天然歯根とインプラント体では形態、物理的性質、長さなどが異なる。また、インプラント体ではその表面性状が製法や素材によって異なるため、骨界面における咬合力の分散様式も様々になる。そして、インプラント補綴で咬合力の負担部位（ストレス集中部）になると考えられる骨自体の骨質もきわめて重要で、天然歯列における力学とは、はなはだ相違する点である。

以上のことから、大筋では天然歯の咬合原則（表10-1）を踏襲しつつも、インプラント補綴特有の咬合様式を部分的に組み込んでいく考慮が必要になる。

天然歯の咬合治療の基本原則

①臼歯の中心位咬合
②前歯のアンテリア・カップリング
③アンテリア・ディスクルージョン
④長期的な咬合の安定（支持）

表10-1

共通点	相違点
・顆頭―円板アセンブリー	・歯根膜 VS.骨結合
・筋活動	・自己感覚受容器
・Ⅲ級のテコ	（歯根膜 VS.筋肉）
	・歯根 VS.インプラント体
	・骨質の影響

表10-2：天然歯列とインプラント歯列

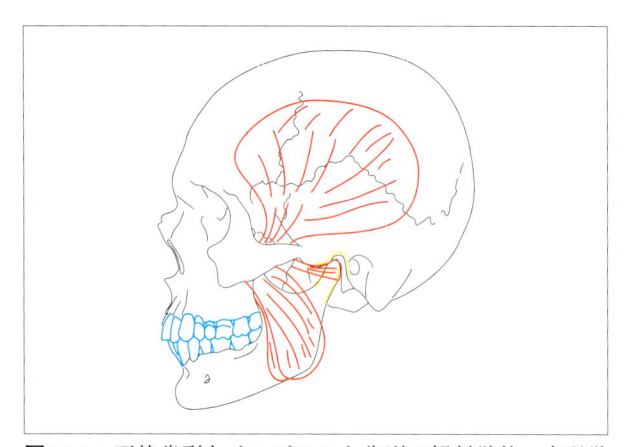

図10-1：天然歯列とインプラント歯列の解剖学的・生理学的共通点。顎関節、咀嚼筋群、および下顎のⅢ級のテコの各機能に変わりはない。

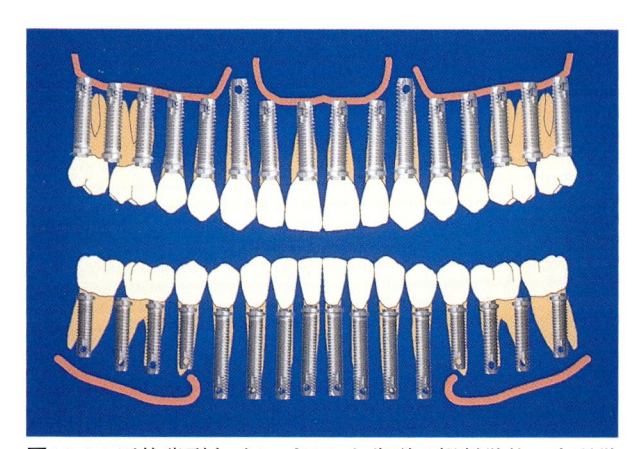

図10-2：天然歯列とインプラント歯列の解剖学的・生理学的相違点。歯根膜と骨結合、歯根とインプラント体、自己感覚受容器、および骨質の影響などが異なる。

2 インプラント補綴における咬合の重要性

インプラント治療の失敗の2大要因として、感染と外傷が挙げられている（表10-3）。そして、インプラント補綴の5年経過観察の報告では、失敗原因の10％は感染性（Peri-Implantitis）で、多くが早期（フィクスチャー埋入後の1年以内）に発症している。また、失敗の90％は負担過重（Over Loading）で、そのうち45％は上部構造装着後の1年以内、残り55％は1年以降に失敗したと報告されている。負担過重は咬合性外傷として悪影響を及ぼす（図10-3）。

このことからも、適正なバイオメカニクスの確立と正しい咬合様式の付与の大切さが理解できる。インプラント補綴を長期的に成功に導くためには咬合力をいかに上手に分散させて、外傷力をインプラント体と骨に波及させないかがポイントとなろう。

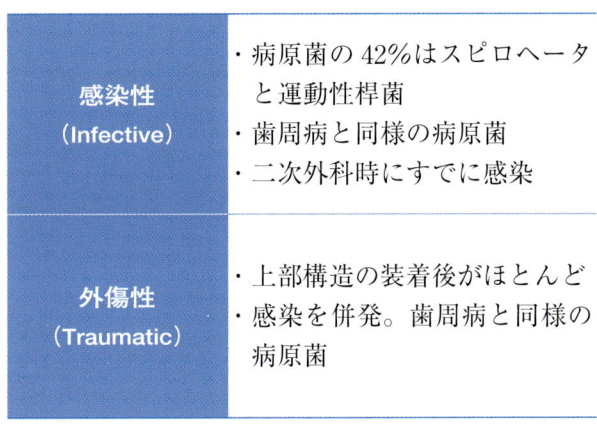

感染性 (Infective)	・病原菌の42％はスピロヘータと運動性桿菌 ・歯周病と同様の病原菌 ・二次外科時にすでに感染
外傷性 (Traumatic)	・上部構造の装着後がほとんど ・感染を併発。歯周病と同様の病原菌

表10-3：インプラント失敗の2大要因

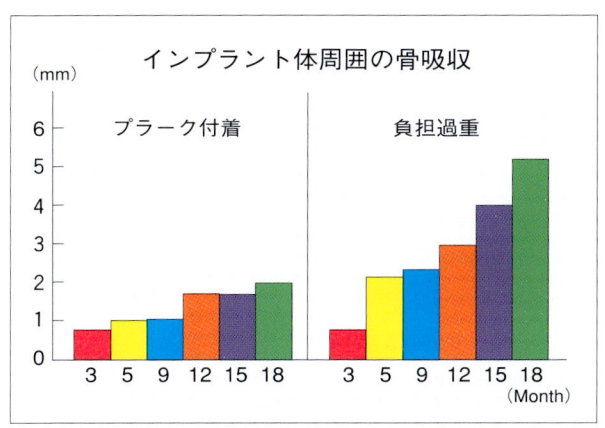

図10-3：インプラント体周囲の骨吸収は咬合の負担過重とかなり密接に関連している。Isidorら（1996）は骨吸収を観察し、咬合性外傷が悪影響を及ぼすことを示している（Isidorほか：1996より引用・改変）。

3. 無歯顎症例の咬合様式

ボーンアンカード・ブリッジに加わる咬合力の感知能力に関する生物力学的研究は多い。そのなかで特に注目すべき報告は、ボーンアンカード・ブリッジでは咬合圧を骨で感じるのではなく、咀嚼筋を含む神経筋系で主に感知、制御している、という見解である。この点が天然歯の歯根膜による圧受容感覚とは異なる部分である。

そのため、天然歯と比べてボーンアンカード・ブリッジでは、水平方向の荷重を感知しにくいといわれる。一方、垂直方向の荷重に対しては、50g以下の軽圧でも感知できることが判明している。

咬合圧の応力分散を考えるとき、以上の報告は興味深い臨床的指針を示唆する。すなわち、咀嚼のような意識下における機能運動に際しては、主に垂直方向の動的荷重が作用するため、ボーンアンカード・ブリッジはそのような咬合力に対して優れた神経筋反射制御を発揮できることになる。

一方、ブラキシズムのような無意識下における非機能運動や習慣性の咀嚼臼磨運動に際しては、主に水平方向の荷重が作用する場合が多い。

特に夜間のブラキシズム時には70～100kgに達する異常圧が作用する可能性も高く、しかもボーンアンカード・ブリッジはこうした荷重を感知しにくい生物学的特性を有している。

したがって、ボーンアンカード・ブリッジでは、水平的荷重による咬合性外傷を回避する手段が不可欠になる。

1 無歯顎症例1

（1）フィクスチャー5〜6本（図10-4a）

下顎の両側オトガイ孔間にフィクスチャーを5〜6本植立し、この上に$\overline{6+6}$に相当する固定式上部構造を装着するインプラント補綴物は、長期にわたって機能することが知られている（図10-4b）。

下顎のオトガイ孔間は一般的に骨質がⅠ〜Ⅱと良好で、コルチカル・サポートを得やすい。さらに他の部位と比べ、長いフィクスチャーを多数、しかもオフセット配置できるため、バイオメカニクスの観点から申し分のない環境にあるといえよう。

一方、咬合様式に視点を転じると、臼歯の中心位咬合による下顎の閉口のストップ機能を、上部構造の遠心部、つまり延長ポンティック部で支持せねばならないという構造上の問題（デザインと咬合原則のジレンマ）を生じる。

この影響は、長期的に遠心延長部（カンチレバー）への負担過重、さらに最遠心フィクスチャー周辺の骨への外傷を惹起する可能性を増す。咬筋と内側翼突筋の活動の著しい症例（たとえば、パラファンクション症例）では、その影響は増大される。こうした問題を回避するため、前歯部を含むすべての歯で中心位咬合させて下顎の閉口をストップさせるほうが、本症例における咬合様式としては妥当であろう。これで閉口位での咬合圧の分散がはかられる。

このような咬合様式を付与した場合、中心位咬合をすべての歯で支持するため、前歯部のアンテリア・カップリングは付与できない。こうした症例でアンテリア・カップリングを付与してしまう（上下顎前歯に約10〜20μmのスペースを与える）と、咬合支持は延長ポンティックにした臼歯部（フィクスチャーの支持がない部分）だけになり、支持力不足の問題を生じることになる。

天然歯列の場合に懸念された前歯による咬合支持の危険性（前歯の咬合性外傷）は、本症例のようなインプラント歯列ではまったく問題ない。

アンテリア・ディスクルージョンは天然歯の咬合原則に準じる。偏心位では前歯部がガイドして、臼歯部はディスクルージョン（離開）する。大切なことは、筋肉と顎関節にとって快適なディスクルージョンを行えるよう上下顎前歯部のガイドを決めることである。

無歯顎症例では、中心位咬合とアンテリア・ディスクルージョンをプロビジョナル・レストレーションで決定していくのが、最も確実である（図10-4c,d）。

無歯顎症例1

フィクスチャーを5〜6本植立

図10-4：無歯顎症例では必ずプロビジョナル・レストレーションを装着し、下顎位の評価、中心位咬合の安定、アンテリア・ディスクルージョンの確立を試行錯誤する。

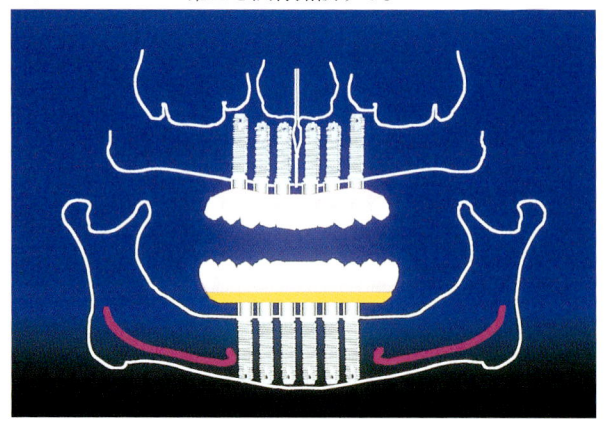

図10-4a：無歯顎症例。フィクスチャーを5〜6本植立する場合。

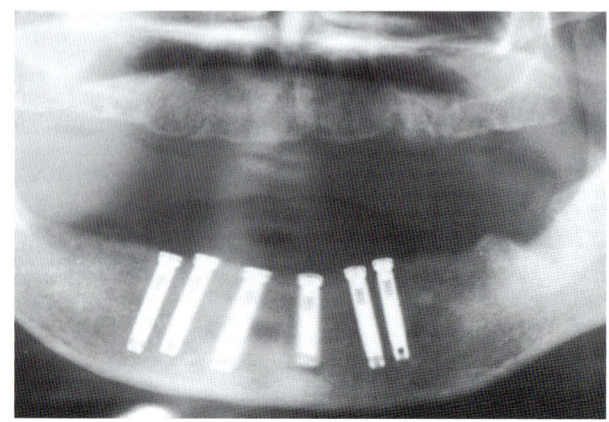

図10-4b：下顎オトガイ孔間にフィクスチャーを5〜6本植立する症例。

プロビジョナル・レストレーションですべての歯の咬合接触による中心位咬合が確立できたら、続いて前歯部を調整してアンテリア・ディスクルージョンを付与する。これらの術式は試行錯誤に頼るため、即時重合レジンの添加と削除による修正が不可欠である。プロビジョナル・レストレーション装着期間中に顆頭位や筋肉活動がコンディショニングされ、結果的に下顎位が変化し、安定した快適な位置に復位していく現象はよく経験することである（図10-4e～g）。

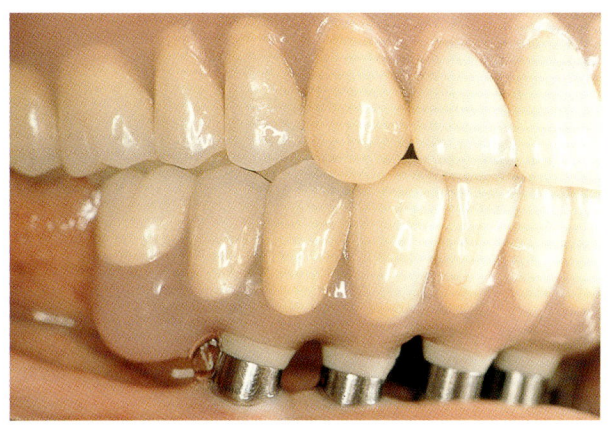

図10-4c：プロビジョナル・レストレーションを活用して下顎位と中心位咬合を確認する。

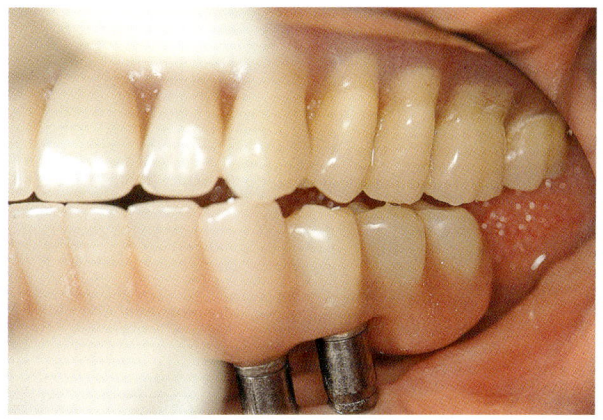

図10-4d：別の症例。プロビジョナル・レストレーションでアンテリア・ディスクルージョンが抵抗なく快適に付与されていることを評価。

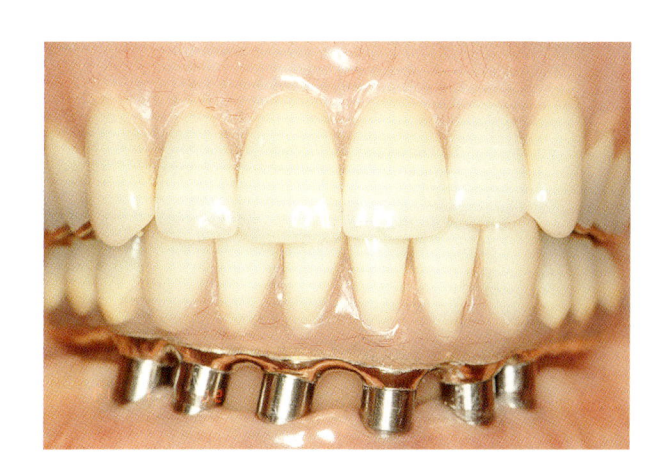

▶図10-4e：同症例の上部構造の前方面観。

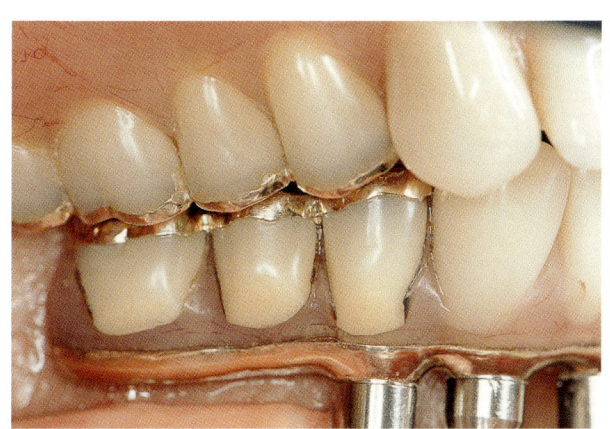

図10-4f：臼歯の中心位咬合だけでは咬合力の分散が難しいため、前歯を含むすべての歯（歯列全体）で咬合接触させる。そのため、前歯のアンテリア・カップリングは付与しない。

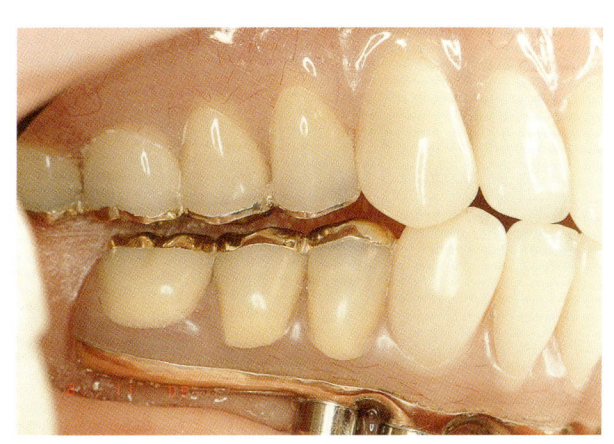

図10-4g：偏心位では前歯がガイドして臼歯がディスクルージョンする（アンテリア・ディスクルージョン）。前方でガイドさせるほうが、力学的に有利である。

(2) 上顎：フィクスチャー6～8本

上顎の副鼻腔底より前方にフィクスチャーを6～8本植立して、$\overline{6+6}$に相当する固定式上部構造を装着するインプラント補綴は、いくつかの欠陥を有する。

一般に上顎骨は骨質が下顎骨よりも劣るため、上顎に埋入したフィクスチャーに遠心延長ブリッジを固定すると、長期的には咬合圧が遠心部フィクスチャー周辺に集中し、その周辺の骨吸収やオッセオインテグレーションの破壊を生じることになる。

咬合様式については下顎の場合と同じと考えて良いが、上顎骨質や、審美性、発育、清掃性を考慮に入れるならば、延長固定性ブリッジよりも可撤式オーバーデンチャーの選択が、バイオメカニクスおよび機能性の観点から推奨される。

2 無歯顎症例2

(1) 下顎：フィクスチャー10～12本（図10-5a）

下顎のオトガイ孔間に5～6本、さらに両側臼歯部に3本ずつ、合計10～12本のフィクスチャーを埋入できる症例では、$\overline{7+7}$の上部構造の装着が可能になる（図10-5b～e）。

この補綴物は、通常は$\overline{3+3}$と$\overline{7-4}$、$\overline{4-7}$の各部で分割した3つの固定性ボーンアンカード・ブリッジからなる。あるいは、補綴物を$\overline{7-1}$と$\overline{1-7}$に分割して、下顎骨の開閉口時の歪みを補償する方法もある。

いずれにしても、臼歯部上部構造の遠心への延長部（カンチレバー）はない。そのため、臼歯部の中心位咬合による下顎の閉口のストップ機能、前歯部のアンテリア・カップリングによる上顎前歯突き上げの回避、前歯のアンテリア・ガイダンスによる臼歯のディスクルージョンと側方圧の回避など、天然歯の咬合原則とまったく同じ咬合様式を達成できる。

顎口腔系の咬合支持の観点からは、生理学的および解剖学的に最も調和をとりやすい状態で、顎関節や筋肉の活動にとっても有利な咬合様式といえる。そのため、長期的な咬合の安定も得やすい。

(2) 上顎：フィクスチャー10～12本

上顎においても、解剖学的状況が許されるならば、10～12本のフィクスチャーを埋入して$\overline{7+7}$の固定上部構造を装着できる。上顎の場合、骨質が劣る症例において、より長いフィクスチャーを用いるとき、上部構造は$\overline{7+7}$一体にし、しかも延長は回避すること、などの付帯条件を配慮しておくべきである。

咬合様式については、臼歯の中心位咬合、適正な

無歯顎症例2

フィクスチャーを10～12本植立

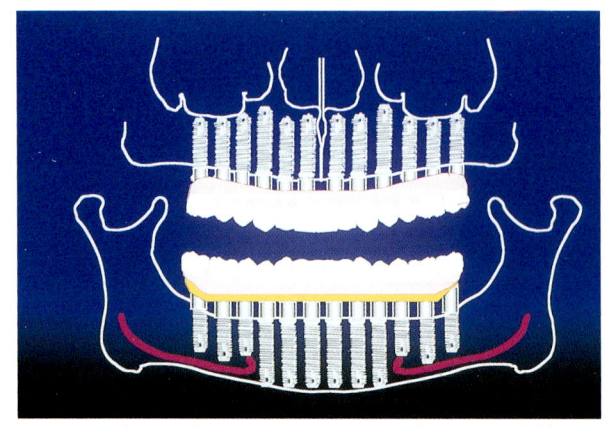

図10-5a：無歯顎症例。フィクスチャーを10～12本植立する場合。

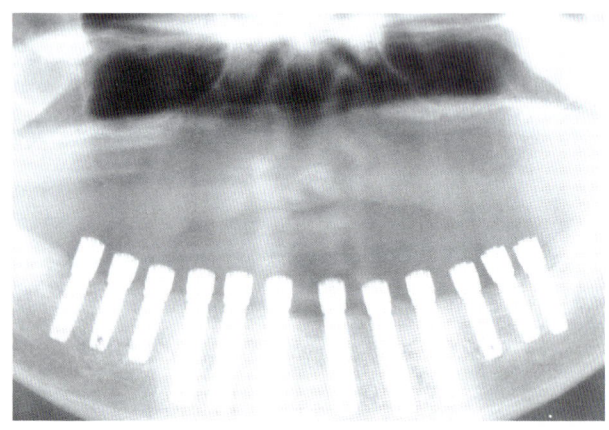

図10-5b：下顎オトガイ孔間と臼歯部にフィクスチャーを埋入。

第10章　インプラント補綴の咬合様式

アンテリア・カップリング、そして快適なアンテリア・ディスクルージョンを付与することで、咬合の長期的安定が可能になる（表10-4）。

上顎、下顎のいずれの場合でも、プロビジョナル・レストレーションを活用し、顎関節と筋肉に調和する適切な顎位を定め、中心位咬合とアンテリア・ディスクルージョンを再構築していくことに変わりはない。

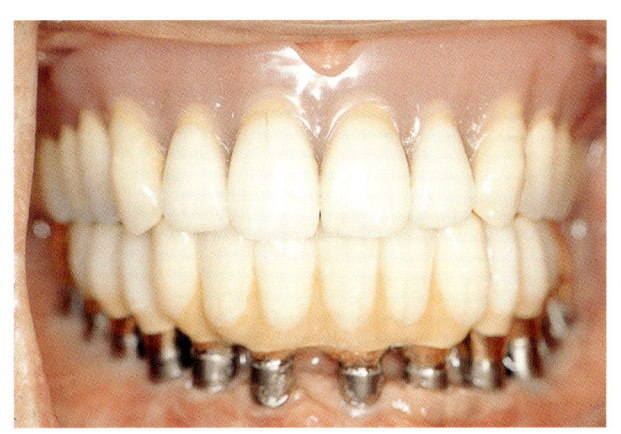

図10-5c：同症例の上部構造の前方面観。

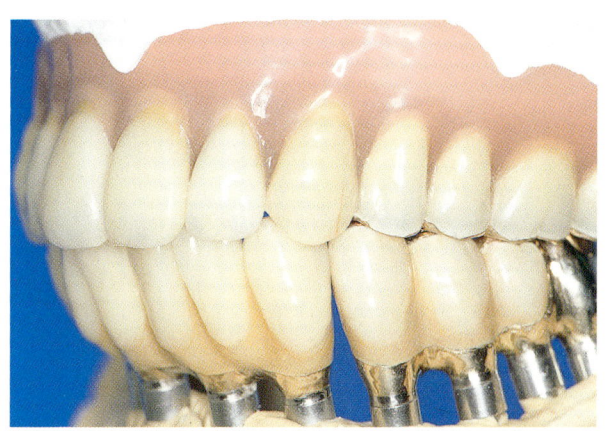

図10-5d：臼歯相当部には中心位咬合を付与し、下顎の閉口をストップする機能を果たさせる。前歯相当部にはアンテリア・カップリングを与える。上下顎前歯は10～20μmのスペースを保持して対向する。

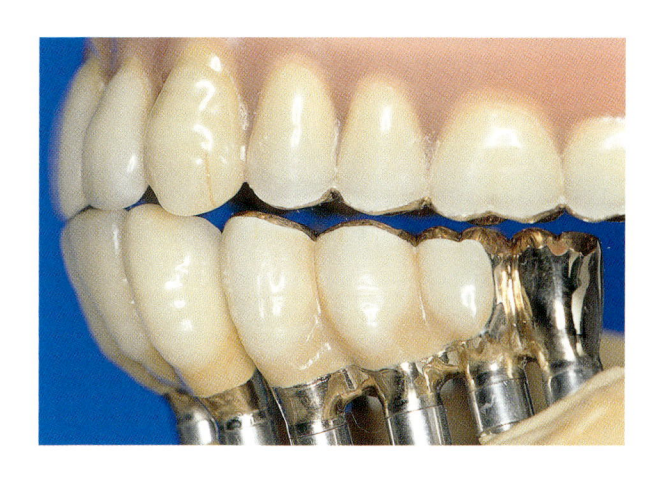

▶図10-5e：偏心位ではアンテリア・ディスクルージョンの咬合様式を付与。

咬合様式（無歯顎症例）	フィクスチャーの配置	
	1．前歯部に5～6本	2．前歯部・臼歯部に10～12本
中心位咬合	すべての歯で咬合接触	臼歯が咬合接触
アンテリア・カップリング	付与しない	上下顎前歯部に10～20μmのスペース
アンテリア・ディスクルージョン	前歯がガイド 臼歯は離開	前歯がガイド 臼歯は離開

表10-4：インプラント歯列の咬合様式（無歯顎症例）

3 無歯顎症例3

咬合様式と安全なバイオメカニクスを配慮した場合、以下のフィクスチャーの配置が推奨されている（図10-6）。

（1）上顎のフィクスチャーの配置（8～10本）

①犬歯部、②第一小臼歯部、③第二小臼歯部、④第一大臼歯部に左右側で各4本ずつのフィクスチャー（合計8本）を植立する。前歯部はできればポンティックにする（図10-6a）。

上顎臼歯欠損部の歯槽骨は極端に吸収している症例が多い。したがって、上記のようなフィクスチャーの植立と配置が困難または不可能な場合には、上顎洞の挙上手術が不可欠になる（図10-6b～g）。

（2）下顎のフィクスチャーの配置（8～10本）

①中切歯部、②犬歯部、③第二小臼歯部、④第一大臼歯部に左右側で各4本ずつのフィクスチャー（合計8本）を植立する（図10-6h、i）。上部構造は正中で分割しておく。

下顎臼歯欠損部の歯槽骨が吸収している症例では、CT画像を参考にする。神経の損傷は絶対に避ける。また、適切な位置に、できるだけ長いフィクスチャーを植立する。咬合とバイオメカニクスを配慮して、診断用のワックス・アップによる設計と外科用ステントの製作を行う。

フィクスチャーをこのように配置する理由は、バイオメカニクス的に応力の分散を最も効率良くするためである。その結果、天然歯と同じ理想咬合を付与でき、咬合圧を均等に分散しやすくなる。

無歯顎症例3

咬合様式と安全なバイオメカニクスを配慮したフィクスチャーの配置

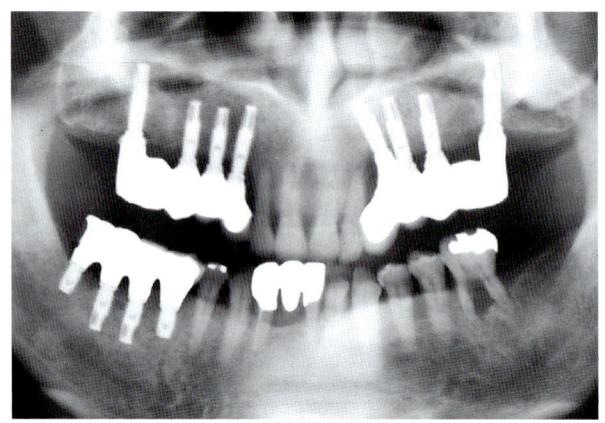

図10-6a：上顎臼歯部と犬歯部に左右側各4本ずつのフィクスチャーを植立。

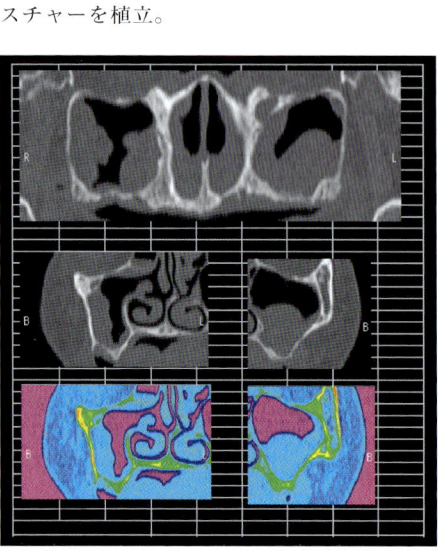

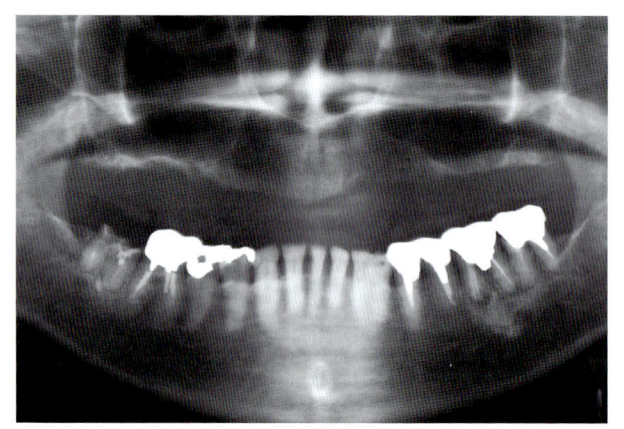

図10-6b：上顎無歯顎症例で、上顎臼歯部と犬歯部に左右側各4本ずつのフィクスチャーを植立するには、上顎洞の挙上手術が必要なことが多い。

◀図10-6c：同症例のCT画像。このCT画像の上段図（パノラマビュー：矢状面断）から上顎洞底の挙上が不可欠なことがわかる。中段図（前頭面断）からは、骨穿孔の有無、シュナイダー膜の状態、骨造成量などを把握できる。下段図は前頭断のカラーコーディングで、骨、軟組織および空洞を判別できる。

第10章 インプラント補綴の咬合様式

図10-6d～f：上顎洞の挙上手術。自家骨移植と他家骨移植を併用した。

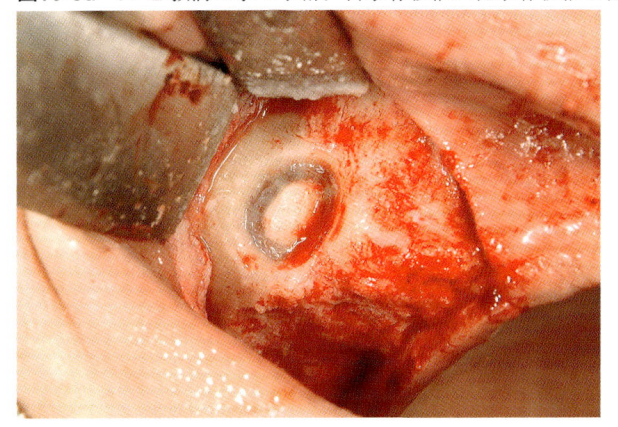

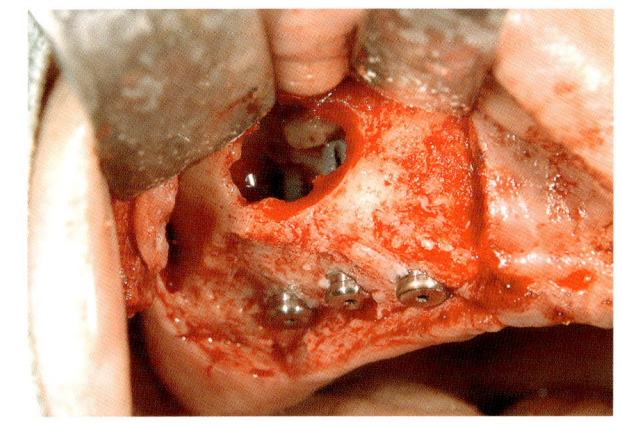

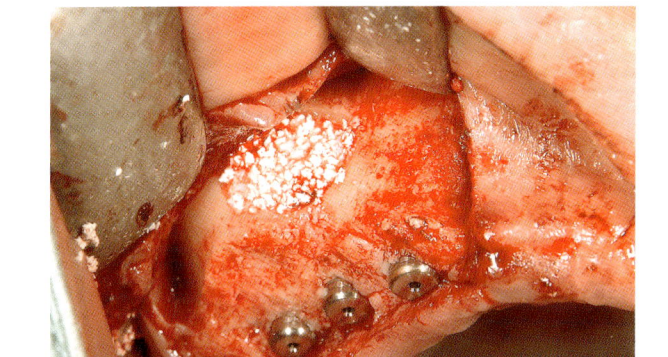

▲図10-6d：側壁を開窓するための円形骨削除。
▲図10-6e：開窓部からフィクスチャーと挙上部がみえる。
▶図10-6f：骨移植して挙上部を埋める。

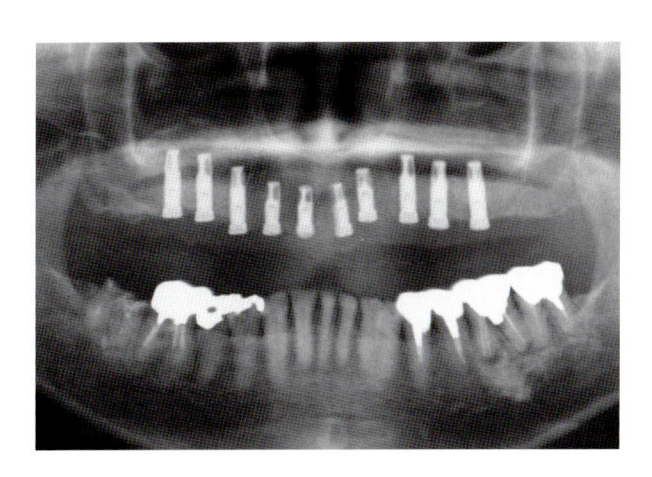

▶図10-6g：フィクスチャーの植立。

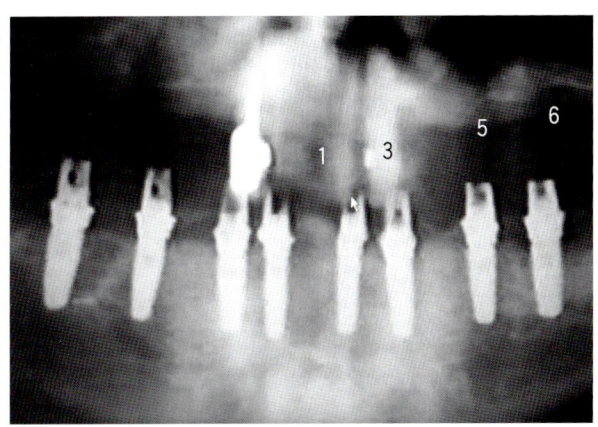

図10-6h：下顎無歯顎症例では中切歯部、犬歯部、第二小臼歯部、第一大臼歯部に左右側で各4本ずつフィクスチャーを植立する。

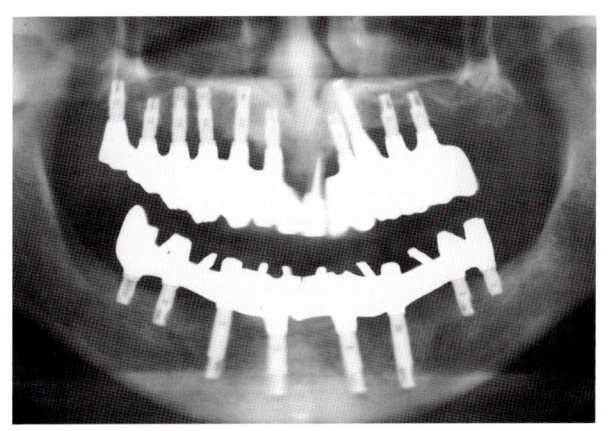

図10-6i：下顎上部構造は正中で分割しておく。

161

4. 部分欠損症例の咬合様式

1 インプラント補綴特有の咬合様式

(1) ガイドライン1

　骨結合したインプラント体は天然歯と比較して生理的動揺が少ない。そして、咬合圧下での被圧縮量も小さい（図10-7）。

　天然歯は咬合圧下で20〜30μm圧下されることはよく知られている。したがって、天然歯とインプラント体の混在する歯列では、インプラント体と骨が咬合性外傷力にさらされないよう、補綴物の咬合接触を軽減する必要がある。

　また、自己受容の感覚閾値の研究から、天然歯はインプラント体よりも10倍小さな咬合圧でも感覚受容できることが判明している。インプラント補綴物にはより大きな力が加わるまで、力のコントロール機構が機能しない。

(2) ガイドライン2

　アンテリア・ガイダンスは可能な限り天然歯（前歯）がつかさどり、インプラント補綴物への負担を回避しておく。

　側方圧に対して、天然歯はインプラント体と比べて5〜10倍大きな動揺を呈する。アンテリア・ガイダンスの担い手としては、自己感覚受容がより鋭敏で、しかも被圧縮許容量の大きい天然歯（前歯）を優先する。このことは、前歯シングルトゥース・インプラント補綴では特に大切である。また、上顎では弱い骨質への配慮という点でも、アンテリア・ガイダンスはできるだけ消極的にとどめたほうが得策であろう。

(3) ガイドライン3

　アンテリア・ディスクルージョンの咬合様式はインプラント補綴に有効である。

　下顎の偏心運動時の臼歯の咬頭干渉が回避されれば、閉口筋の筋活動は減少する。この臼歯離開（ディスクルージョン）のメカニズムはインプラント補綴においても有益と考えられる。適正なアンテリア・ガイダンスが存在すれば、臼歯部インプラント体への側方圧の抑止、筋活動の減少、下顎骨変形の抑制が可能になる。

　アンテリア・ガイダンスの不足（欠如）と極度のブラキシズム（パラファンクション）はインプラント体の喪失や周囲骨の吸収などの外傷性の失敗を招きやすい。

2 臼歯部遊離端欠損（図10-8a〜o）

　臼歯欠損症例では、欠損歯数と同等の本数のフィクスチャーを埋入し、上部構造を装着して臼歯の中心位咬合を確立することが第一の目的となる。臼歯部で下顎の閉口をストップして適正な垂直顎間距離を確立する必要があるため、咬合支持に十分耐えうるだけのバイオメカニクス的な配慮が不可欠である（フィクスチャーの本数、長さ、歯冠／歯根比率、配置、

天然歯のインプラントの被圧縮度

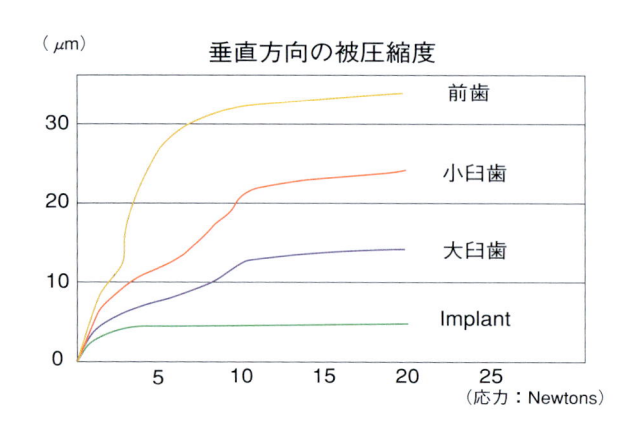

◀図10-7：天然歯は人工歯根と比べて動揺度が大きい。そして、咬合圧下の被圧縮度が異なる。図は垂直方向の被圧縮度を示す（Jacobsほか：1993より引用・改変）。

植立方向など）。中心位咬合したとき、臼歯部は咬筋と内側翼突筋による咬みしめの圧を支持することになる。臼歯部は下顎のⅢ級のテコにより遠心部ほど大きな咬合圧にさらされるから、上部構造の無理な延長（カンチレバー）は回避する。

臼歯欠損症例の咬合様式で重要なもうひとつの目的は、偏心運動時の咬頭干渉の回避である。すなわち、アンテリア・ディスクルージョンが前歯のガイドによって確立されていなければならない。既述のごとく、インプラント補綴物は側方圧に対して感受性が低く、強い水平方向への圧力がかかっても神経筋機構による防御機能が作用しにくい。これはブラキシズムの強い症例では特に問題になりやすい。そのため、前歯によるアンテリア・ディスクルージョンは臼歯のインプラント歯列における咬合様式では不可欠な要件になる。しかし、アングルⅡ級１類や前歯の開咬症例ではアンテリア・ディスクルージョンが達成できない。そのため、偏心運動時における臼歯の咬頭干渉を生じることになる。咀嚼時における咬頭干渉による咬合性外傷は比較的ダメージは少ないが、就寝時のクレンチングとグラインディングによる為害作用は大きい。そのようなわけで、夜間の臼歯の咬頭干渉に対しては回避手段を講じておくべきであろう。アンテリアシグメンタル・スプリントの夜間装着が推奨される（第７章「顎関節症の診断と治療」参照）。

臼歯部遊離端欠損

臼歯の遊離端欠損においては、しばしば顎位の再構築が必要となる。そして、多くの症例で咬合採得法が問題になる。これを克服する最も有効な手段は、プロビジョナル・レストレーションの活用であろう。

間接法で製作したプロビジョナル・レストレーションを口腔内に装着し、臼歯の中心位咬合、前歯の適正なアンテリア・カップリングの回復、快適なアンテリア・ディスクルージョンによる臼歯部の離開を達成すべく、即時重合レジンの追加と削除による修正を繰り返す。

そして、咬合採得時にはプロビジョナル・レストレーションを用いて、作業模型の精密なマウントを行う（表10-5）。これで適正な垂直顎間距離、水平的顎位、咬頭嵌合位の咬合接触、臼歯の咬頭傾斜などが具体的かつ正確に付与できるようになる。こうして得られた咬合関係の長期的安定を維持する目的で、補綴物咬合面にメタルを用いる方法（メタル・オクルーザル）は有効である。

図10-8：臼歯部遊離端欠損症例

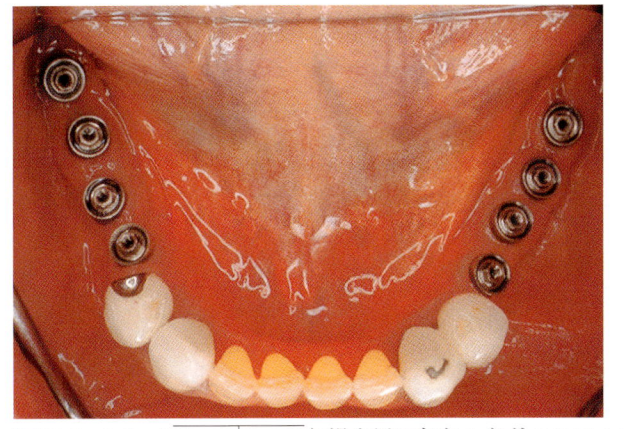

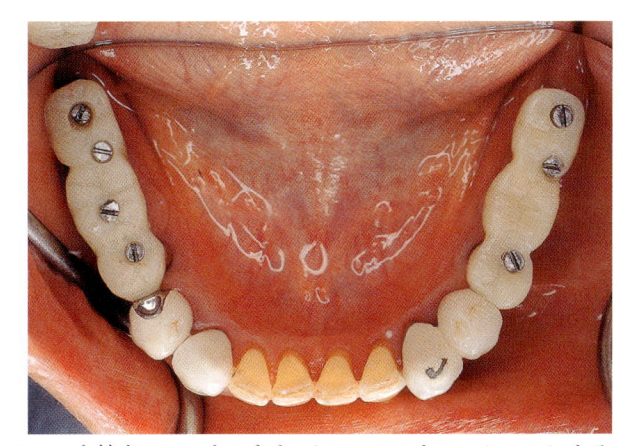

図10-8a, b：a：7̄－5̄|5̄－7̄欠損症例に左右４本ずつのフィクスチャーを植立。b：プロビジョナル・レストレーションによる臼歯の中心位咬合と下顎位の評価、およびアンテリア・ディスクルージョンの検討を行う。即時重合レジンの添加と削除を繰り返し、咬合面形態を模索する。

a|b

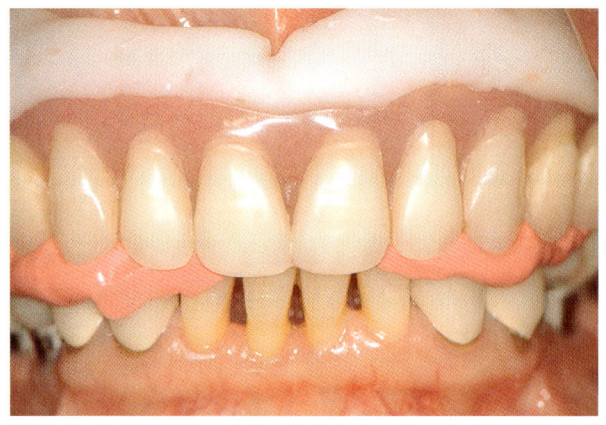

増補改訂版　日常臨床のためのオクルージョン

図10-8c：プロビジョナル・レストレーションの咬合様式を模倣すべく咬合採得を行う。

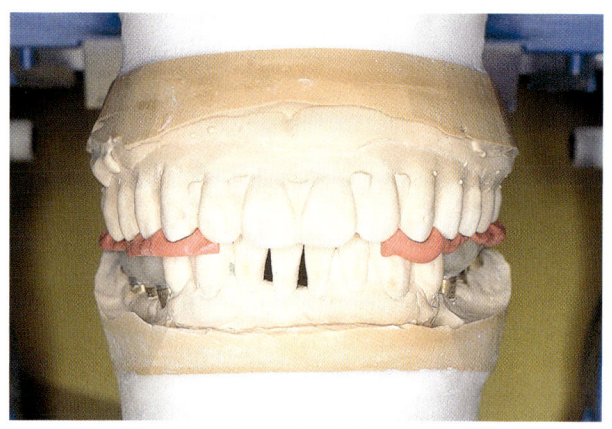

図10-8d：プロビジョナル・レストレーションを用いて作業模型をリマウントする。

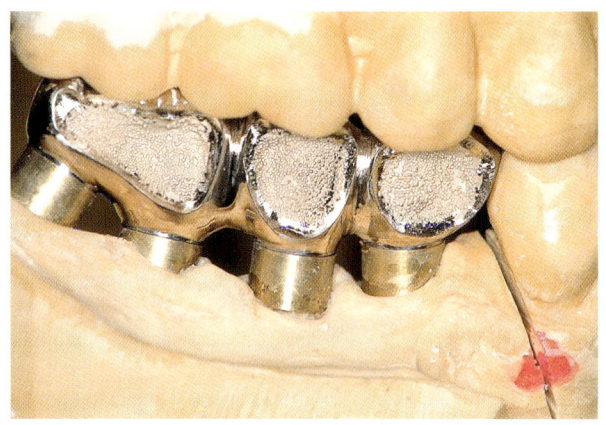

図10-8e：右側の咬頭嵌合。

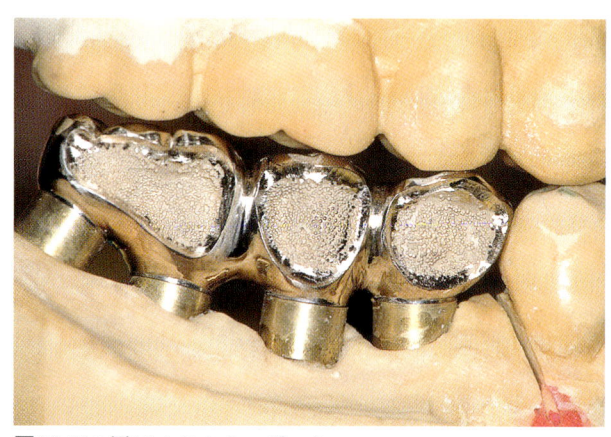

図10-8f：同ディスクルージョン。

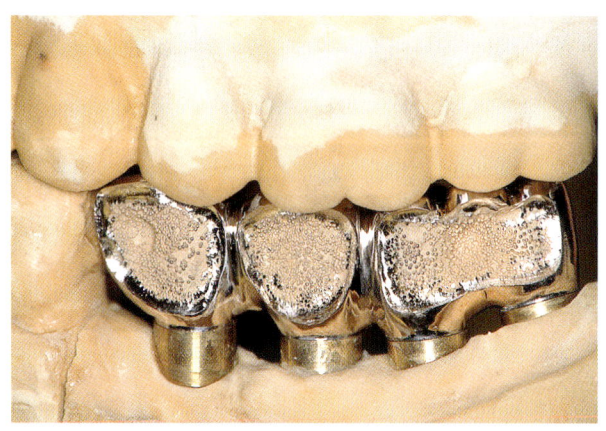

図10-8g：左側の咬頭嵌合。

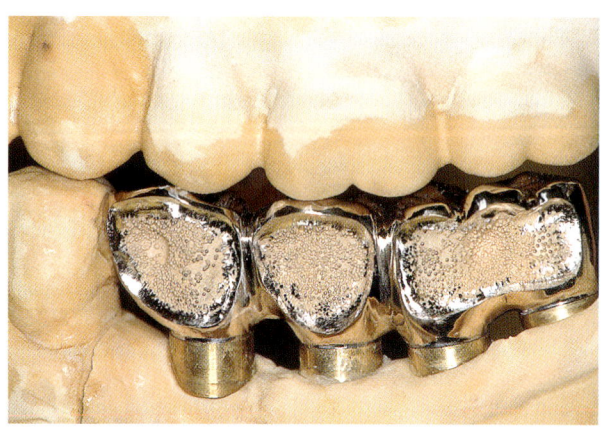

図10-8h：同ディスクルージョン。

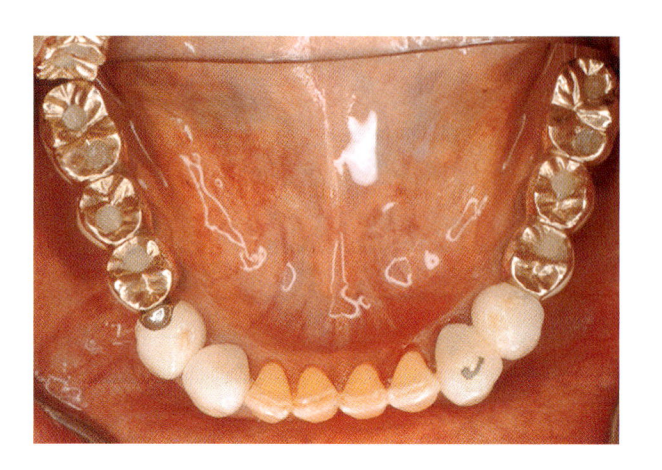

◀図10-8i：術後の咬合面観。長期的な咬合の安定を期待して、タイプⅣ金合金によるメタル・オクルーザルを使用。

第10章　インプラント補綴の咬合様式

下顎臼歯部における注意事項（図10-8j～o）

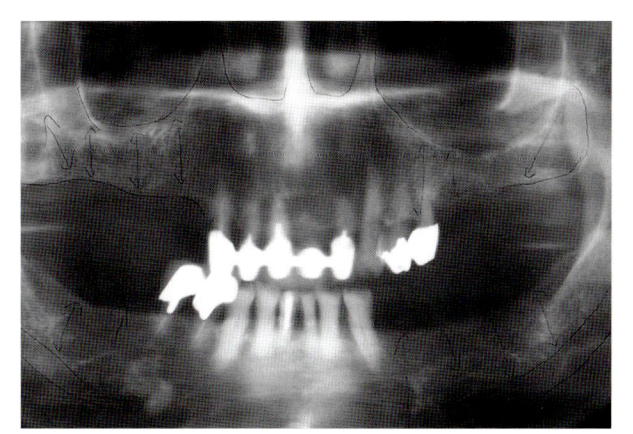

図10-8j：下顎臼歯欠損部の歯槽骨が吸収している症例。

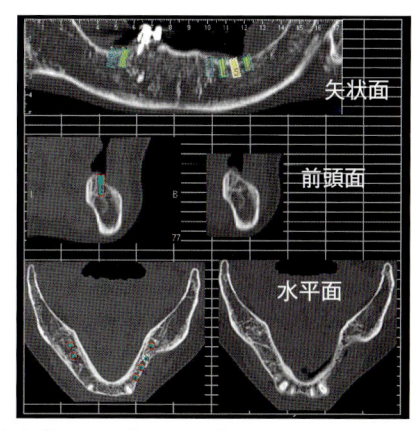

図10-8k：CT画像を参考にし、神経の損傷を避けるとともに、できるだけ長いフィクスチャーの埋入を試みる。前頭面像より8mmフィクスチャーが適切と判明。水平面像より頬側骨壁の吸収を観察できる。

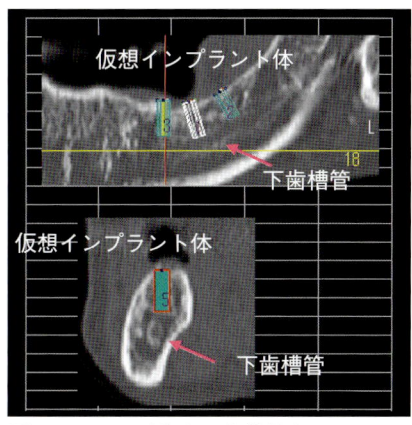

図10-8l：CT画像上で立体的なフィクスチャー植立のための立体的なシミュレーションを行う。

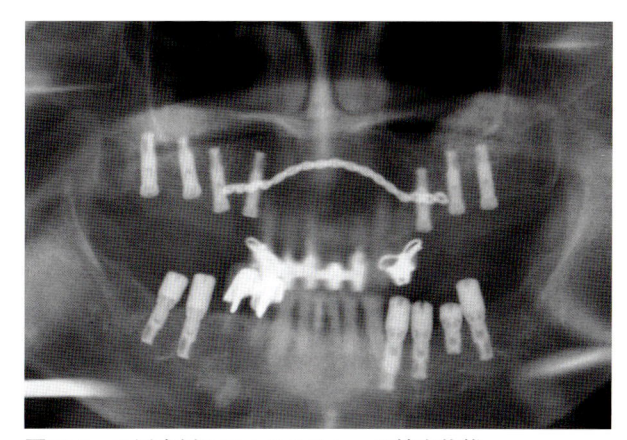

図10-8m：同症例のフィクスチャーの植立状態。

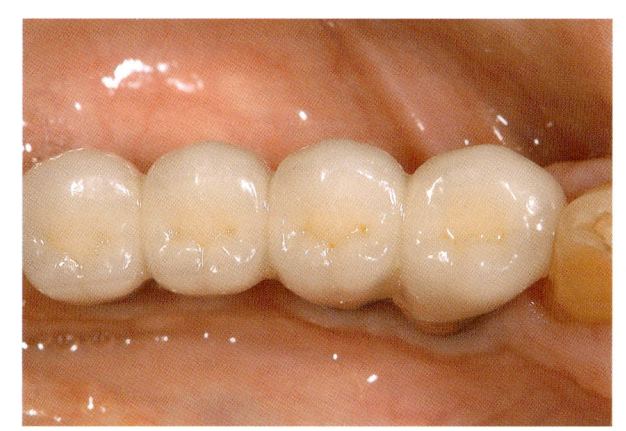

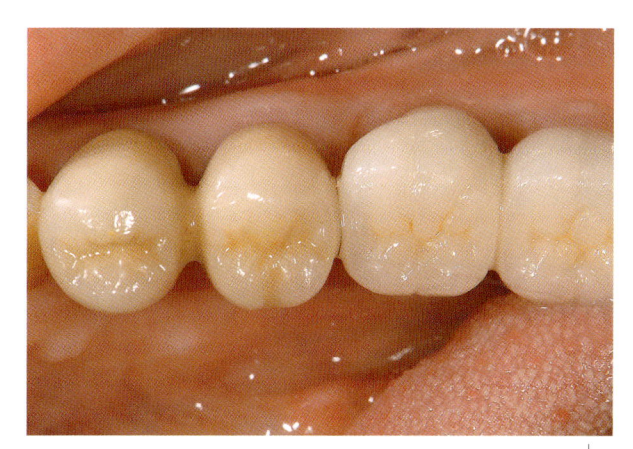

図10-8n, o：同症例の上部構造。

n | o

インプラント補綴の咬合採得

・プロビジョナル・レストレーションを咬合採得に使用
　①垂直顎間距離の保持と中心位咬合の再現
　②アンテリア・ガイダンスとアンテリア・ディスクルージョンの再現

▶表10-5

増補改訂版　日常臨床のためのオクルージョン

3 前歯部欠損（図10-9a〜l）

　前歯部欠損症例にインプラント補綴を応用する場合、審美性と機能（咬合）の調和が大切になる。フィクスチャーを適正な位置に植立することは外科時の前提条件である。

　補綴時には、プロビジョナル・レストレーションを活用して、審美性、発音、口唇支持、咬合状態の良否を確認する。そして、プロビジョナル・レストレーションに組み込まれた情報を最終補綴物に再現する。このために、クロスマウント法を活用するのは臨床的に有効である（第6章「4．クロスマウント法によるアンテリア・ディスクルージョンの再現」参照）。

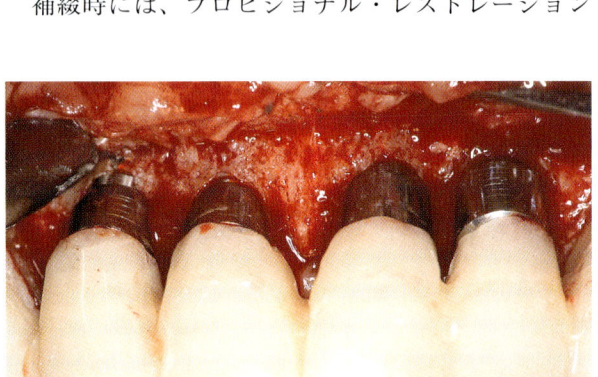

◀図10-9a：上顎前歯部に4本のフィクスチャーを植立。

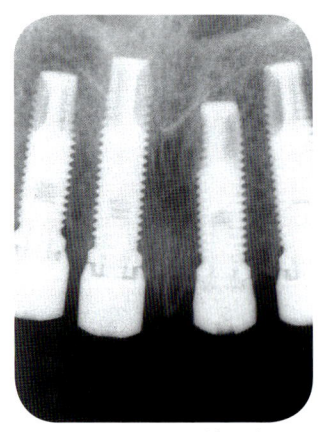

図10-9b：エックス線写真。

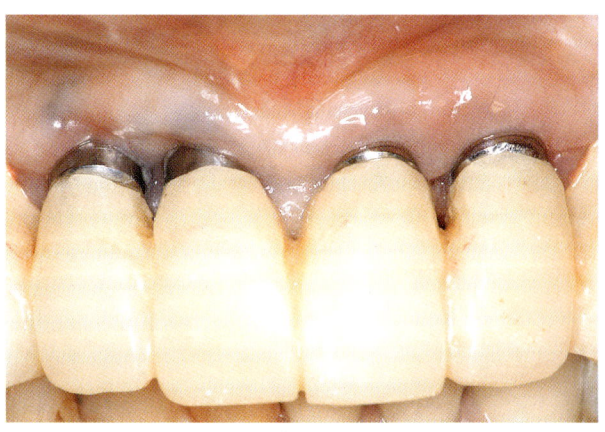

図10-9c：クロスマウント法によるアンテリア・ディスクルージョンの再現法（第6章「日常臨床咬合像」参照）。プロビジョナル・レストレーションによる前歯舌面形態の形成。

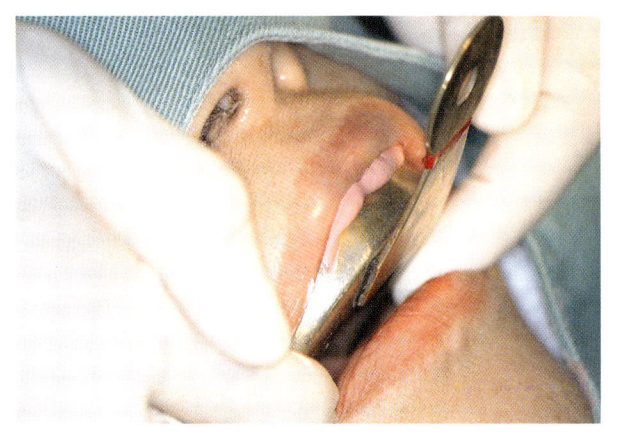

図10-9d：プロビジョナル・レストレーションの歯列印象。

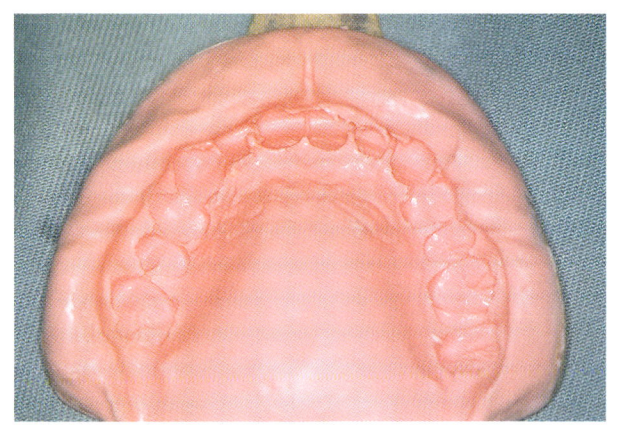

図10-9e：プロビジョナル模型を制作するためのアルギン酸印象。

第10章 インプラント補綴の咬合様式

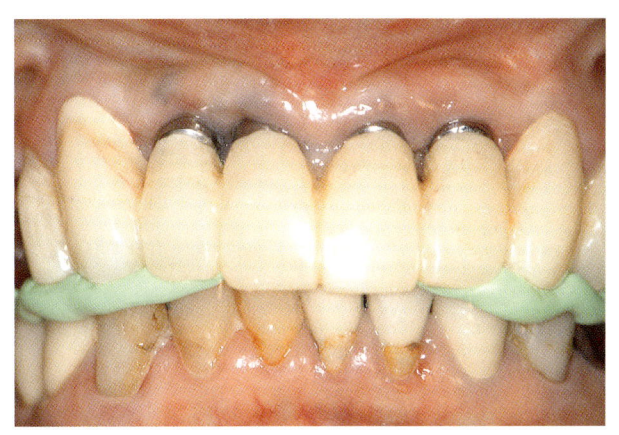

図10-9f：咬合採得。

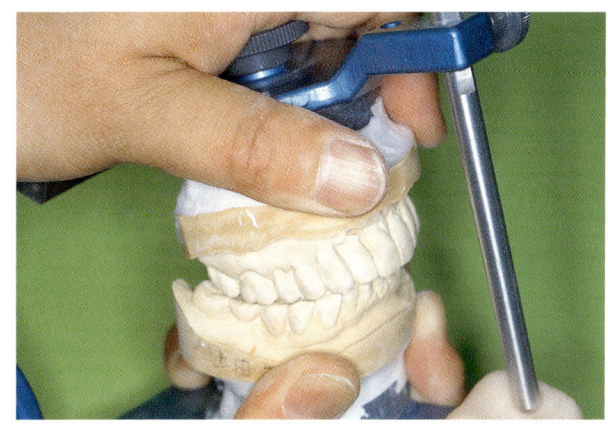

図10-9g：プロビジョナル模型の咬合器装着とインサイザル・テーブルの形成。

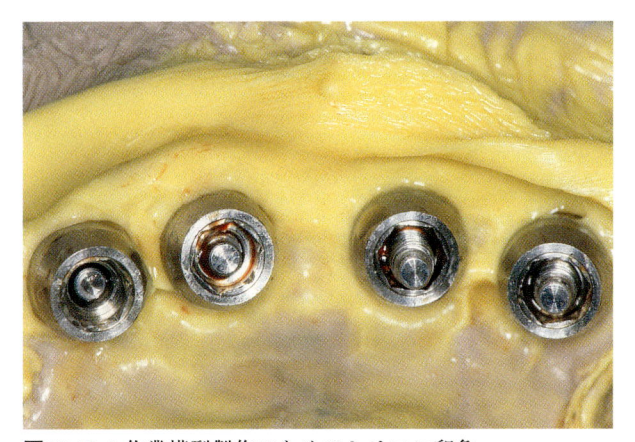

図10-9h：作業模型製作のためのシリコン印象。

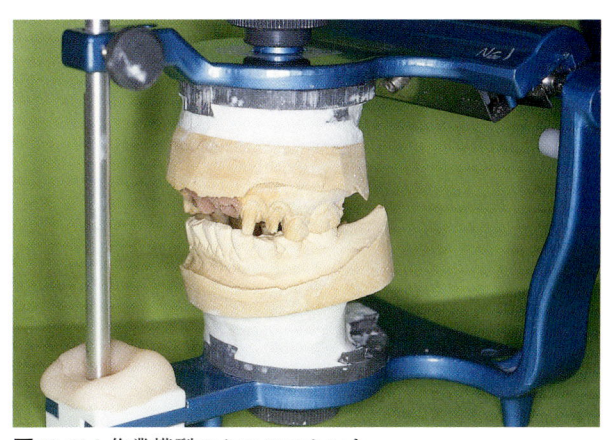

図10-9i：作業模型のクロスマウント。

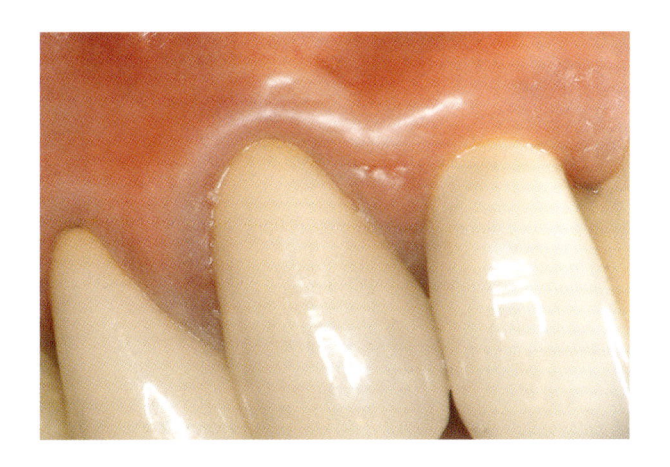

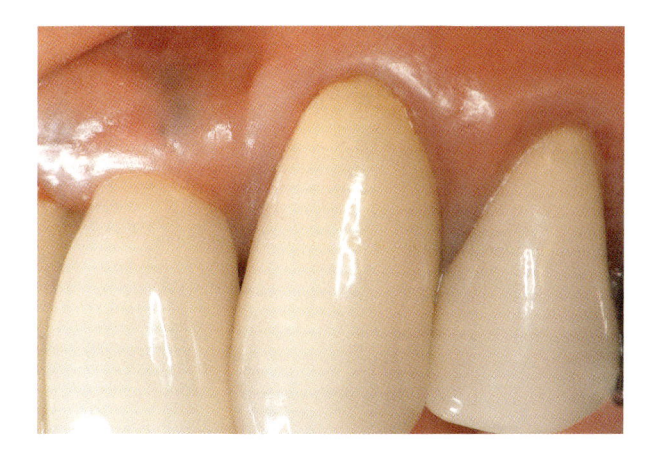

▲図10-9j：完成した上部構造。右側面観。
▲図10-9k：同左側面観。プロビジョナル模型で形成したアンテリア・カップリングとアンテリア・ディスクルージョンが自動的に再現される。
▶図10-9l：同エックス線写真。

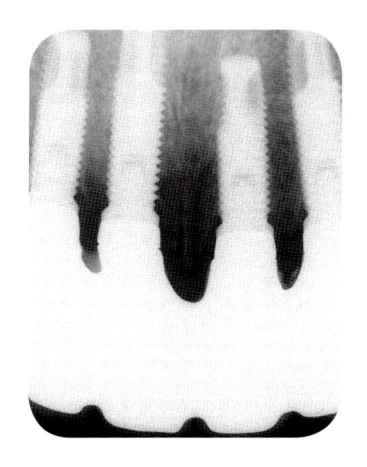

167

4 シングルトゥース

フィクスチャー1本で咬合圧を負担するため、使用するフィクスチャーの表面積、長さ、歯冠／歯根比率（フィクスチャーと上部構造の長さの比）などのバイオメカニクス的な要素を配慮する。さらに、咬合圧の適度な分散、応力集中と不利な側方圧などを回避すべく咬合様式を見直す必要がある。また、骨質に対する評価も忘れてはならない。

上顎のタイプⅢやⅣの骨質中に植立した18mmの1本のフィクスチャーと、下顎のタイプⅠやⅡの骨質中に植立した18mmのフィクスチャーでは、咬合圧に抵抗できるオッセオインテグレーションの強さはおのずと異なる。1歯欠損症例では、この差が特に顕著になる。

繰り返し述べてきたが、下顎はⅢ級のテコである。

前歯部シングルトゥース

図10-10：前歯部シングルトゥース症例。

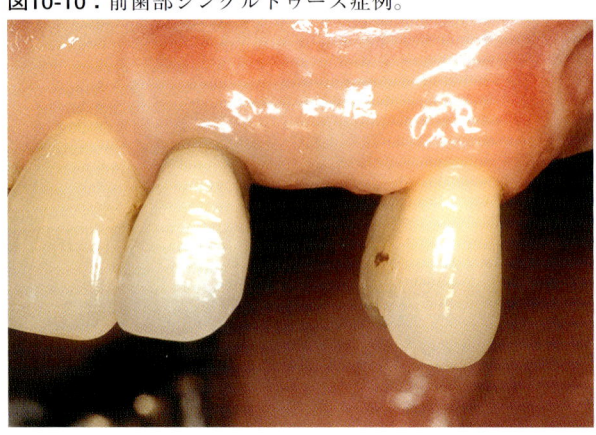

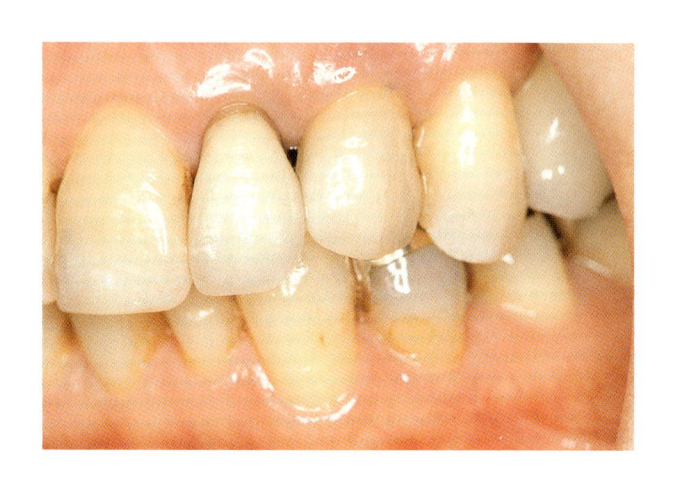

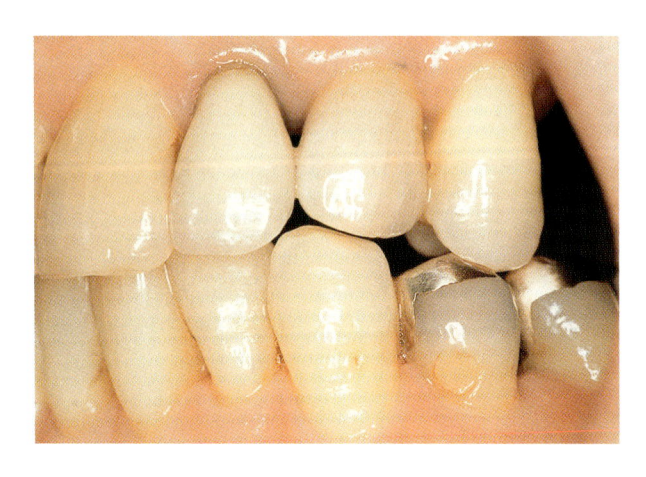

a	b
c	

▲図10-10a：犬歯欠損部に18mmのフィクスチャー埋入。骨質はⅡ～Ⅲであるが、ガイドは積極的には与えないほうが得策である。
▲図10-10b：咬頭嵌合位で30μm以上のアンテリア・カップリングを付与し、強く咬みしめても咬合接触しないようにする。
◀図10-10c：アンテリア・ガイダンスはできる限り隣在する天然歯に負担させる。

補綴歯	対合歯	ストリップス（≒10μm）	
		軽く咬合	強く咬合
天然歯	天然歯	×（1枚）	○
インプラント	天然歯	×（2枚）	×（1枚）
インプラント	インプラント	×（3枚）	×（2枚）

表10-6：前歯のアンテリア・カップリング

前歯部シングルトゥースインプラント

①適正なアンテリア・カップリング
  ・咬頭嵌合位で咬合接触しない
  ・強い咬合でも接触しない
    （10～20μmのスペース）
②アンテリア・ガイダンスは隣在する天然歯に負担させる。

表10-7

臼歯部には前歯部より大きな力が作用するため、臼歯部シングルトゥースへの側方圧は回避するのが賢明である。

(1) 前歯部シングルトゥース（図10-10a～c）

咬頭嵌合位で上下顎前歯は直接に咬合接触させず、強く咬合した場合でも10～20μmのスペースを保つべきである。また、軽く咬合した場合にはそれ以上のスペース、例えば30～40μmのクリアランスを保っておくことも必要になる（適正なアンテリア・カップリング）（表10-6,7）。

インプラント前歯1本でのアンテリア・ガイダンスは避ける。天然歯の前歯はガイド時に30μm以上動揺することが知られている。そのため、ガイダンスを避け難い状況下でも隣在天然歯とともにガイド、すなわちアンテリア・グループファンクションの咬合様式を採用するべきであろう。

骨質の劣る部位、たとえば上顎前歯1本でのガイドは禁忌である。特に、パラファンクションの著しい症例では、夜間のアンテリアシグメンタル・スプリント装着により咬合性外傷を回避する工夫も必要であろう。

(2) 臼歯部シングルトゥース（図10-11a～j）

軽く咬合した場合、咬頭嵌合位で臼歯シングルトゥースは対合歯と10μm程度のクリアランスを保ち、咬合接触させないようデザインする。そして、強く咬合した場合には、咬頭嵌合位で臼歯シングルトゥースは咬合接触する（臼歯の中心位咬合）。すなわち、オクルーザル・レジストレーションストリップスがしっかりと上下顎臼歯でホールドされるよう咬合させる（表10-8,9）。

咬合圧はフィクスチャー直上で負担するのが望ましく、また咬合面中央寄りが理想的である。偏心運動時の咬頭干渉による側方圧の負担は一切回避する。このため、アンテリア・ガイダンスによる臼歯のディスクルージョンが不可欠になる。それが難しい状況では、咬頭傾斜をできるだけフラット（平坦）にし、咬合面の幅も狭くして、側方応力の負担を軽減すべきであろう。パラファンクションの著しい症例では、クレンチングとグラインディングを防止すべく、アンテリアシグメンタル・スプリントの夜間装着を推奨する。

5 咬合の安定

インプラント補綴では、咬合採得法、上部構造の適合性および咬合面材料が咬合の安定と大きく関連する（表10-10）。

臼歯部シングルトゥース

図10-11：臼歯部シングルトゥース症例。

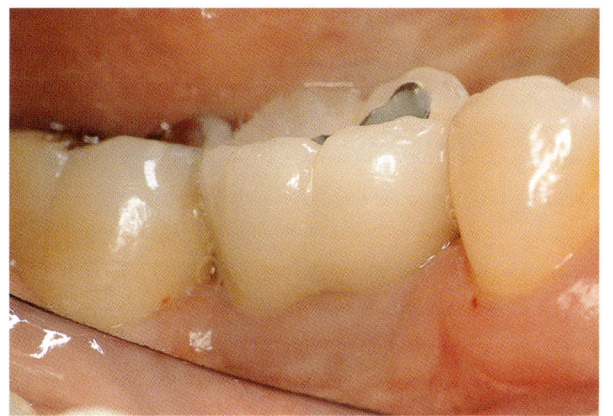

図10-11a：第一大臼歯部シングルトゥース。

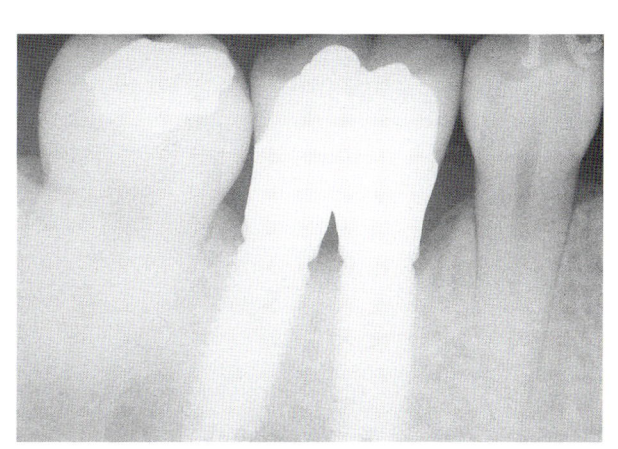

図10-11b：長さ13mmのフィクスチャー2本を埋入してある。

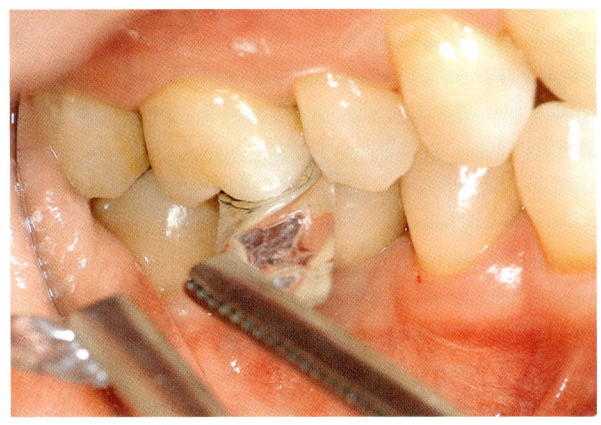

図10-11c：軽く咬合したとき、オクルーザル・レジストレーションストリップスが引き抜けるよう10μm以上のクリアランスを付与。

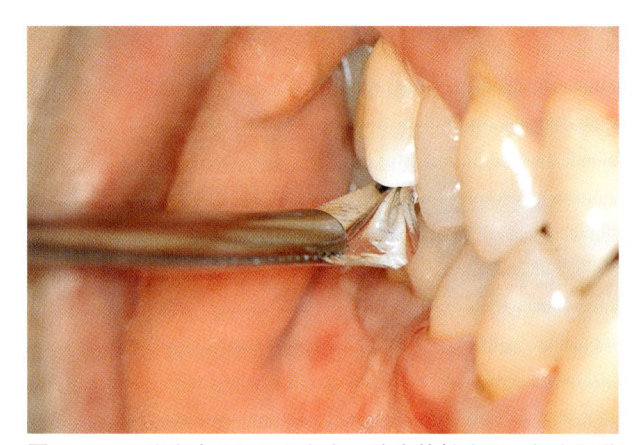

図10-11d：強く咬みしめたとき、咬合接触する。偏心運動中は離開する。

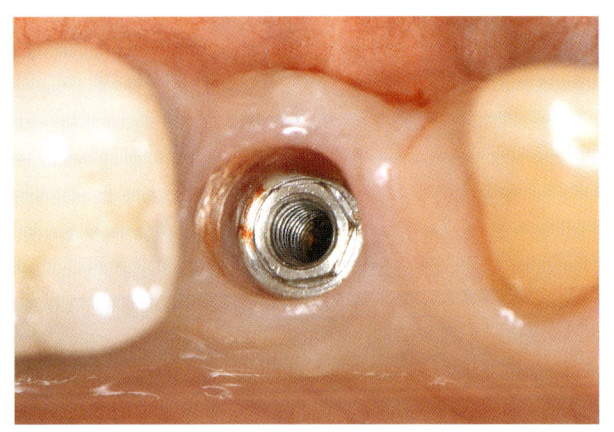

図10-11e：第一小臼歯部のシングルトゥースインプラント。

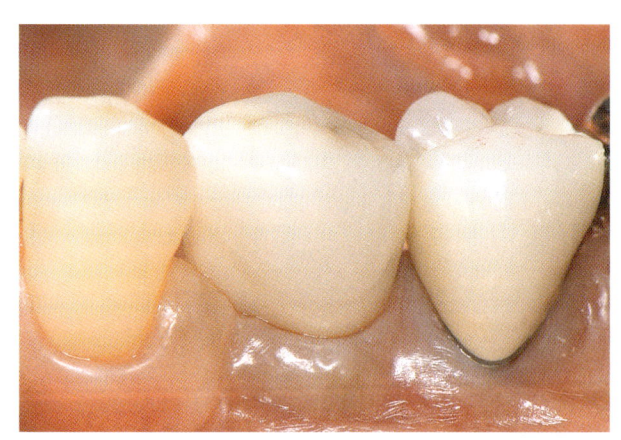

図10-11f：同上部構造。

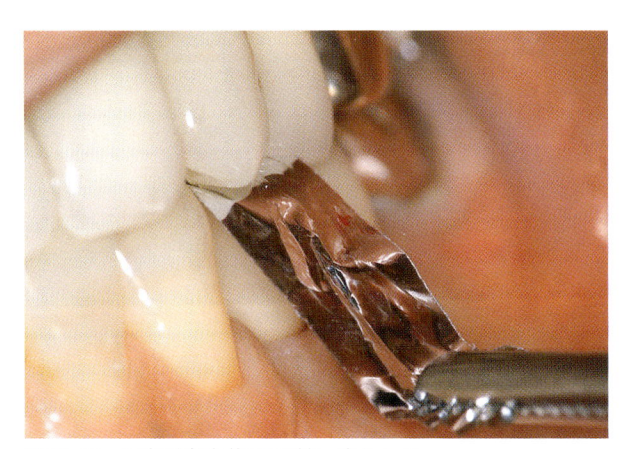

図10-11g：咬頭嵌合位での弱い咬みしめ。

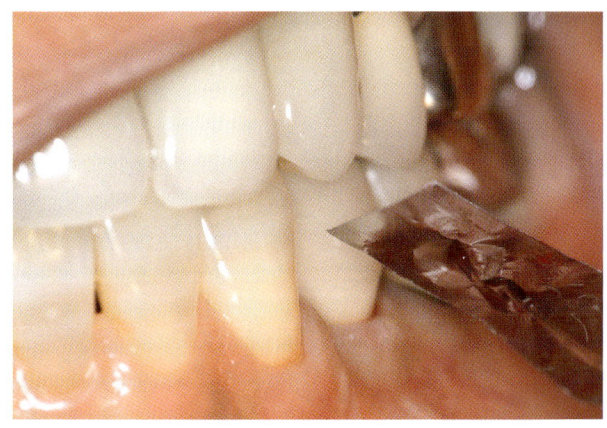

図10-11h：オクルーザル・レジストレーションストリップスが完全に引き抜ける。

第10章　インプラント補綴の咬合様式

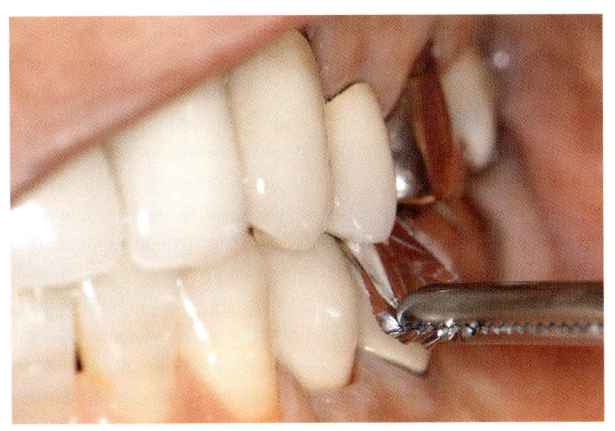

図10-11i：咬頭嵌合位での強い咬みしめ。

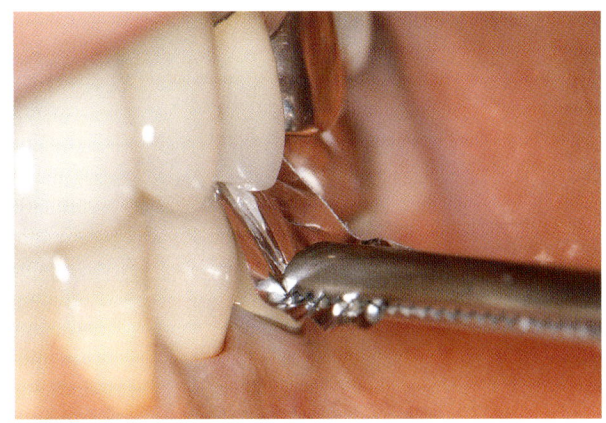

図10-11j：オクルーザル・レジストレーションストリップスが引き抜けないで、ホールドされる。

補綴歯	対合歯	ストリップス（≒ 10 μm）	
		軽く咬合	強く咬合
天然歯	天然歯	○	○
インプラント	天然歯	×（1〜2枚）	○
インプラント	インプラント	×（2枚）	○

表10-8：臼歯の中心位咬合

臼歯部シングルトゥースインプラント

①垂直圧：インプラント長軸方向
②咬頭嵌合位での咬合接触
 ・軽い咬合で接触しない
 ・強い咬合で接触
③偏心移の臼歯離開（ディスクルージョン）

表10-9

上部構造の不適合の原因と咬合の安定

・作業模型の精度
・下顎骨の開閉口時の変形
・35mm以上のスパンはロウ着またはレーザー熔接して、不適合を予防
・ポーセレン焼き付けによるメタル・フレームの変形

▶表10-10

第11章
咬合のメインテナンスと長期経過

1. 定期的リコールについて

1 定期的リコールの間隔[40]

補綴処置が完了し、咀嚼機能、口腔衛生、さらに審美への要求などが満たされたら、リコールとメインテナンスに移行する。多くの患者は補綴物の装着と同時に歯科治療は終了したと解釈しがちである。歯科医師もそのような考え方に迎合してきた感がないでもない。

しかし、5年、10年、15年、20年、30年といった長期的な経過観察を通じて良好な治療効果を得るためには定期的なリコール（通常は3〜6ヶ月おき）と適切なメインテナンス療法が不可欠なことを患者によく理解させておくべきである。その動機づけは早いに越したことはないが、一般的にはプロビジョナル・レストレーションを装着するとき、または補綴物の仮着を開始するときが良い（図11-a）。なお、詳細は後述するが、患者への定期的リコールの連絡にはハガキを用いている（図11-1b）。

定期的なリコールを何ヶ月ごとに実施すべきかを決めるひとつの基準として、初診時の歯周組織と咬合の崩壊の程度を目安にすると良い。天然歯列、インプラント歯列にかかわらず、筆者は、メインテナンス・リコールの間隔には1ヶ月、2ヶ月、3ヶ月、6ヶ月などの多様性を各患者ごとに設定すべきと考え、実践している。

その理由は、う蝕活動性、歯周病活動性（免疫や遺伝的要因を含めて呼ばせていただく）、生活習慣、咬合状態など、多くの要因が患者ごとに異なるからである。さらにつけ加えるならば、こうした病因因子を把握できる絶好のタイミングは、実は初診時における患者の口腔内の状態であることも認識しておきたい。したがって、初診時にう蝕が多発していた患者のリコール間隔は3ヶ月よりも当然短くて良い。同じく、初診時に歯周病が重度であったり多発していた患者は1〜2ヶ月リコールを実施するのが得策である（図11-2）。

また、重篤な咬合崩壊を再構成した患者は、歯周病あるいはブラキシズム、さらに生活習慣などもからんだ複雑な病因を有していると考えておくべきで、天然歯の歯周病症例かインプラント症例かにかかわらず2〜3ヶ月リコールを実施するほうが得策であろう。要は、治療の完了した口腔状況から定期的リコールの頻度を決めるのではなく、初診時の口腔環境から定期的リコールの間隔をあらかじめ想定しておくことのほうが、ベターなリスク・マネージメントであるといえよう。長期的に患者と付き合っていくためには、リコールに関する以上のような認識が大事だと考える（図11-3,4）。

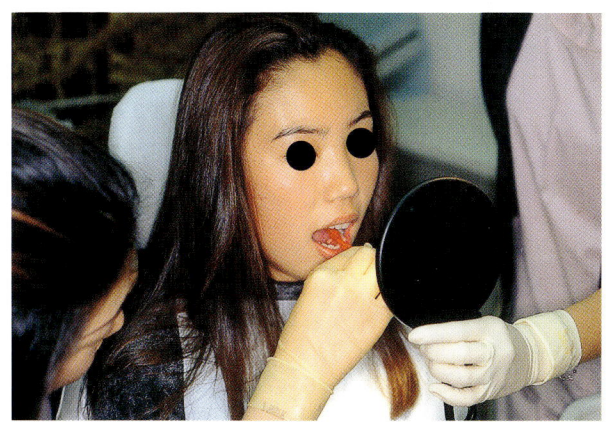

図11-1a：定期的リコールとメインテナンス療法は地域医療において患者の信頼を得るうえで不可欠な要素である。

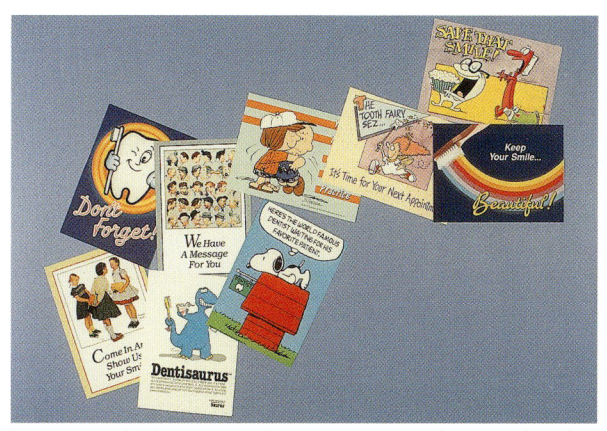

図11-1b：市販のハガキ（リコール・カード）を上手に活用するのも一法である。

リコール時期（間隔）の決め方

1～2ヶ月リコールが必要な症例

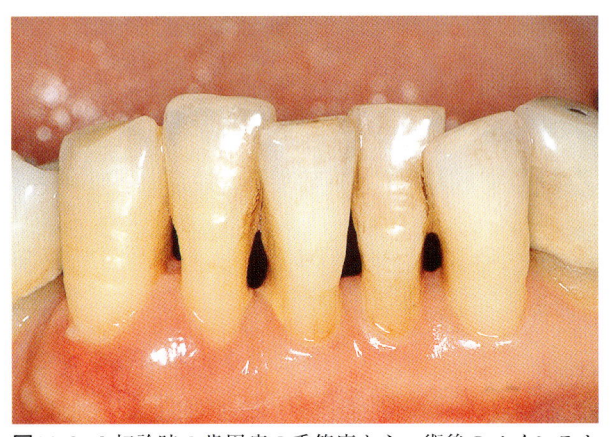

図11-2a：初診時の歯周病の重篤度から、術後のメインテナンスのためのリコール間隔を決める。本症例は1～2ヶ月間隔のリコールとした。

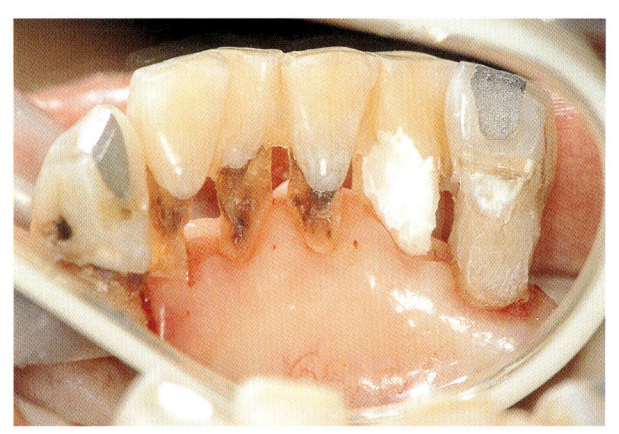

図11-2b：同じく、初診時のう蝕活動性から、術後のメインテナンス・リコールの間隔を決めておく。本症例は1～2ヶ月間隔のリコールが好ましい。

6ヶ月リコールで良い症例

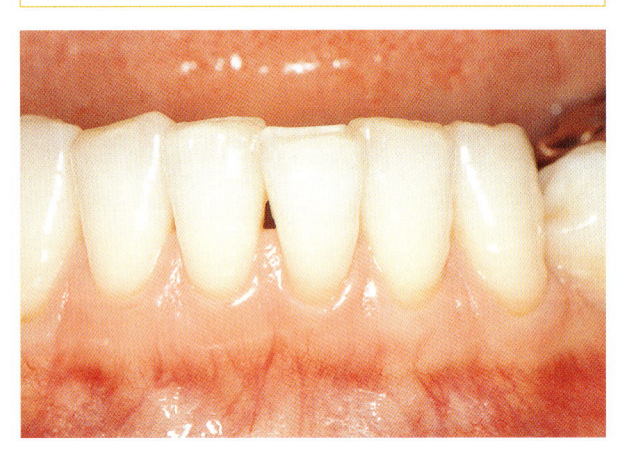

◀図11-3：この症例のようにう蝕、歯周病、ブラキシズムなどの問題がほとんどない場合には、6ヶ月リコールが妥当と考えられる。

3ヶ月リコールが長期間必要な症例

図11-4：初診時の口腔環境を目安として、術後の定期的リコールの期間を想定しておく。

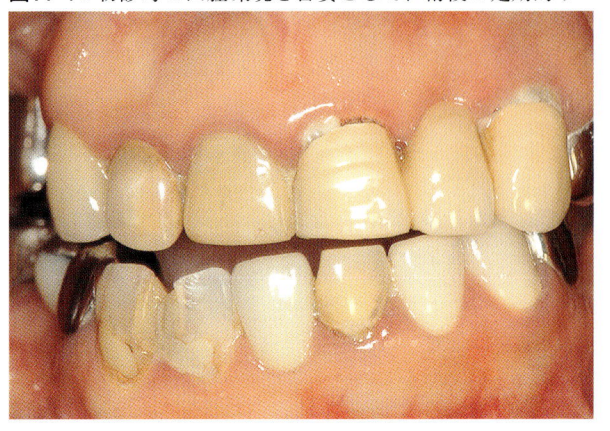

◀図11-4a：術前の前方面観。歯周、歯内、補綴、咬合再構成など、様々な治療が必要となる症例。こうした症例では、なぜこのような状況になるに至ったかを評価したうえで、リコール間隔を考慮すべきであろう。

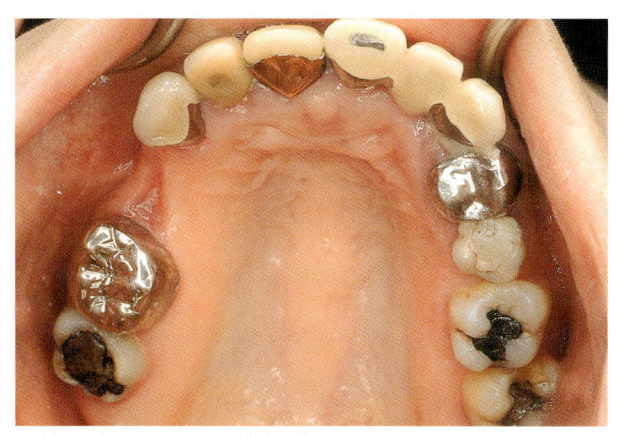

図11-4b：同初診時の上顎咬合面観。

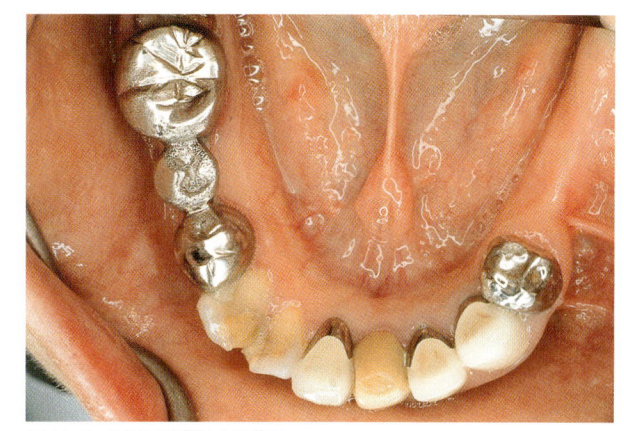

図11-4c：同下顎咬合面観。

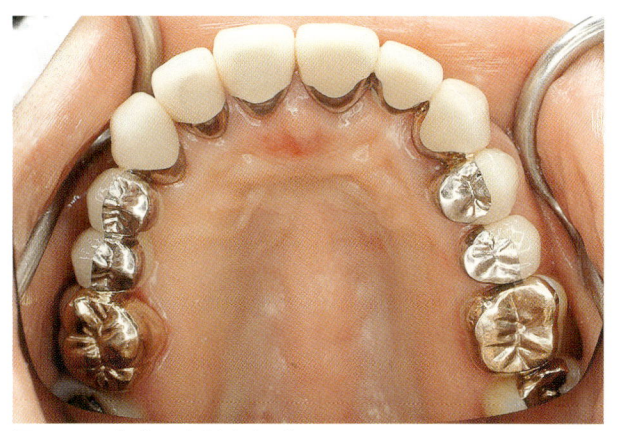

図11-4d：術後の上顎咬合面観。

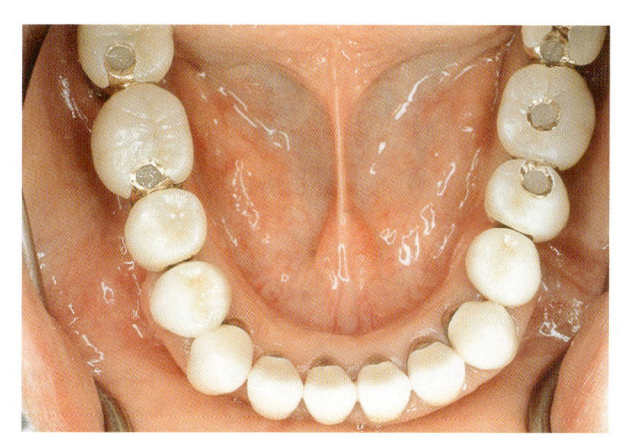

図11-4e：術後の下顎咬合面観。

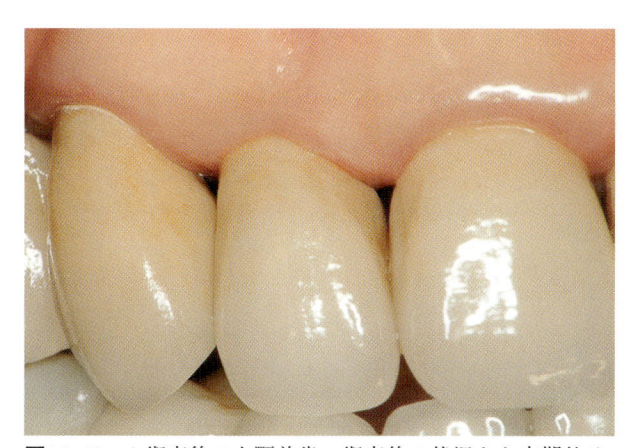

図11-4f, g：術直後の上顎前歯。術直後の状況から定期的リコールの間隔を決定するのは得策ではない。　　　　f｜g

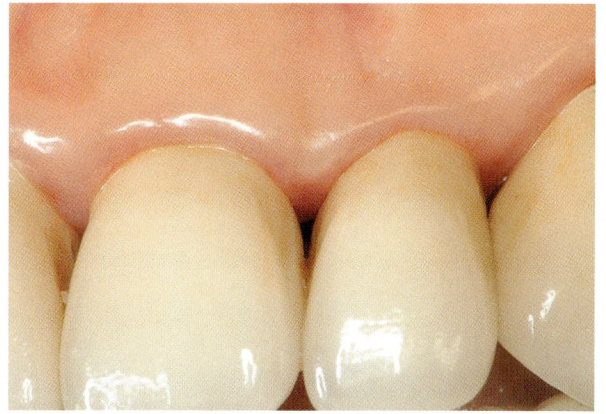

2 定期的リコールの通知

　定期的リコールを行う場合の連絡手段にはハガキを活用する。ハガキが患者と歯科医院の媒体になるわけだから、何か特徴をもたせるのが良い。届いたハガキが印象的、工夫を凝らしてある、感動的、美しいなど、方法はいろいろあるだろうが、歯科医院の個性が出ていれば良い。ちなみに、数社から様々なリコール・カードが発売されているので参考にすると良いだろう（前掲図11-1b参照）。

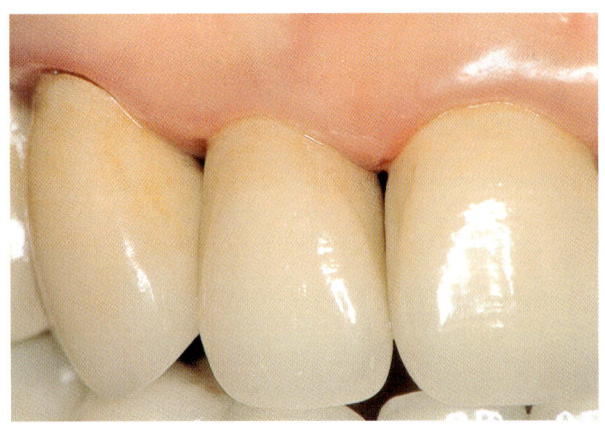

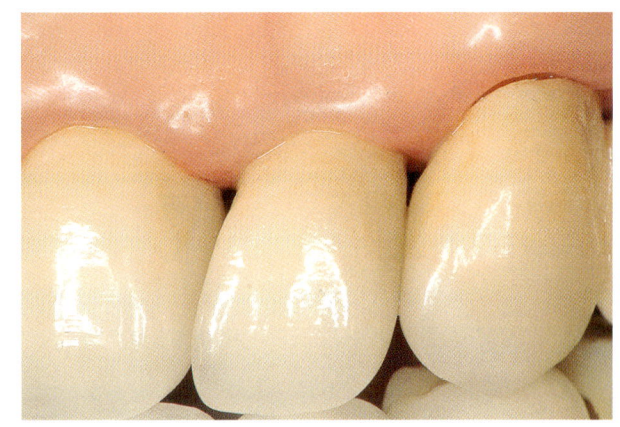

図11-4h, i：3ヶ月ごとの定期的リコールとメインテナンスを10年以上継続することで歯周病やう蝕の素因をある程度は抑制できる。

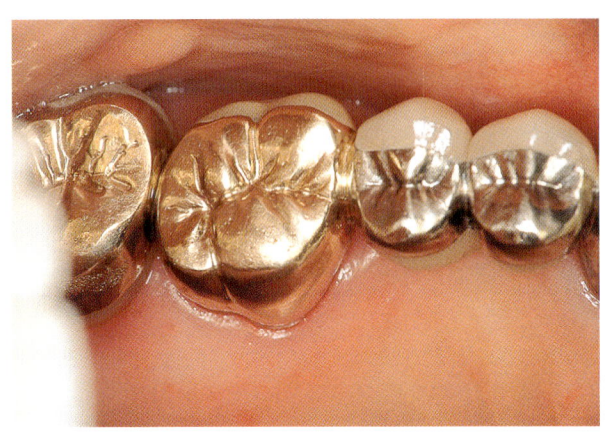

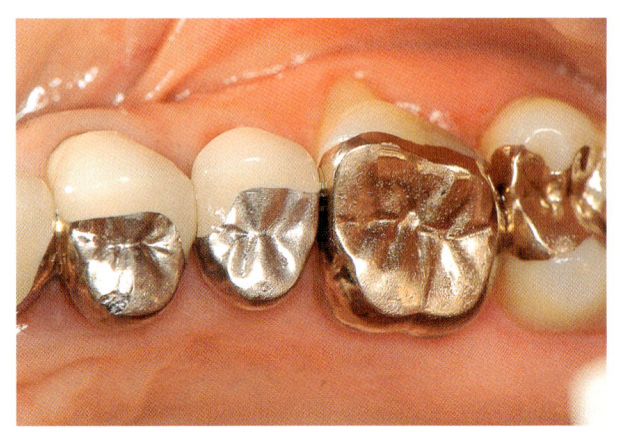

図11-4j, k：ブラキシズムの影響は比較的少ない症例であったため、10年以上経過しても咬合面の磨耗はさほどでもない。

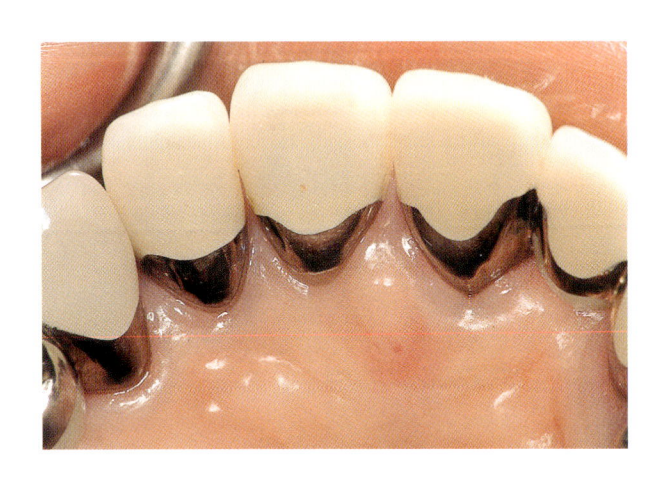

◀**図11-4l**：上顎前歯舌面の磨耗もほとんどない。垂直顎間距離が維持されている。

　リコール・カードをもらった患者は歯科医院に好感を抱くようになる。したがって、リコールは良い意味での患者確保であると同時に、治療結果の評価および観察手段となる。リコールの動機づけさえ適切になされていれば、5年、10年、15年、20年、30年といった具合に患者との付き合いは自然に長くなる。歯科医院の信用を増すためには**図11-2～4**に示したようなメインテナンス療法が必要であり、そのためにもリコールを維持せねばならない。

　リコール・カードの宛名と宛先は原則として受付で患者自身に書いてもらう。これは受付の省力化に役立つ。そして発送月別に区分けして保存しておけば、間違いなくリコール・カードを発送でき、患者の元に届くことになる。

2. メインテナンスの概要

　歯科処置のなかで大切でありながら、見過ごされがちな療法がメインテナンスであろう。臨床経験が長くなるほど、疎遠になっていた患者の経過が失敗となって再来院することも多く、定期的リコールとメインテナンス療法の重要さを痛感するようになる。筆者が実施しているメインテナンス療法の主体は歯周および咬合の評価と検討である[29]。

1 歯周メインテナンス

　歯周メインテナンスの手始めは残存歯の歯周組織の評価である。①炎症の有無、②プロービングによる歯肉溝からの出血の有無、③手指圧による浸出液または排膿の有無、④付着歯肉の安定性、⑤歯肉の正常な形・色・性状、などを検討し、プラークや歯石の蓄積との関連性を精査する。

　同時に、修復物周囲の二次う蝕や露出した根面のう蝕および、歯ブラシなどの口腔清掃用具が正しく使われているかも点検する。症例によっては付着したプラークと歯石の除去やルートプレーニング処置を繰り返す場合もある。ただし、多くの症例では術中と術後を通じて歯周組織のコントロールを実施しているわけで、歯科医師と歯科衛生士による口腔清掃の良否の評価と検討、および歯科衛生士によるク

歯周メインテナンス

う蝕活動性がかなり高い症例

図11-5：歯周メインテナンスは患者との長期的な付き合いをするのに不可欠な治療の一部である。

a|b
―
c

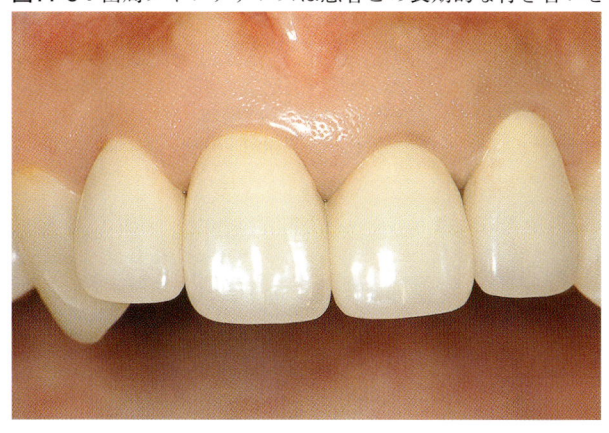

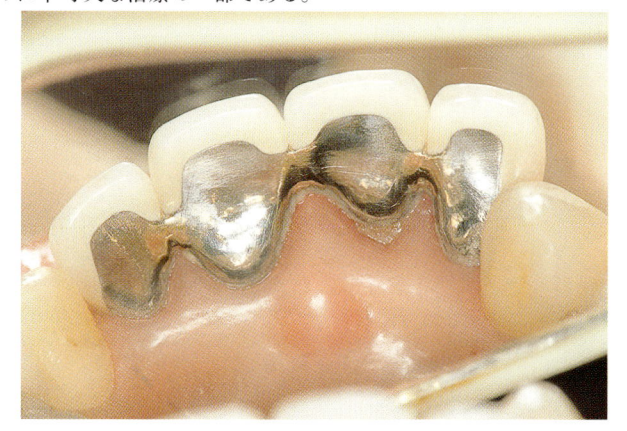

▲**図11-5a**：治療が完了しても、定期的なリコールを実施し、歯周組織の管理を続行する。
▲**図11-5b**：術直後には適切なハイジーンを患者がマスターしたと思えたが、実際にリコール（3ヶ月）すると、舌側歯頸部にかなりのプラークの付着を観察した。
▶**図11-5c**：初診時にう蝕活動性がかなり高いと判定していたため、リコール間隔を2ヶ月に短縮するようにした。

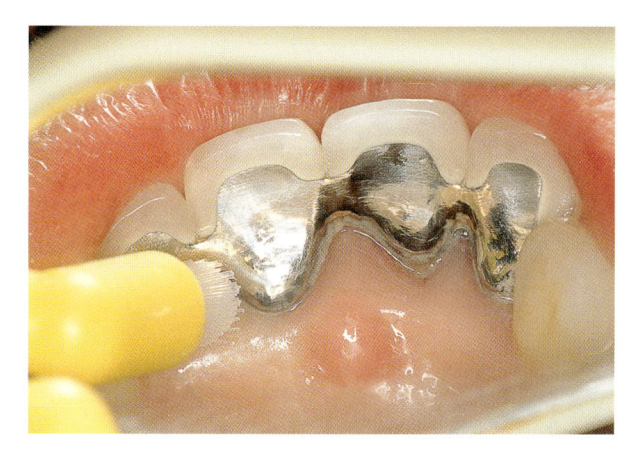

増補改訂版　日常臨床のためのオクルージョン

リーニングと適切な口腔清掃法の患者への指導を行うことになる。歯面に付着したプラークがう蝕と歯周病の原因であることを患者に十分理解させ、除去する方法を詳細に指導する（図11-5～7）。

また、嗜好品の愛用や愛飲によるステインは除去し、歯面を研磨して美しい歯と健全な口腔のイメージを再現してあげることもオーラル・ハイジーン継続のためのモチベーションとしては良い方法であろう。

初期の歯周炎の症例

図11-6：初期の歯周炎の症例。骨と付着の軽度の喪失があった。

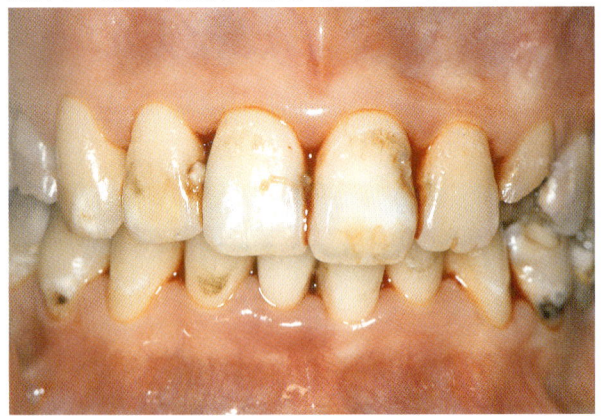

図11-6a：術前の前方面観。

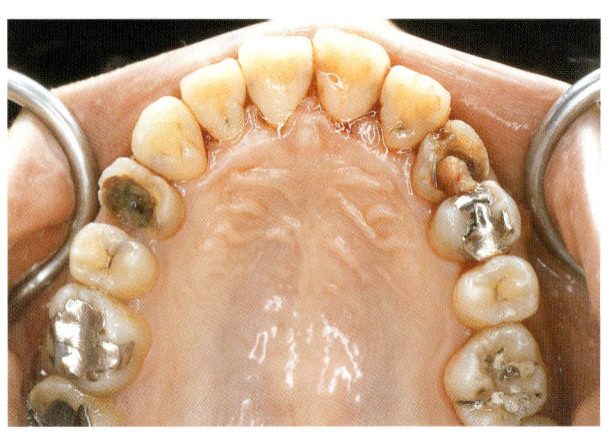

図11-6b：術前の上顎咬合面観。

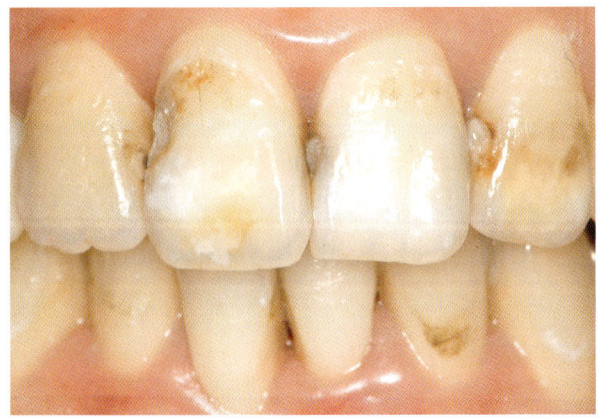

図11-6c：術前の前方面観。

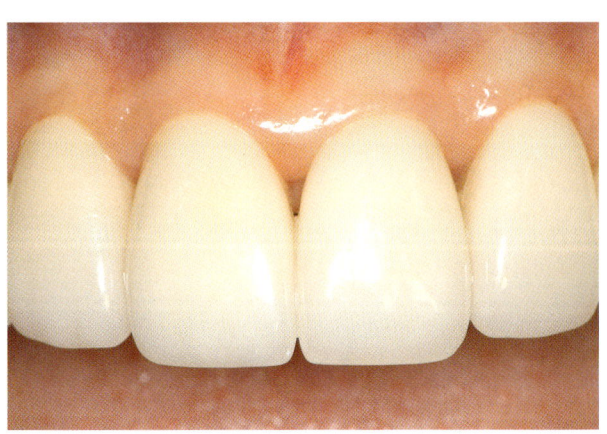

図11-6d：術直後の前方面観。

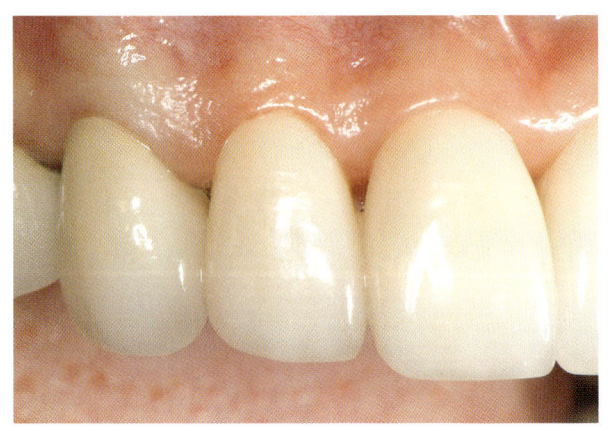

図11-6e：術後5年の右側面観。

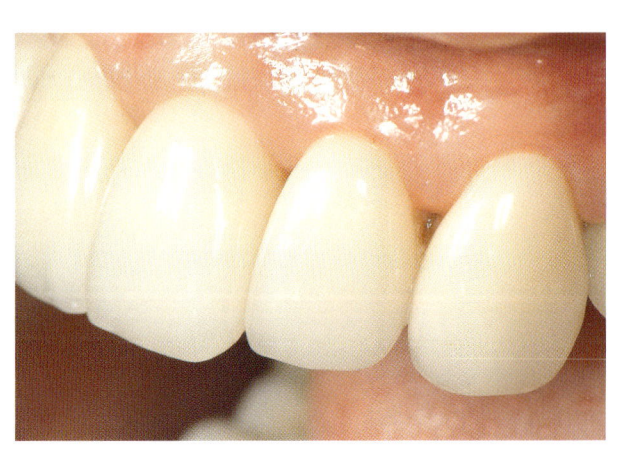

図11-6f：同左側面観。

第11章 咬合のメインテナンスと長期経過

患者の歯周メインテナンスに関して、歯科医師と歯科衛生士が何かをしてあげて、口腔の健康を長期的に維持する努力をしている思いやりの気持ちが患者に伝われば、コミュニケーションが成立したと考えて良い。

これがメインテナンス・リコールの第一歩で、継続的かつ長期的なオーラル・フィジオセラピー（モチベーションとオーラル・ハイジーン）を達成する足がかりとなる。

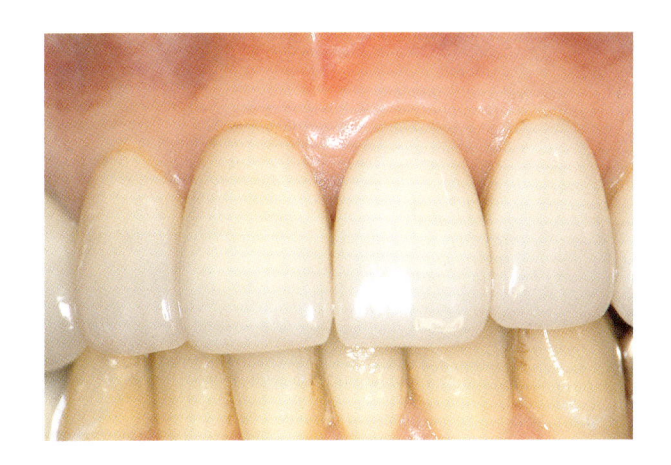

▶図11-6g：術後15年の前方面観。歯ブラシによる歯肉退縮を認める。

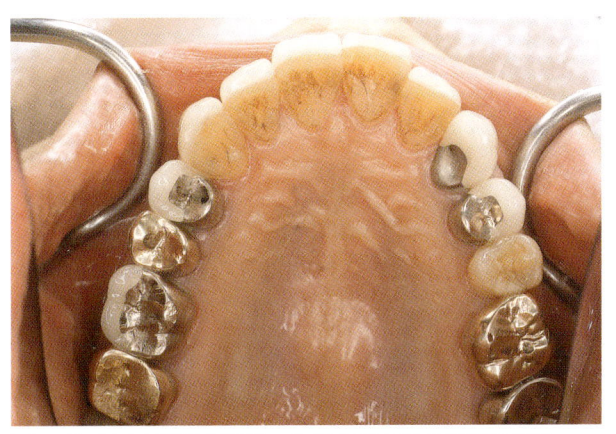

図11-6h：同上顎咬合面観。大臼歯咬合面の磨耗に注目。

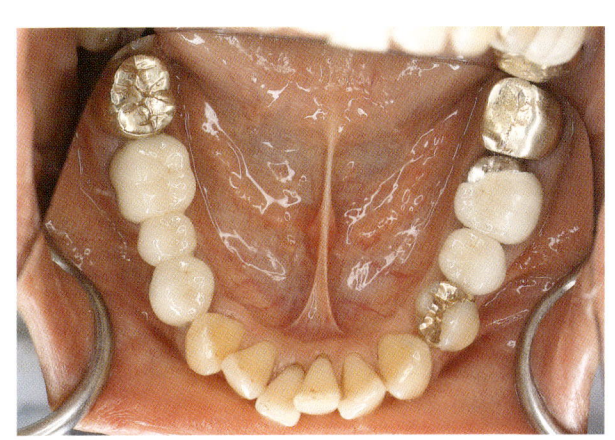

図11-6i：同下顎咬合面観。ブラキシズムが原因と思われる咬合面の磨耗に注目。

難治性の歯周病の症例

図11-7：難治性の歯周病の症例。骨と付着の持続的喪失があった。通常の歯周治療だけでは歯を維持するのが困難である。連結固定による歯と咬合の安定が必須。

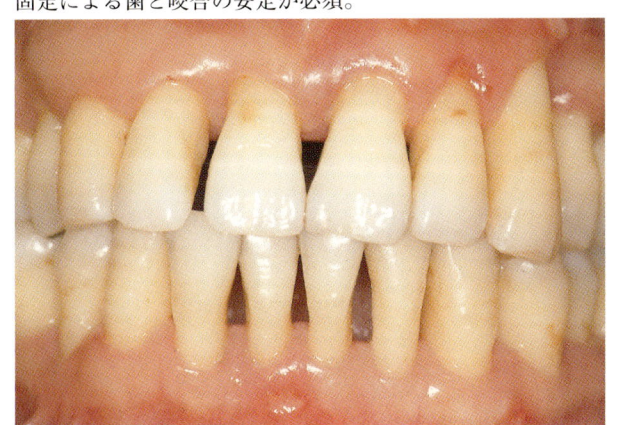

図11-7a：術前の前方面観。

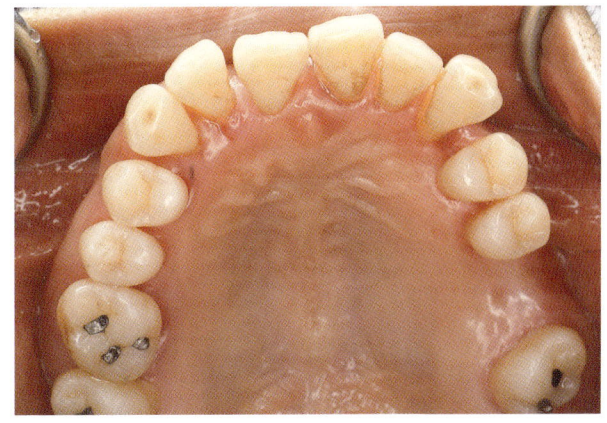

図11-7b：術前の上顎咬合面観。

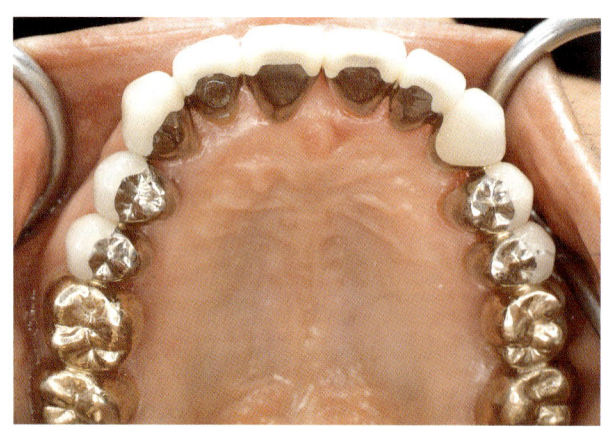

増補改訂版　日常臨床のためのオクルージョン

図11-7c：術直後の上顎咬合面観。前歯部、左臼歯部、右臼歯部で連結固定。

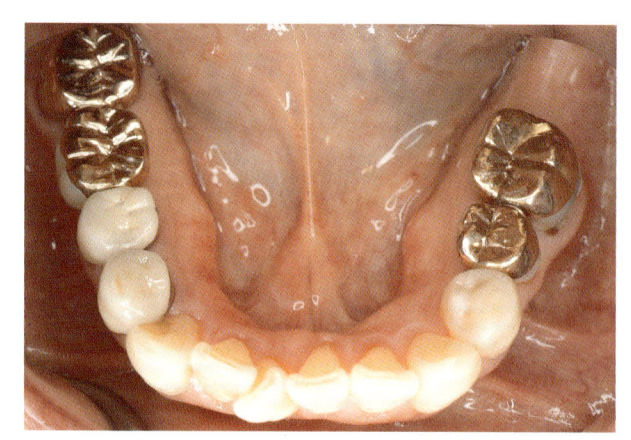

図11-7d：術直後の下顎咬合面観。両側臼歯部を連結固定。

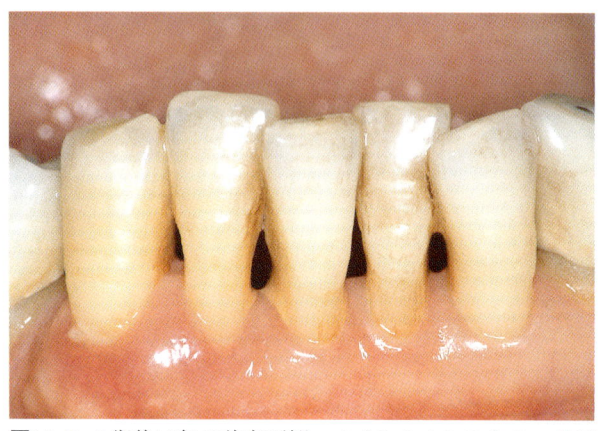

図11-7e：術後10年の前方面観。メインテナンスを2ヶ月ごとに実施。

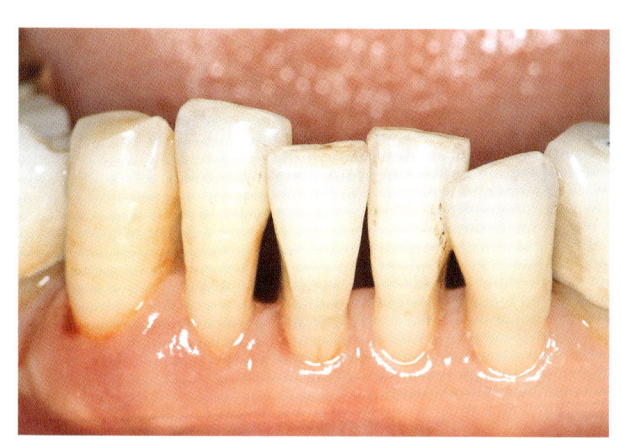

図11-7f：同リコール・メインテナンス直後。

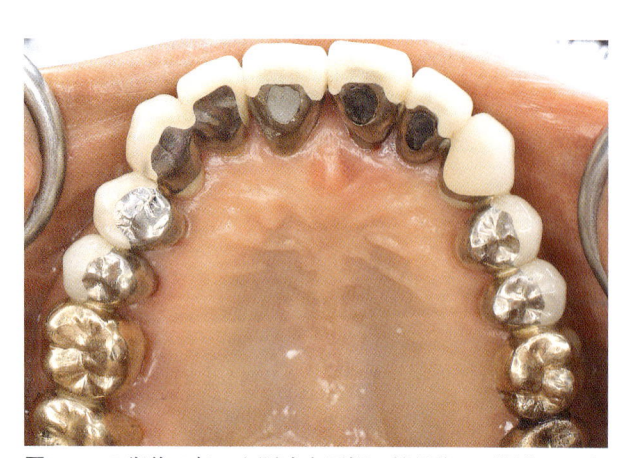

図11-7g：術後20年の上顎咬合面観。補綴物の再製作、一部の歯の抜歯、注抜などを行いつつ、メインテナンスを続行。

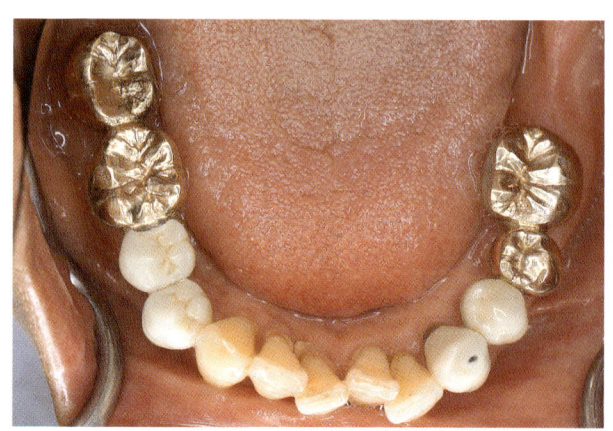

図11-7h：同下顎咬合面観。

2 咬合のメインテナンス

　咬合のメインテナンスで大切なことは、夜間のブラキシズムによる外傷のチェックである。クレンチングやグラインディングによって咬合性外傷が惹起され、歯の磨耗や知覚過敏、非プラーク性の歯周組織の崩壊、筋肉の痙れん（スパズム）と疼痛、および顎関節の症状などが誘発される。

　もし、ブラキシズムが原因で補綴物の破折、咬合面の著しい磨耗、あるいは咬合崩壊が生じそうな症例に遭遇した場合は、アンテリアシグメンタル・スプリント装着による外傷性咬合の回避手段を採るべきである（図11-8a〜i）。

　メインテナンス時における咬合のチェックの基本は、①臼歯の中心位咬合、②前歯のアンテリア・カップリング、③アンテリア・ディスクルージョン、④長期的な咬合の安定（支持）、を評価することである。

　しっかり咬みしめたとき、左右両側の上下顎臼歯部は均等な力で同時に咬頭嵌合すべきであるが、このとき、顆頭―円板アセンブリーは関節隆起に対向して関節窩内で安定した位置に保持されていなければならない。

　また、咬頭嵌合位でしっかりと咬みしめたとき、上下顎前歯は10μm程度のスペースを有して直接には咬合接触しないことが望ましい。これは前歯への咬合性外傷の回避にも有効で、そのような適正な対向関係をアンテリア・カップリングと呼んでいる。具体的には、上下顎前歯間にオクルーザル・レジストレーションストリップス（厚さ約10μm）を介在させて抵抗なく引き抜けることを確認する。

　臼歯部の咬合面が磨耗して咬合高径が低下すると前歯のアンテリア・カップリングが喪失し、前歯部で動揺（フレミタス）を感知できるようになる。ケネディーⅠ級両側遊離端の可撤式デンチャー症例では、特に咬合高径の維持が大切である。これは人工歯咬合面の磨耗または粘膜面と床内面の不適合によって容易に咬合高径が減少し、上顎前歯を唇側方向へ突き上げてしまうためである（第3章「原則2　前歯のアンテリア・カップリング」参照）。

　咬合高径が低下すると、上下顎前歯のアングルⅠ級関係が徐々にアングルⅡ級2類へと変化し、下顎前歯が上顎前歯舌面の歯頸部方向へ咬み込み、アンテリア・ガイダンスは急傾斜化して、顎口腔系の筋肉に負担を強いるようになる。こうした現象を防ぐためにも、前歯のアンテリア・カップリングを指標とした咬合高径のチェックは重要である。このとき、アンテリア・ガイダンスは快適でなければならないし、臼歯を偏心位で離開させるアンテリア・ディスクルージョンの機能を有しているべきである。

　アングルⅡ級1類症例は開咬状態であるため、臼歯を保護する前歯の機能が欠如している。そこで、夜間のブラキシズム時に生じる臼歯の咬頭干渉を回避するため、前歯部用アンテリアシグメンタル・スプリントの夜間装着を推奨する（第4章「原則3　アンテリア・ディスクルージョン」参照）。

　咬合の長期的な安定に影響する要素として、嚥下や咀嚼時に加わる咬合力などの機能圧、筋肉・歯周組織などから加わる生体圧、およびブラキシズムや悪習癖の結果として加わる異常機能圧が考えられる（第5章「原則4　長期的な咬合の安定（支持）」参照）。このうちメインテナンスに際して大切なのは生体圧と異常機能圧の管理であろう。

　生体圧のなかで、歯周組織の炎症や隣接面コンタクトの強弱、歯の挺出などは歯の位置の安定に影響を及ぼす要素であるため、必ずチェックする。ブラキシズムが重篤で、歯の位置の移動、筋肉の痙れん（スパズム）と疼痛、咬合の不安定化を惹起している症例ではアンテリアシグメンタル・スプリントを使用して症状の改善をはかる（前述）。

　咬合性外傷を観察する手立てとして、咬頭や切縁の咬耗の程度、歯頸部歯質の表面的な欠損（たとえば楔状欠損）が挙げられる。外傷が長期間継続すると、唇頬側または舌側の歯槽骨の垂直的骨吸収が進み、歯周炎を併発するポケット形成に至る。歯周病の先行する二次性外傷の場合には、歯周治療をまず始める。一方、咬合不全が先行する一次性外傷では咬合のコントロールがより大切になる。咬合調整による咬頭干渉の除去、あるいは歯の連結が必要なことも多い（図11-9〜15）。

咬合のメインテナンス

パラファンクションの回避手段

図11-8：咬合のメインテナンスではブラキシズムの影響を無視できない。

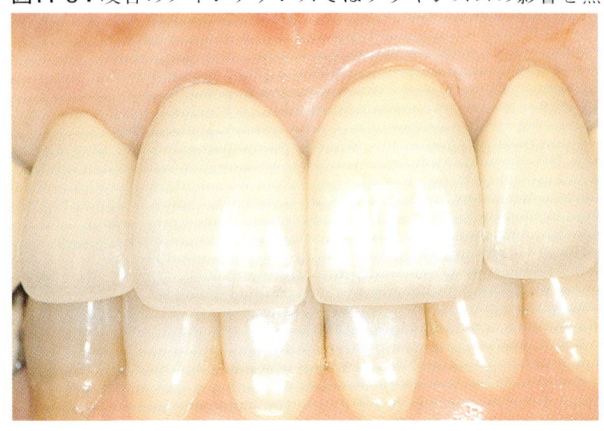

◀図11-8a：術後5年経過時の上顎前方面観。3ヶ月リコールの遂行で、ハイジーンは良好に保たれている。

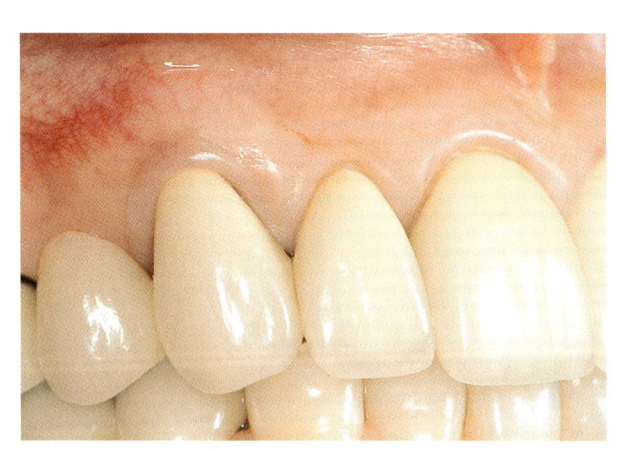

図11-8b：同右側面観。

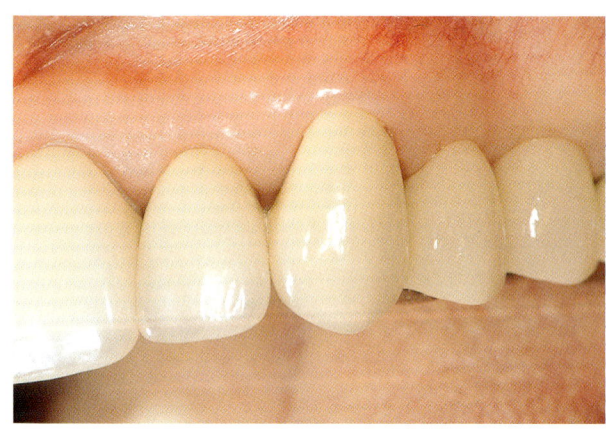

図11-8c：同左側面観。

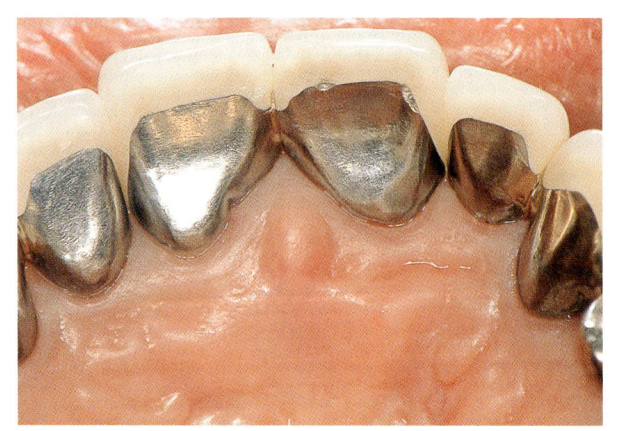

図11-8d：同舌面観。

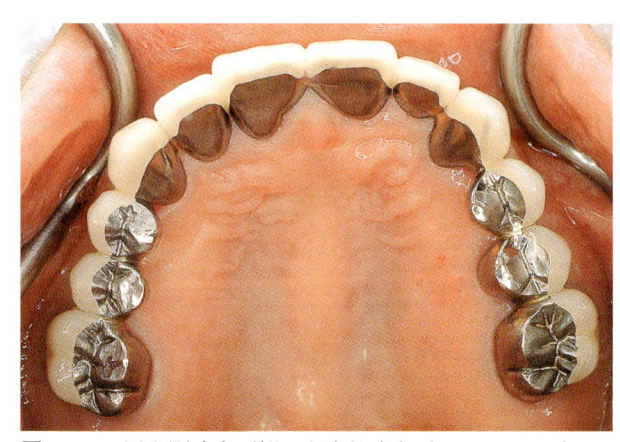

図11-8e：同上顎咬合面観。臼歯部咬合面にブラキシズムによるファセット形成が目立ち始めている。

第11章　咬合のメインテナンスと長期経過

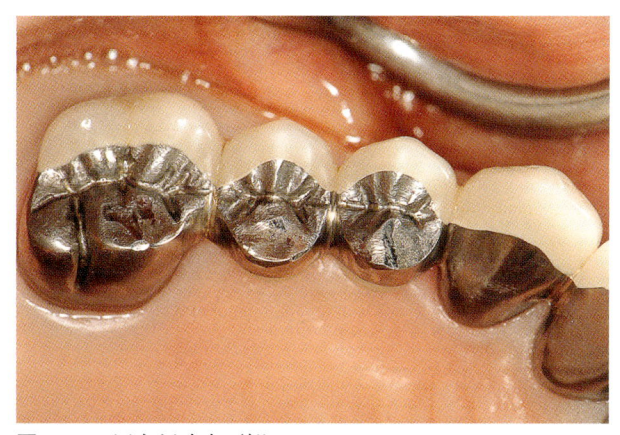

図11-8f：同右側咬合面観。

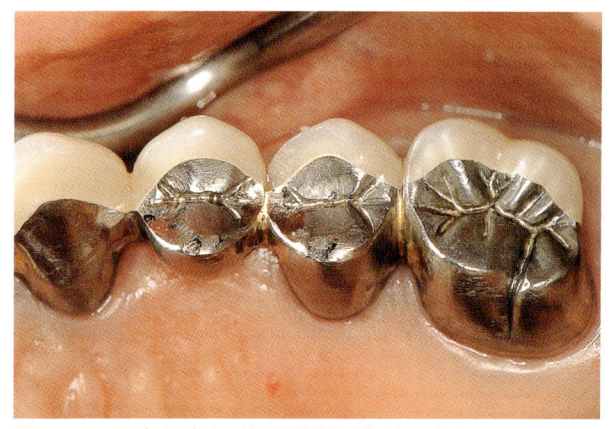

図11-8g：同左側咬合面観。咬頭の磨耗が近時になって著しくなったため、アンテリアシグメンタル・スプリントの装着を患者に提案した。

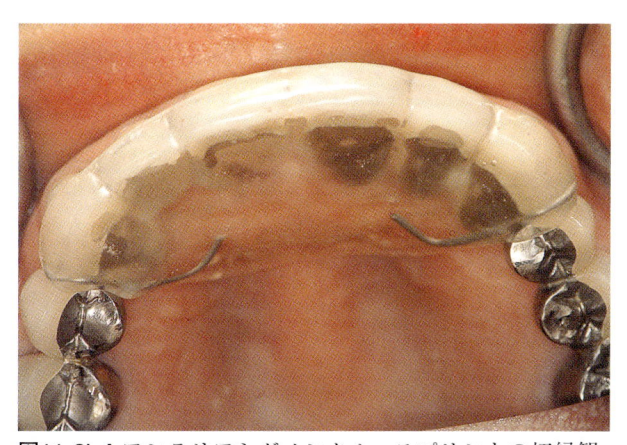

図11-8h：アンテリアシグメンタル・スプリントの切縁観。夜間のみの装着を指導。

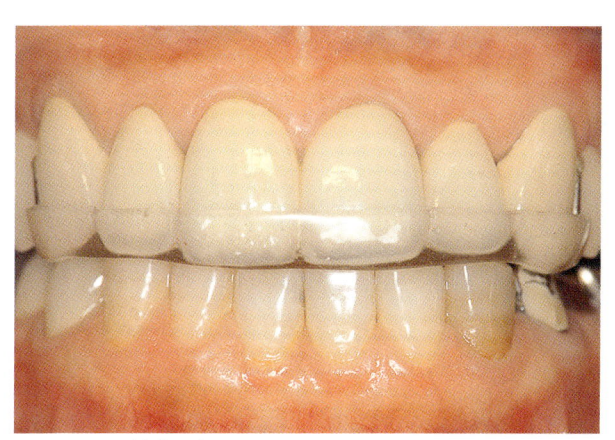

図11-8i：同前方面観。

ポーセレン・オクルーザルとパラファンクション 1

図11-9：クレンチングとグラインディングの激しい症例ではポーセレン咬合面による咬合の安定の継続は難しい。

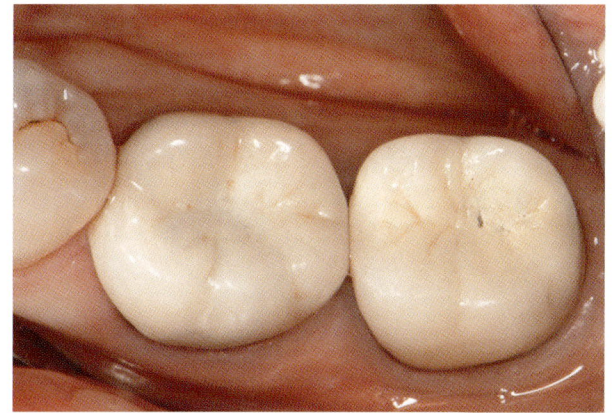

図11-9a：術後5年のポーセレン咬合面。最後方臼歯咬合面の磨耗に注目。

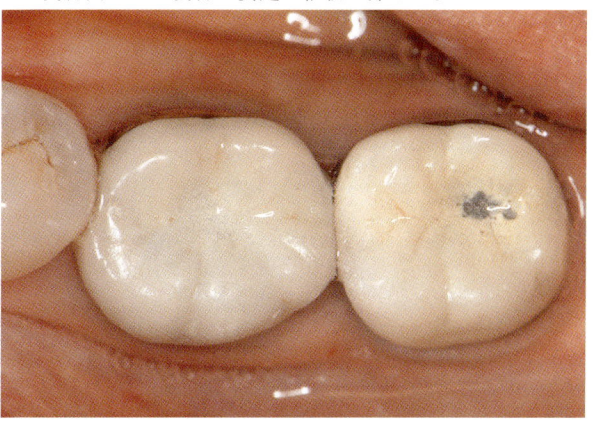

図11-9b：同症例の術後10年のポーセレン咬合面。磨耗が進行中。

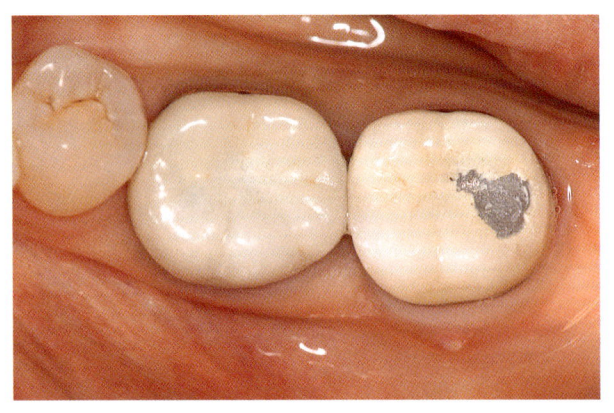

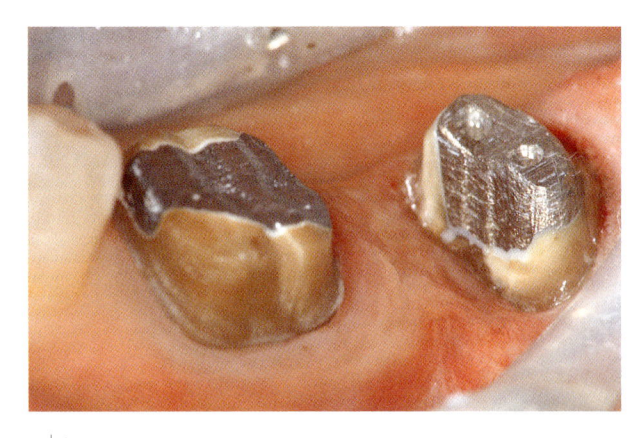

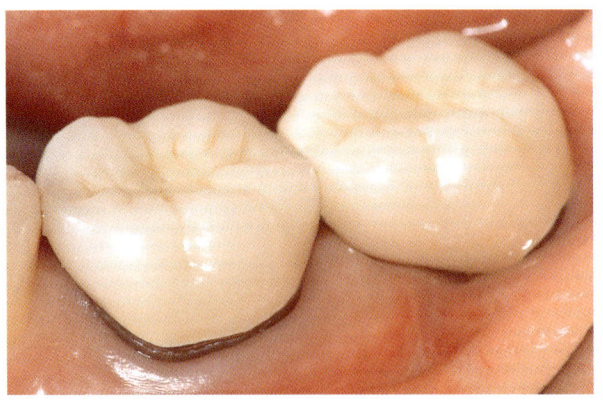

▲図11-9c：術後15年経過したポーセレン咬合面の破折。根尖病巣が併発している。
▲図11-9d：歯内療法では改善しなかったため近心根を切除。ヘミセクション後の支台歯。
◀図11-9e：同症例の再製作後、5年が経過した状態。

ポーセレン・オクルーザルとパラファンクション 2

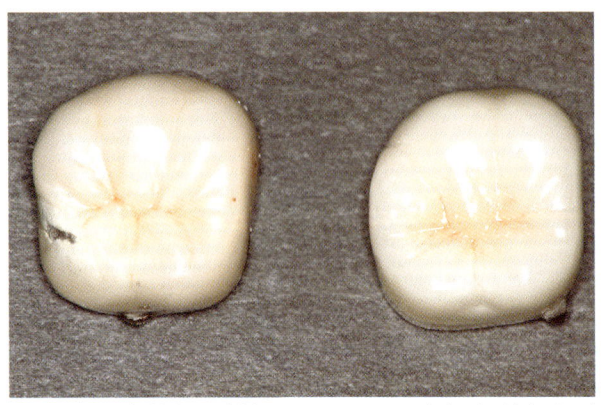

図11-10a：仮着中に破折したポーセレン咬合面（左）と再製作した補綴物。

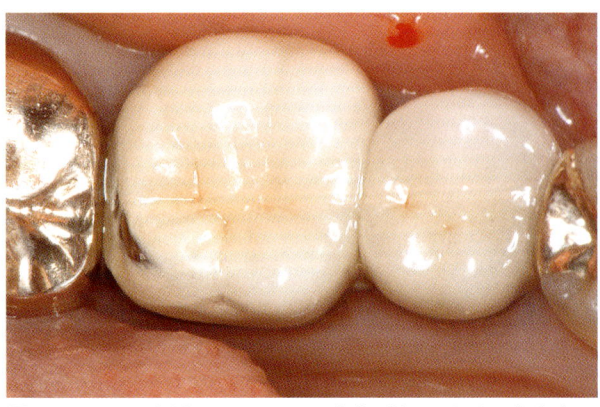

図11-10b：同症例のポーセレン咬合面とタイプⅣ金合金のメタル咬合面。ポーセレン・オクルーザルが再度破折。

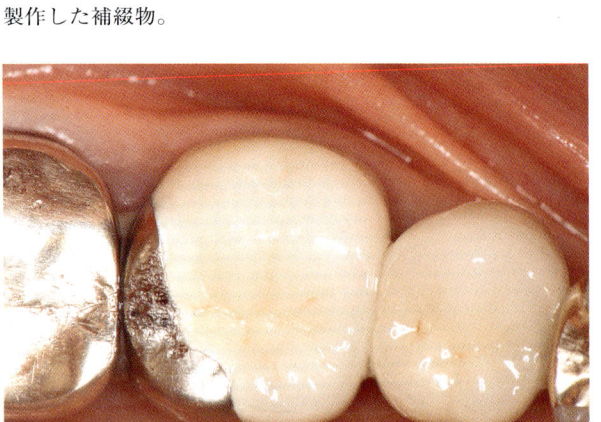

図11-10c：破折したポーセレン部分をメタルに置換した10年経過時の状況。咬合の安定が維持されている。メタル咬合面の経年的磨耗から、本症例はブラクサーであることがわかる。

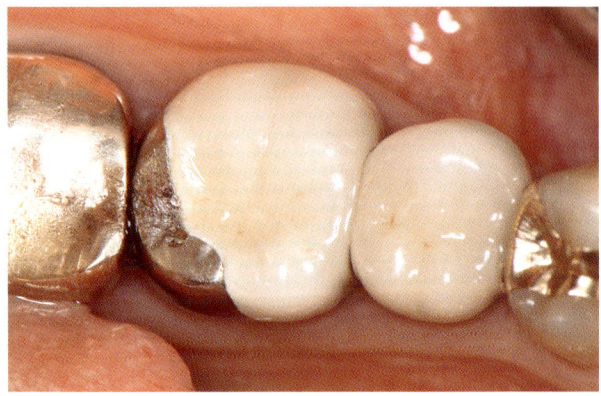

図11-10d：同症例の20年経過時の咬合面観。

第11章 咬合のメインテナンスと長期経過

メタル・オクルーザルとパラファンクション

図11-11：メタル咬合面は咬合の長期的安定を維持するのに最も適した材料である。

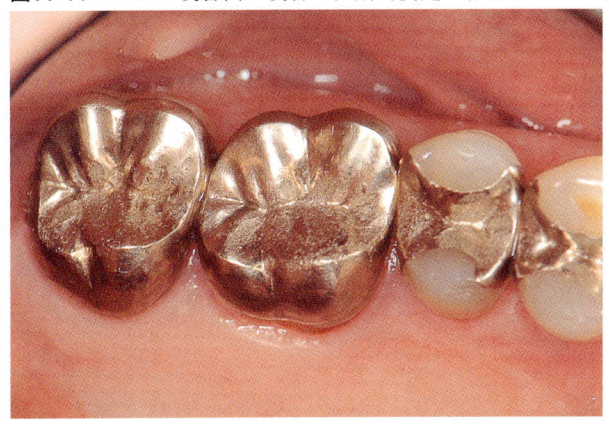

図11-11a：比較的ブラキシズムの強い症例の10年経過時の上顎咬合面観。

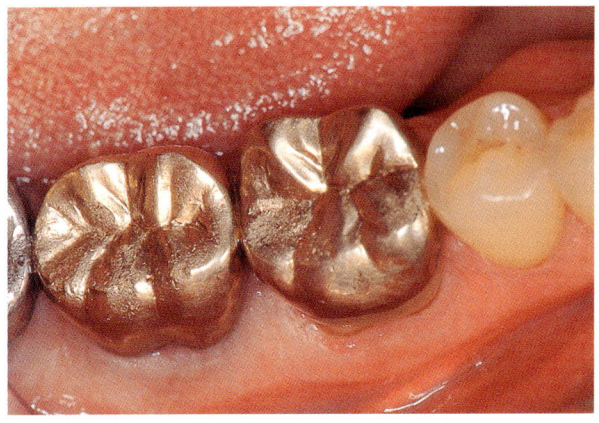

図11-11b：同下顎咬合面観。

ブラクサーとパラファンクション

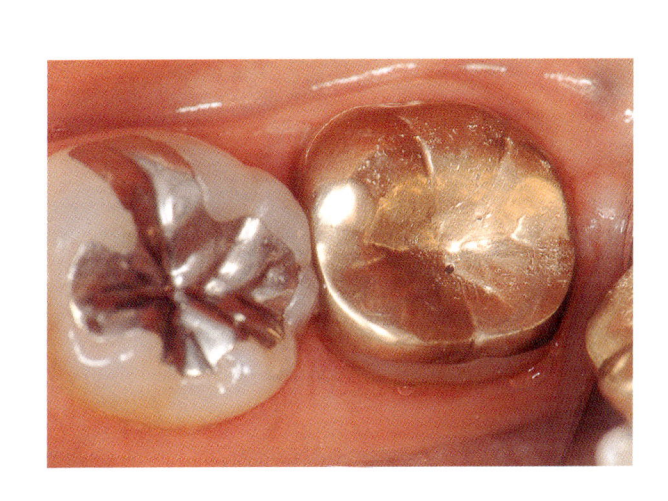

▶**図11-12**：ブラクサー症例の15年経過時のメタル咬合面。大臼歯はすりばち状に磨耗する。それでも、咬合の安定は維持されている。

パラファンクションと歯の咬耗

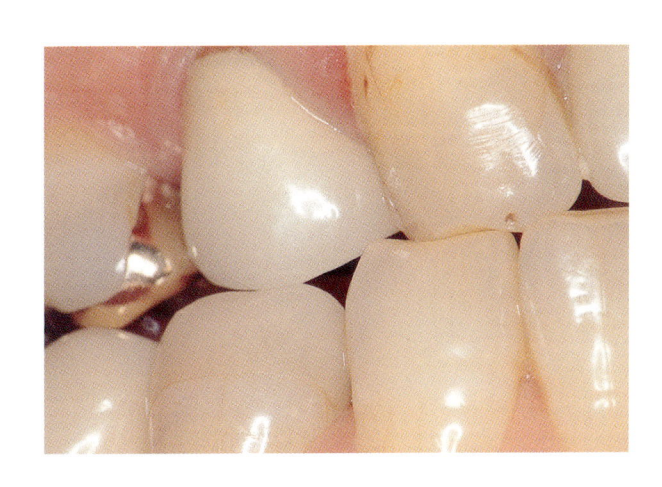

▶**図11-13**：ブラキシズムによる切縁の磨耗。

187

パラファンクションと歯周組織

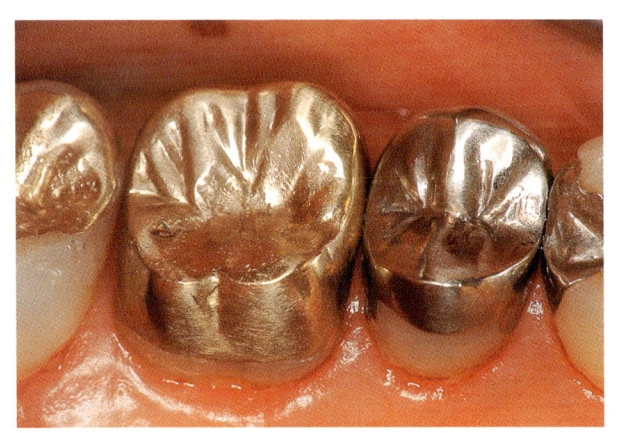

図11-14a：ブラキシズムによる咬合面の磨耗と垂直性骨吸収を伴う歯周病。

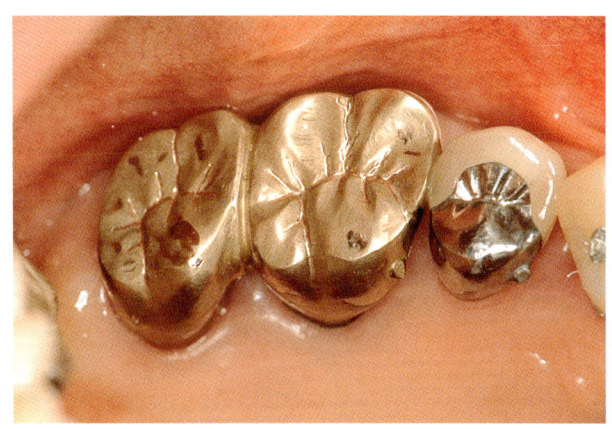

図11-14b：歯周支持が弱まり、しかもパラファンクションを制止できない症例では連結による咬合支持も必要になる。

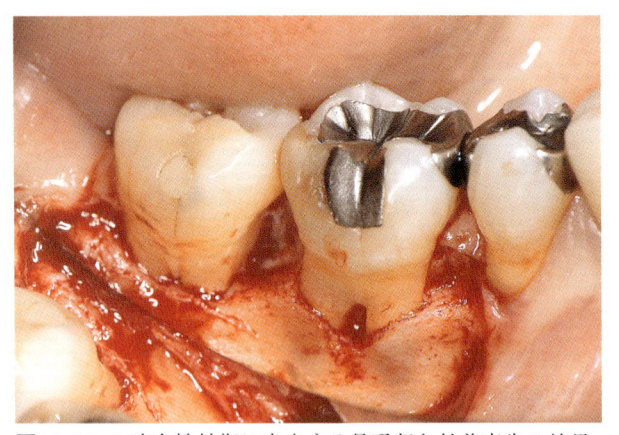

図11-14c：咬合性外傷に由来する骨吸収と付着喪失の結果、歯周組織からの排膿が慢性化していた症例。FOP手術、根分岐部の清掃を実施。大臼歯を連結固定。

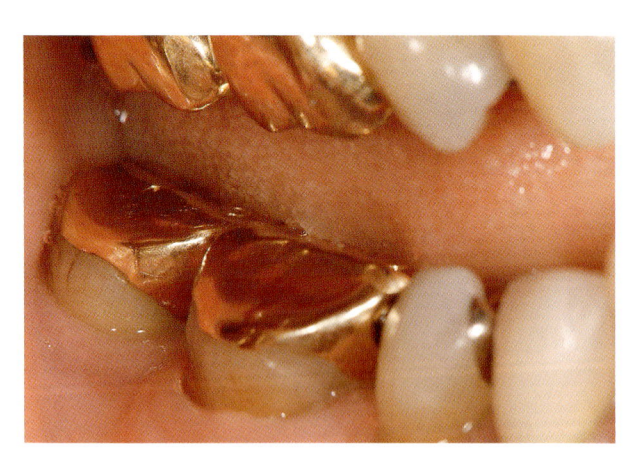

図11-14d：術後10年経過時の状態。

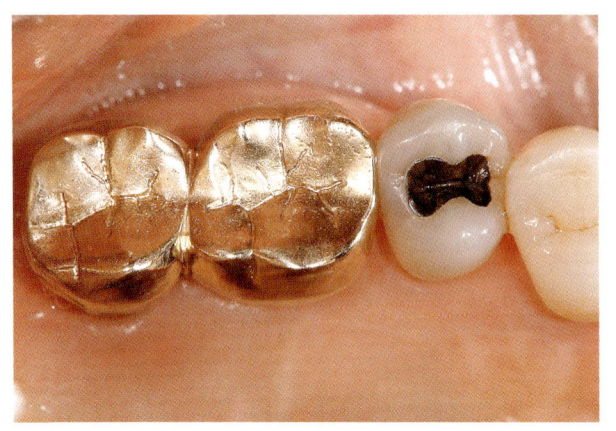

図11-14e：同症例の術後15年経過時の上顎咬合面観。

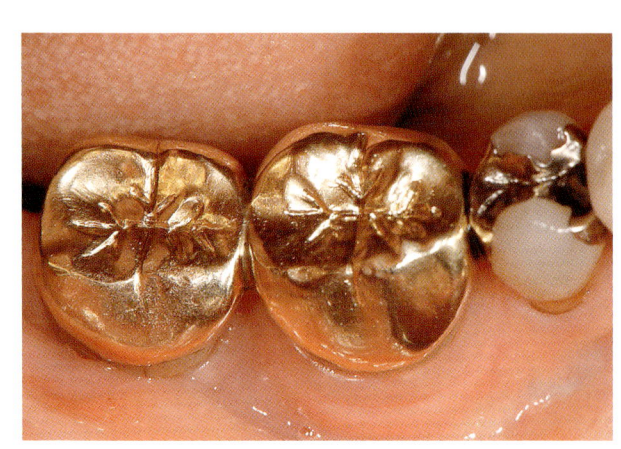

図11-14f：同下顎咬合面観。

第11章 咬合のメインテナンスと長期経過

咬合のメインテナンスの成功例

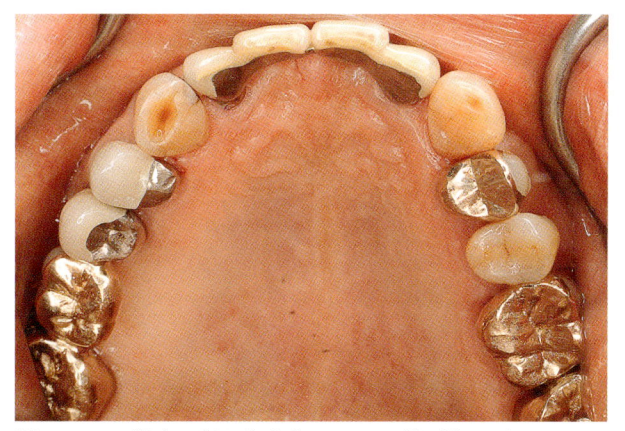

図11-15a：過去20年にわたり3～6ヶ月ごとのリコールに応じてくれた85歳男性の症例。上顎咬合面観。咬耗は観察されるが、咬合の安定は維持されている。

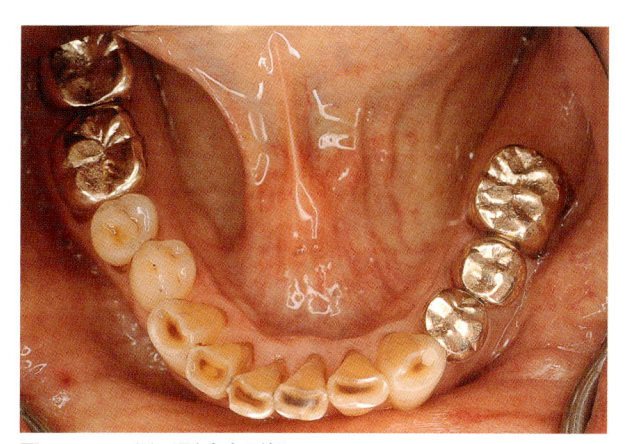

図11-15b：同下顎咬合面観。

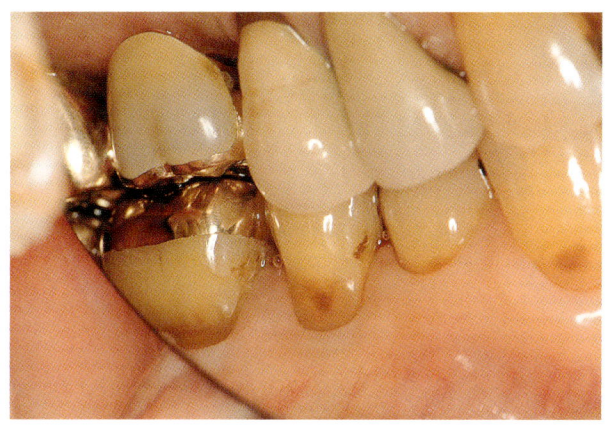

図11-15c：右側臼歯部の中心位咬合。歯頸部磨耗が認められるが、ハイジーンは良好。

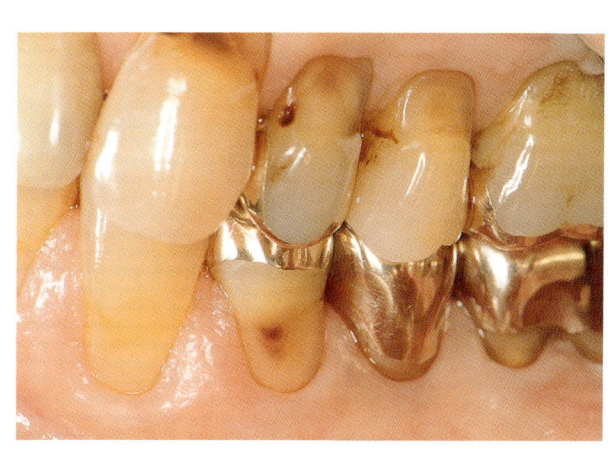

図11-15d：左側臼歯部の中心位咬合。

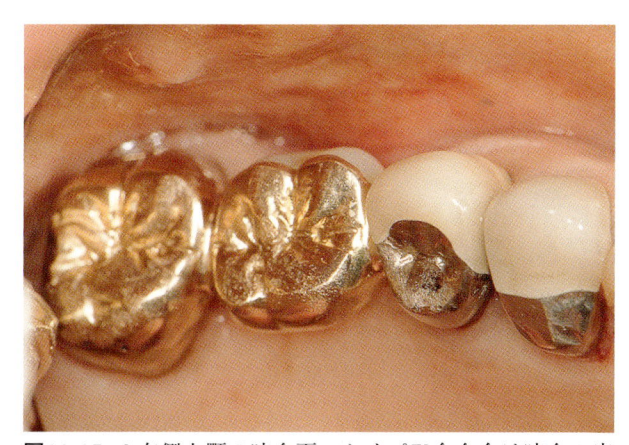

図11-15e：右側上顎の咬合面。タイプⅣ金合金は咬合の安定に最適な材料である。

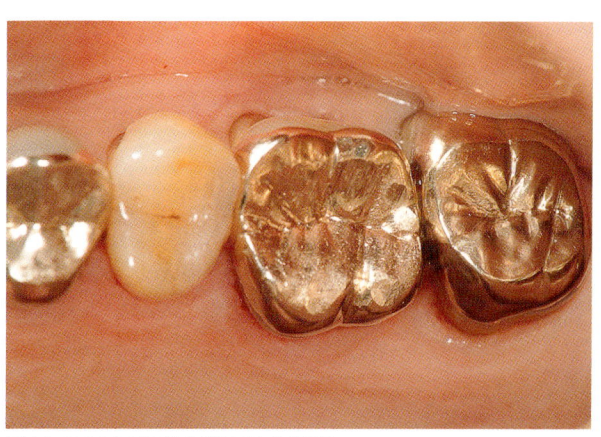

図11-15f：同左側上顎の咬合面観。

189

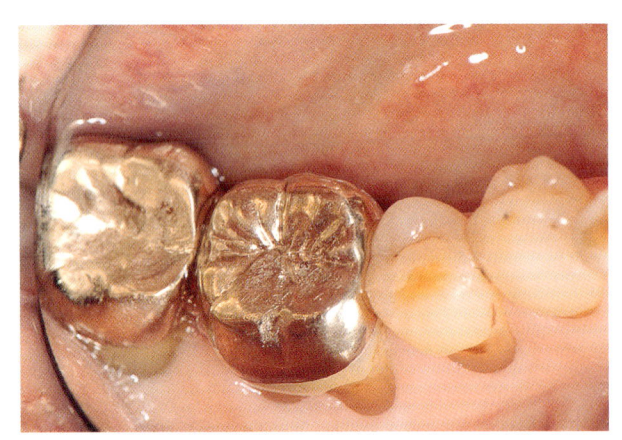

図11-15g：右側下顎咬合面観。

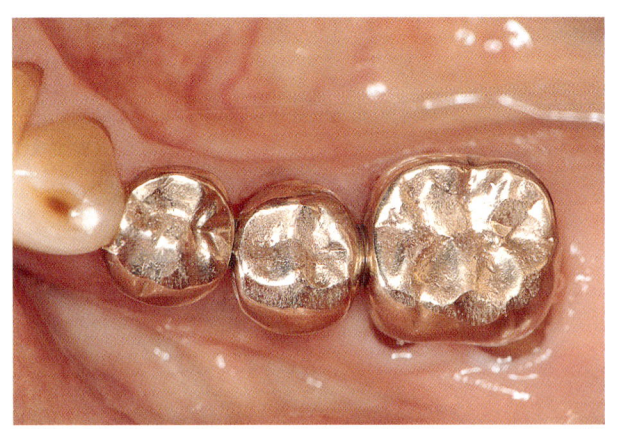

図11-15h：左側下顎咬合面。タイプⅣ金合金特有の磨耗面。

参考文献

1. Dawson, P. E.: A classification system for occlusion, J. Prosthet. Dent. Jan. 1996.

2. McCollum, B. B., Stuart, C. E. : A research report, South Pasadena, Calif., Scientific Press, 1955.

3. McHorris, W. H.: Occlusion, Part 1 & 2, J. Clin. Ortho., (9) , (10) , 1979.

4. Posselt, U. : Physiology of occlusion, F. A. Davis Co, Philadelphia, 1962.

5. 石原寿郎，藍　稔：咬合に関する見解の種々相 1. 下顎位について，補綴誌，30，1967.

6. McHorris, W. H.: Occlusal adjustment via selective cutting of natural teeth. Part I & 2, Intl. J. Perio. & Resto. Dent. 1985.

7. Lucia, V. O.: Modern Gnathological Concepts, Mosby, St. Louis, 1961.

8. Carranza, F. A. Jr.: Glickman's clinical periodontology, 5th. ed. Saunders, Philadelphia, 1979.

9. Dawson, P. E.:Evaluation, diagnosis and treatment of occlusal problems. Mosby, St.Louis, 1989.

10. Guichet, N. F.: Occlusion - A collection of monographes, Anaheim, California, Denar Corp, 1970.

11. Guichet, N. F.: Procedures for occlusal treatment, Anaheim, California, Denar Corp, 1969.

12. D'Amico, A: "The canice Teeth - The normal functional relation of the natural teeth of man", J. So. Calif. Den. Assn., vol. XXIX, 1958.

13. Pameijer, J. H. N.: Periodontal and occlusal factors in crown and bridge procedures. Dental Center for Postgraduate Course, Amsterdam, 1985.

14. Kornfeld, M : Mouth rehabilitation, Mosby, St. Louis, 1967.

15. Pankey, L. D.: A philosophy of the practice of dentistry, Pankey Institute Manual.

16. Pankey, L. D., Mann, A. W. :Part II Reconsfruction of the upper teeth using a functionally generated path technique. J Prosthet. Dent. 1960.

参考文献

17. Schuyler, C. H.: Freedom in Centric, Dent. clin. North. Am, 1969.

18. Schwartz, L., Chayes, C. M.; Chap. XVI, Facial pain and mandibular dysfunction, Saunders, Philadelphia, 1968.

19. Stalland, H., Stuart, C. E. :What kind of occlusion shoud necusped teeth be given? Dent. Clin. North Am. 1963.

20. Stuart, C. E. :Goog occlusion for natural teeth. J. Prosthel. Dent. 1964.

21. 覚道幸男：歯と口腔の臨床生理，永末書店，京都，1966．

22. Glickman, I.: Clinical periodontology. 4th. ed. Saunders, Philadelphia, 1972.

23. Prichard, J. F.: Advanced periodontal disease. 2nd. ed., Saunders, Philadelphia, 1972.

24. Rateitschak KH, et al.：Color atlas of dental medicine, Periodontology Thieme, 1989.

25. Roth, R. H.: Functional occlusion for the orthodontists. Part 1, 2, 3 & 4, J. Clin. Ortho., 1981.

26. 河村洋二郎：歯科医のための臨床口腔生理学 I，補綴，矯正編，医歯薬出版，東京，1959．

27. 河村洋二郎：新編口腔生理学，上巻，永末書店，京都，1956．

28. 河村洋二郎：新編口腔生理学，下巻，永末書店，京都，1957．

29. American Academy of Periodontology : Periodontal Literature Reviews - A summary of current knowledge, Chicago, 1996.

30. Ramfjord, S. P., Ash, M. M. Jr.: Occulusion. Saunders. Philadelphia, 1966.

31. 河村洋二郎，石原寿郎：臨床家のためのオクルージョン，医歯薬出版，東京，1972．

32. 豊永美津糸，田中良種編：Dental Mook．現代の歯科臨床７．咬合論の実践，医歯薬出版，東京，1984．

33. 三谷春保、山下　敦、上野　浩：続最新歯科補綴アトラス，医歯薬出版，東京，1978．

34. Landeen, H.C.: Occlusal morphologic considerahons.Dent. Clin. North Am. 1973.

35. Pound, E.: "The mandibular movements of speech and their seven related values", J. So. Calif. Den. Assn. Vol. XXXIV, Sept., 1966.

36. Wheeler, P. C.: A textbook of dental anatomy and physiology, Saunders Co., philadelphia & London, 1950.

37. McNeill, C.: current controversies in temporomandibular disorders, Quintessence Publ. Co., Chicago, 1991.

38. 石幡伸雄：顎関節症はなおせます―歯学への新しい視点―，クインテッセンス出版，東京，2003．

39. Kois, J. C., Phillips, K. M.: Occlusal vertical dimension, Compendium, Dec. 1997.

40. The American Academy of Periodontology : Position paper. Supportive periodontal therapy. (SPT) ., J. Periodontal. April, 1998.

索引
(五十音・欧文の順)

あ

圧下矯正 114, 119, 121
アブフラクション 103
アブレージョン 103
阿部式フェースボウ 143, 144
アルギン酸印象 78, 125, 128, 129, 166
アングルⅡ級1類 33, 34, 47, 48, 54, 56, 67, 89, 93, 101, 138, 163, 183
アングルⅡ級2類 14, 94, 101, 183
安静位 147
安全なバイオメカニクス 160
アンテリア・ガイダンス 29, 33, 41, 42, 43, 44, 48, 67, 68, 75, 77, 79, 87, 91, 93, 94, 101, 120, 158, 162, 165, 168, 169, 183
アンテリア・カップリング 14, 15, 16, 30, 33, 34, 35, 36, 37, 45, 46, 47, 48, 53, 54, 67, 68, 69, 75, 76, 77, 95, 96, 97, 122, 129, 131, 132, 133, 136, 139, 153, 154, 156, 157, 158, 159, 163, 167, 168, 169, 183
アンテリア・グループファンクション 169
アンテリア・ジグ 25, 26, 28, 29, 95
アンテリア・ジグの製作法 26, 95
アンテリア・ジグ法 129
アンテリア・ディスクルージョン 14, 16, 30, 33, 34, 35, 36, 41, 42, 44, 45, 47, 48, 53, 54, 56, 68, 69, 75, 76, 77, 80, 84, 89, 93, 95, 96, 97, 122, 129, 132, 133, 136, 138, 139, 153, 154, 156, 157, 159, 162, 163, 167, 183
アンテリア・ディスクルージョンの再現 44, 75, 165, 166
アンテリア・ディスクルージョンの再現法 47, 75, 166

い

医科性顎関節症 83, 84, 122
イコライザー 54, 55, 56, 67, 68
石幡の判別法 99
異常機能圧 53, 54, 61, 62, 63, 68, 125, 183
1咬頭1咬合接触 68, 69, 70, 71, 72, 73
イミディエート・サイドシフト 68
イミディエート・アンテリア・ディスクルージョン 54
インサイザル・テーブル 75, 79, 80, 167
印象採得 79, 90, 95, 125, 127
インプラント補綴 122, 134, 137, 153, 154, 155, 158, 162, 165, 166, 169
インプラント補綴物 153, 156, 162, 163

え

エロージョン 103
嚥下圧 53, 54

お

大きな補綴 67
オクルーザル・レジストレーションストリップス
.... 33, 34, 75, 129, 131, 169, 170, 171, 183
オッセオインテグレーション 153, 158, 168
温罨法 89, 90
温シップ 89

か

開咬 30, 33, 34, 48, 54, 56, 68, 89, 138, 163, 183
開口障害 41, 44, 83, 89, 125
外側翼突筋下腹 19, 20, 41, 43, 83, 84, 85
外側翼突筋上腹 19, 20, 22, 29, 41, 43, 83, 84, 89, 90
外側翼突筋の触診 88
外聴道 85, 86, 101, 141, 142

過蓋咬合	14, 62, 94, 99, 101, 147	機能圧	53, 54, 55, 61, 183
下顎位	22, 25, 28, 29, 36, 42, 44, 47, 48, 49, 84, 87, 93, 100, 101, 130, 132, 134, 148, 156, 157, 163	機能咬頭	67, 68
		機能的治療	107
下顎下縁	48, 101	機能的配慮	107
下顎のサイドシフト	68	臼後三角	118, 119
顎関節MRI画像	20	臼歯の咬合様式	67, 69
顎関節症	13, 19, 33, 35, 47, 48, 57, 83, 85, 98, 101, 102, 121, 122, 125, 163	臼歯の中心位咬合	14, 15, 16, 19, 20, 22, 25, 28, 29, 30, 36, 37, 44, 45, 53, 54, 58, 95, 96, 97, 122, 129, 131, 132, 133, 136, 138, 139, 153, 154, 156, 157, 158, 162, 163, 169, 171, 183
顎関節症の鑑別診断法	83, 84, 95		
顎関節性（非炎症性）の歯科性顎関節症	98, 99		
覚醒時ブラキシズム	61		
顎内性（炎症性）の歯科性顎関節症	95, 97	臼歯の離開	33
顎二腹筋	85, 88	臼歯部シングルトゥース	169, 171
顎二腹筋の触診	88	胸鎖乳突筋	85, 87
下口唇線	108	胸鎖乳突筋の触診	87
カスプ・コーン	71, 72	極端な磨耗歯列	62
仮想基準平面	141, 142	筋肉の痙れん	29, 44, 85, 89, 93, 94, 101, 183
可撤式副子	89	筋肉の触診	85, 86
可撤式フル・スプリント	95	筋力	54, 56, 57, 58
顆頭	19, 20, 24, 25, 84, 98, 99, 102, 148		
顆頭位	19, 25, 101, 147, 148, 149, 157	**く**	
顆頭—円板アセンブリー	19, 20, 22, 25, 29, 36, 41, 43, 47, 84, 86, 89, 90, 93, 130, 154, 183	くさび状欠損	103
		クレンチング	46, 89, 138, 163, 169, 183, 185
過度の磨耗	125	クロージャー・ストッパー	54, 55, 56, 67, 68
過補償再現	68, 74	クロスマウント	75, 167
噛み癖	37, 84, 85, 98, 99, 122	クロスマウント法	44, 75, 79, 166
噛み癖症	98	クロポールセンの筋触診法	85
噛み癖側	84, 98, 99		
噛み癖の判別診断法	98	**け**	
咬みしめ	19, 47, 61, 86, 88, 89, 163, 168, 170, 171, 183	ケネディーⅠ級	36, 183
関節窩	19, 20, 183	**こ**	
関節結節	19, 20, 22, 29, 41, 43, 47	後顔面高	147, 148, 149
カンペル平面	141, 143	咬筋	19, 20, 21, 22, 29, 41, 43, 61, 67, 85, 86, 88, 89, 101, 156, 163
き		咬合器	22, 44, 68, 74, 75, 78, 91, 97, 108, 122, 142, 143, 144, 146
基準平面	141, 142		

索引

咬合器装着············ 24, 28, 79, 90, 95, 96, 116,
　　　　　　　　　122, 125, 129, 130, 135, 144, 167
咬合高径············ 14, 28, 29, 30, 36, 37, 46, 47,
　　　　　　　　　63, 133, 134, 136, 147, 148, 183
咬合再構成············ 54, 56, 67, 133, 134, 138, 176
咬合診断············ 53, 68, 125, 130, 132, 133
咬合性外傷············ 57, 61, 67, 68, 94, 102, 147,
　　　　　　　　　155, 156, 163, 169, 183, 188
咬合性外傷力············ 103, 162
咬合調整············ 68, 70, 75, 84, 90, 92, 95,
　　　　　　　　　103, 129, 131, 132, 133, 183
咬合調整量············ 131, 133
咬合治療······ 13, 14, 16, 19, 33, 41, 53, 125, 132, 148
咬合治療のオプション············ 125, 132
咬合治療の基本原則············ 13, 14, 16, 19, 41,
　　　　　　　　　42, 44, 67, 153, 154
咬合の安定（支持）············ 13, 14, 16, 53, 67,
　　　　　　　　　122, 153, 154, 183
咬合の不安定············ 53, 61, 84, 97, 98, 125, 183
咬合の目的············ 21, 41
咬合平面············ 25, 27, 89, 96, 110, 111, 112, 118,
　　　　　　　　　119, 121, 122, 134, 136, 141, 143
咬合平面の決定基準············ 118
咬合平面板············ 144
咬合崩壊············ 13, 21, 53, 175, 183
咬合様式············ 54, 67, 68, 107, 122, 153, 154, 155,
　　　　　　　　　156, 158, 159, 160, 162, 163, 164, 168, 169
咬合力のコントロール············ 153
口呼吸············ 46, 56
構造的治療············ 107
構造的配慮············ 107
咬頭嵌合位············ 19, 33, 34, 44, 47, 67, 68, 70, 75,
　　　　　　　　　76, 78, 85, 86, 89, 93, 98, 120, 121,
　　　　　　　　　122, 130, 163, 168, 169, 170, 171, 183
咬頭干渉············ 35, 41, 42, 43, 45, 47, 48, 67,
　　　　　　　　　68, 69, 70, 72, 74, 75, 87, 89, 93,
　　　　　　　　　101, 132, 162, 163, 169, 183

咬頭傾斜············ 68, 163, 169
咬頭傾斜角度············ 74
咬頭展開角············ 74
骨質············ 153, 154, 156, 158, 162, 168, 169
固有咬合面············ 71, 72

さ

Ⅲ級のテコ············ 21, 33, 43, 67, 154, 163, 168
酸蝕············ 103

し

自家骨移植············ 161
歯科性顎関節症············ 25, 29, 83, 84,
　　　　　　　　　85, 89, 93, 98, 122
歯間鼓形空隙············ 115
歯冠／歯根比率············ 113, 114, 153, 162, 168
歯間水平繊維············ 54, 57
歯間乳頭············ 115
歯間乳頭繊維············ 59
歯間乳頭の高さ············ 115, 116
歯頸部くさび状欠損············ 103
歯頸部欠損············ 103
自己感覚受容器············ 153, 154
歯根膜炎様の疼痛············ 125
歯周靭帯············ 54, 56, 57, 58, 59
歯周メインテナンス············ 179, 181
矢状顆路傾斜度············ 74
歯髄炎様の疼痛············ 125
歯槽骨整形············ 114, 121
歯槽骨の垂直性吸収············ 125
湿箱············ 128, 129
歯肉縁············ 113, 114, 115, 116
歯肉縁の高さ············ 113, 114, 121
歯肉整形············ 113, 114
就寝時の姿勢············ 56, 58
就寝時のブラキシズム············ 61, 62
終末蝶番軸············ 141, 142

上顎三角	24, 141
上顎洞の挙上手術	160, 161
上部構造	137, 153, 155, 156, 157, 158, 159, 160, 161, 162, 163, 165, 167, 168, 169, 170, 171
シングルトゥース	168, 169, 170
診断用セットアップ模型	110, 117
診断用ワックス・アップ	110, 116, 135
審美歯科の治療計画	107, 110, 121
審美的基準平面	143
審美的歯冠長	113
審美的治療	107
審美的治療計画	119, 122
審美的配慮	107
審美的要素	107, 108, 118, 122, 142

す

垂直顎間距離	25, 33, 36, 62, 89, 122, 147, 148, 162, 163, 165, 178
垂直顎間距離の決定基準	147
垂直的骨吸収	183
スタディーモデル	108, 116, 122, 125, 129, 130, 133, 135
スタビリゼーション型スプリント	95, 96, 97
スパズム	19, 29, 44, 85, 87, 88, 89, 93, 94, 101, 125, 183
スマイルライン	108, 111, 112
すり合わせ	61

せ

生体圧	53, 54, 56, 57, 183
生体力学	153, 154
正中線	109, 141, 142, 143, 144, 145
正中離開	46, 56, 113
生物学的治療	107
生物学的配慮	107
生物学的幅	113
切縁線	108, 111, 112, 118, 119, 141, 142, 143, 145, 146
切縁の位置	108, 109, 111, 112, 113, 118, 119
切縁の露出量	108, 109
舌骨筋群	41, 43, 88
前歯ガイド	41
前歯の咬合様式	67, 75, 76
前歯の唇舌的傾斜	110, 111, 118, 120
前歯部シングルトゥース	168, 169
セントリックバイト	22, 23, 24, 27, 28

そ

側頭筋	19, 20, 22, 29, 41, 43, 83, 84, 85, 87, 88, 89, 90
側頭筋の触診	87
側方圧	53, 54, 56, 61, 158, 162, 163, 168, 169
咀嚼圧	53, 54

た

ターミナル・ヒンジアキシス	141, 142
タイプⅣ金合金	164, 186, 189, 190
他家骨移植	161
タッキーストップ	126, 128

ち

小さな補綴	67, 68
知覚過敏	47, 83, 89, 98, 125, 183
知覚過敏症	103
中心位	19, 20, 22, 23, 24, 25, 27, 36, 41, 90, 92, 93, 94, 95, 96, 97, 122, 129, 130, 132, 134, 138
中心位咬合	129, 153, 156, 157, 158, 159, 163, 165, 189
中心位の咬合採得	22, 25, 27, 58, 90, 95, 96, 130
中心位の咬合採得法	22, 25, 26
中心位の選択基準	132
長軸圧	53, 54

索引

て
定期的リコール　46, 175, 176, 177, 178, 179
定期的リコールの間隔　175, 177
挺出矯正　114, 119
挺出力　54, 56
デジタルカメラ　118
デジタル機器　118
点接触　54, 55, 56, 67

と
瞳孔線　111, 112, 141, 142, 143, 145, 146
疼痛閾値　53, 54
ドライウェットライン　108
トライポッド　56

な
内側翼突筋　19, 20, 21, 22, 29, 41, 43, 61, 67, 85, 88, 89, 101, 156, 163
内側翼突筋の触診　88
ナソロジック・コンタクト　54, 55, 56

に
日常臨床咬合像　69, 166

は
バイオメカニクス　153, 154, 155, 156, 158, 160, 162, 168
バイラミナゾーン　20
歯ぎしり　61, 89, 90
パターン・レジン　26
バッカライズド・オクルージョン　68
歯の動揺　61, 89, 125
パラファンクション　35, 67, 138, 156, 162, 169, 184, 185, 186, 187, 188

ひ
非作業側咬頭干渉　56

鼻聴道線　141, 143

ふ
ファセット　62, 68, 89
ファセット形成　125, 184
フィクスチャー　153, 155, 156, 158, 160, 161, 162, 163, 165, 166, 168, 169
フィクスチャーの配置　159, 160
フェースボウ・トランスファー　24, 75, 78, 129, 130, 141, 142, 144
負荷テスト法　83, 84
ブラクサー　63, 186, 187
フランクフルト平面　48, 101, 110, 141
フリーダム・イン・セントリック　54, 55
フレアリング　33, 46
フレミタス　34, 183
プロビジョナルデンチャー　36
プロビジョナル模型　75, 77, 78, 79, 145, 166, 167

へ
閉口筋群　43, 89, 148
閉口路　29, 41, 42, 47, 48, 75, 87, 93, 94, 101
ベネット・ムーブメント　68
ペリインプラント　153
偏心運動　41, 42, 67, 72, 73, 75, 88, 89, 92, 132, 162, 163, 169, 170

ほ
ポーセレン・オクルーザル　185, 186
ポーセレン咬合面　185, 186
ポーセレン・ラミネートベニア法　113
ボーンアンカード・ブリッジ　155, 158
ボクシングワックス　126
ポステリア・ディスクルージョン　33
補綴学的理想咬合　69

ま

マウント用石膏	24
マットフィニッシュ	45, 68
磨耗	33, 36, 54, 56, 61, 62, 63, 67, 89, 90, 94, 95, 98, 103, 111, 115, 116, 134, 137, 178, 181, 183, 185, 186, 187, 188, 189, 190

み

ミニ・スプリント	84, 99, 100

め

メインテナンス	53, 90, 98, 137, 175, 176, 178, 179, 182, 183, 184, 189
メインテナンス・リコール	175, 176, 181
メタル・オクルーザル	37, 56, 163, 164, 187

も

模型上での咬合診断	125, 129, 133
模型のトリミング	129

り

リーフゲージ	22, 23, 25, 36, 83, 84, 90, 99, 130
リーフゲージ法	25, 58, 129
リコール・カード	175, 177, 178
リコール間隔	175, 176, 179
理想咬合像	54
リンガライズド・オクルージョン	68
臨床咬合像	68
臨床的歯冠長	115, 121, 122, 133, 139
隣接面コンタクト	54, 56, 57, 58, 60, 115, 116, 183

る

ルシア・ジグ	25, 84, 95

れ

連結固定	58, 60, 61, 181, 182, 188

ろ

ロールワッテによる判定法	84, 98
ロールワッテ法	99
弄舌癖	56, 57

わ

ワックスバイト	22, 23, 27, 90, 95, 130

欧文

A

A‐B‐Cコンタクト	54, 55, 56, 67, 68, 69
A‐Bコンタクト	68, 69, 70, 71, 72

B

B‐Cコンタクト	54, 68, 69, 70, 72, 73

C

CT画像	160, 165

F

FMA	101, 102
FMA骨格分類	101
F発音位	108

H

High FMA	47, 101, 102
High FMAの顔貌	48, 102

L

Low FMA	101, 102
Low FMAの顔貌	102

S

S発音位	118

クインテッセンス出版の書籍・雑誌は、歯学書専用通販サイト『歯学書.COM』にてご購入いただけます。

PCからのアクセスは…
歯学書 検索

携帯電話からのアクセスは…
QRコードからモバイルサイトへ

QUINTESSENCE PUBLISHING
日本

増補改訂版　日常臨床のためのオクルージョン

2002年10月10日　第1版第1刷発行
2008年6月10日　第2版第1刷発行
2021年1月25日　第2版第3刷発行

著　者　岩田　健男

発 行 人　北峯康充

発 行 所　クインテッセンス出版株式会社
　　　　　東京都文京区本郷3丁目2番6号　〒113-0033
　　　　　クイントハウスビル　電話(03)5842-2270(代表)
　　　　　　　　　　　　　　　(03)5842-2272(営業部)
　　　　　　　　　　　　　　　(03)5842-2279(編集部)
　　　　　web page address　https://www.quint-j.co.jp

印刷・製本　サン美術印刷株式会社

©2008　クインテッセンス出版株式会社　　　禁無断転載・複写
Printed in Japan　　　　　　　　　　　　落丁本・乱丁本はお取り替えします
ISBN978-4-7812-0016-3　C3047　　　　　定価は表紙に表示してあります